T. Gallas 1909

TRAITÉ

D'ANATOMIE HUMAINE

III

DEUXIÈME FASCICULE

ÉTAT DE LA PUBLICATION

DU

TRAITÉ D'ANATOMIE HUMAINE

au 1er Décembre 1901

TOME I. — **Introduction. — Notions d'Embryologie. — Ostéologie. — Arthrologie.** *Deuxième édition.* 1 fort volume grand in-8, avec 807 figures noires et en couleurs. . . . . **20 fr.**

TOME II. — 1er fascicule : **Myologie.** *Deuxième édition.* 1 volume grand in-8, avec 331 figures . . . . **12 fr.**

2e fascicule : **Angéiologie** (Cœur et artères). Histologie. *Deuxième édition.* 1 volume grand in-8, avec 145 figures. **8 fr.**

3e fascicule : **Angéiologie** (Capillaires. Veines.) 1 volume grand in-8, avec 75 figures. . . . . **6 fr.**

4e fascicule : **Les Lymphatiques** . . . . (sous presse).

TOME III. — 1er fascicule : **Système nerveux.** Développement. Histologie. Méninges. Moelle. Encéphale. *Deuxième édition.* 1 volume grand in-8, avec 265 figures.. . . . **10 fr.**

2e fascicule : **Système nerveux.** Encéphale. *Deuxième édition.* 1 volume grand in-8, avec 131 figures. . . . **12 fr.**

3e fascicule : **Système nerveux** Les nerfs. Nerfs crâniens. Nerfs rachidiens. 1 volume grand in-8, avec 205 figures . . . . **12 fr.**

TOME IV. — 1er fascicule : **Tube digestif.** Développement. Bouche. Pharynx. Œsophage. Estomac. Intestins. *Deuxième édition.* 1 volume grand in-8, avec 201 figures . . . . **12 fr.**

2e fascicule : **Appareil respiratoire.** Larynx. Trachée. Poumons. Plèvre. Thyroïde. Thymus. Un volume grand in-8, avec 121 figures . . . . **6 fr.**

3e fascicule : **Annexes du Tube digestif.** Dents. Glandes salivaires. Foie. Voies biliaires. Pancréas. Rate. **Péritoine.** 1 volume grand in-8, avec 361 figures. **16 fr.**

TOME V. — 1er fascicule : **Organes génito-urinaires.** Reins. Uretère. Vessie. Urètre. Prostate. Verge. Périnée. Appareil génital de l'homme. Appareil génital de la femme. 1 volume grand in-8, avec 431 figures.. . . . . **20 fr.**

2e fascicule : **Les Organes des sens.** . . . . (sous presse).

45801. — Imprimerie LAHURE, rue de Fleurus, 9, à Paris.

TRAITÉ
D'ANATOMIE HUMAINE

PUBLIÉ PAR

P. POIRIER
Professeur agrégé à la Faculté de Médecine
de Paris
Chirurgien des Hôpitaux

ET

A. CHARPY
Professeur d'anatomie
à la Faculté de Médecine
de Toulouse

AVEC LA COLLABORATION DE

O. AMOEDO — A. BRANCA — CANNIEU — B. CUNÉO — PAUL DELBET
P. FREDET — GLANTENAY — A. GOSSET — P. JACQUES
TH. JONNESCO — E. LAGUESSE — L. MANOUVRIER
A. NICOLAS — P. NOBÉCOURT — O. PASTEAU — M. PICOU
A. PRENANT — H. RIEFFEL — CH. SIMON — A. SOULIÉ

TOME TROISIÈME

DEUXIÈME FASCICULE

SYSTÈME NERVEUX

Encéphale : A. CHARPY
Poids de l'encéphale : L. MANOUVRIER

DEUXIÈME ÉDITION, ENTIÈREMENT REFONDUE
AVEC 131 FIGURES EN NOIR ET EN COULEURS

PARIS
MASSON ET Cie, ÉDITEURS
LIBRAIRES DE L'ACADÉMIE DE MÉDECINE
120, BOULEVARD SAINT-GERMAIN

1902

LIVRE CINQUIÈME

STRUCTURE DU TRONC CÉRÉBRAL

Le *tronc cérébral* est la partie des centres nerveux qui est intermédiaire à la moelle et au cerveau proprement dit, et qui contient les origines des nerfs crâniens, le premier ou olfactif excepté. Il comprend donc le bulbe, la protubérance avec le cervelet, le pédoncule cérébral et la couche optique, c'est-à-dire l'arrière-cerveau postérieur, le cerveau moyen et le cerveau intermédiaire. En deçà est la moelle, au delà l'hémisphère. Toutefois, pour la clarté de l'exposition, nous rattacherons la couche optique au cerveau et nous nous arrêterons, comme limite supérieure, au *seuil de l'hémisphère* (fig. 237).

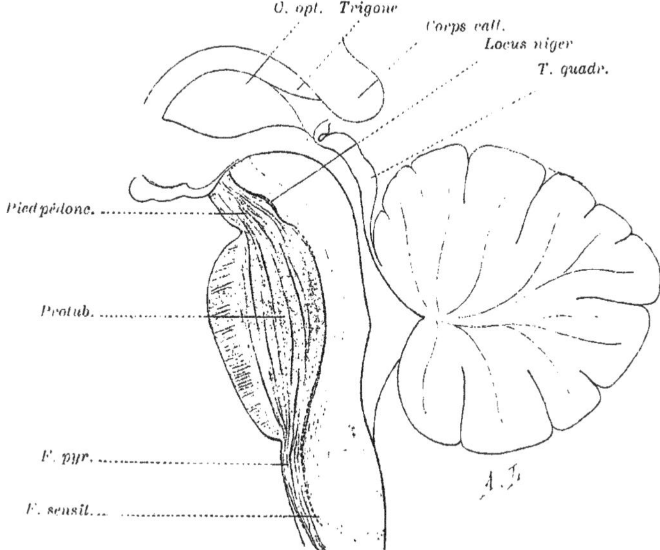

Fig. 266. — Régions du tronc cérébral. Pied et calotte.

Le pied en rouge, la calotte en bleu. — Le faisceau pyramidal d'après nature, le faisceau sensitif (ruban de Reil) schématisé. — La coupe est médiane au-dessus des cavités ventriculaires ; au-dessous, elle est un peu latérale pour permettre de voir le passage des faisceaux.

Nous étudierons successivement :

1° La substance grise et la substance blanche du tronc cérébral.

2° Les origines des nerfs crâniens, l'olfactif et l'optique exceptés.

3° La disposition topographique de chacune des grandes régions.

4° La structure du cervelet.

Pied et calotte. — Auparavant il est nécessaire d'indiquer les couches constitutives du tronc cérébral et de définir les termes qui les désignent.

[CHARPY.]

Une coupe verticale antéro-postérieure nous montre, d'arrière en avant, quatre couches ou régions superposées :

1° En arrière et en haut, la voûte du quatrième ventricule réduite à l'état d'obex, de ligula et d'épithélium épendymaire, toutes formations atrophiques que nous avons déjà décrites; plus haut, le cervelet et la valvule de Vieussens, puis les tubercules quadrijumeaux et la couche optique avec l'épithélium de la voûte du troisième ventricule.

2° Au-dessous de cette région dorsale, les cavités centrales, quatrième ventricule, aqueduc de Sylvius, ventricule moyen.

3° Au-dessous des cavités ventriculaires, la masse nerveuse, pleine te subdivisée en deux étages, l'étage postérieur ou dorsal (rappelons-nous que le tronc cérébral est presque vertical), appelé couramment la *calotte*;

4° L'étage antérieur ou ventral, qui en est le *pied* ou la *base*.

Le terme de *calotte* (*tegmentum*) a d'abord été appliqué exclusivement à l'étage dorsal du pédoncule cérébral (voy. p. 261); mais, avec Forel, on l'étend aujourd'hui à toute la partie postérieure du tronc cérébral. La calotte s'étend donc depuis le bec du calamus sous le quatrième ventricule jusqu'à la couche optique; elle comprend une partie du bulbe, toute la partie postérieure sous-ventriculaire de la protubérance et du pédoncule cérébral, et la région sous-optique. En arrière, elle est nettement limitée, au milieu du moins, par les cavités ventriculaires; en avant, sa limite est également assez nette, et constituée par la face postérieure des pyramides, les fibres transversales les plus profondes du pont de Varole et le locus niger de Sœmmering. Dans toute son étendue, la région sous-optique exceptée, elle contient : 1° la *substance réticulée*, disposition en mailles de la substance nerveuse; 2° les origines ou terminaisons des dix derniers nerfs crâniens; seul des onze nerfs du tronc cérébral, le nerf optique a ses centres ganglionnaires dans la voûte du tronc cérébral, au-dessus des cavités centrales, c'est-à-dire dans les tubercules quadrijumeaux et la couche optique; 3° les voies sensitives.

La *partie ventrale* est aussi simple que la calotte est compliquée. Toute sa face antérieure est superficielle et libre. Dans le pédoncule cérébral, elle a été désignée sous le nom de *pied*, et comme pour celui de calotte, ce terme, à cause de sa commodité, s'applique aussi à l'étage antérieur de la protubérance. Ce n'est qu'un lieu de passage pour les faisceaux nerveux, et ceux-ci appartiennent essentiellement aux voies motrices. Ces faisceaux sont longitudinaux; ils sont croisés par des fibres transversales extérieures qui sont les fibres arciformes externes du bulbe, les fibres protubérantielles, et dans le pied du pédoncule, le tænia pontis et le tractus pédonculaire transverse.

On peut dire que la calotte est un champ de substance grise traversé par des faisceaux blancs, tandis que le pied est un champ de substance blanche parsemé de quelques noyaux gris.

CHAPITRE PREMIER

SUBSTANCE GRISE ET SUBSTANCE BLANCHE DU TRONC CÉRÉBRAL

§ 1. — SUBSTANCE GRISE.

L'aspect de la substance grise dans la moelle est celle d'un H, dont les branches longitudinales renflées à leurs extrémités constituent les cornes, et dont la branche transversale est percée par le canal de l'épendyme. Ici rien de pareil ; dès la portion inférieure du bulbe, la forme typique profondément altérée devient méconnaissable, et seules les coupes sériées ont permis d'établir la continuité des parties fondamentales. Les causes de ces changements sont avant tout l'énorme infiltration des *éléments cérébelleux*, qui ne jouaient dans la moelle qu'un rôle accessoire, mais qui, au voisinage du cerveau, envahissent tout le tronc cérébral ; accessoirement, la spécialisation des noyaux d'origine des nerfs crâniens, qui ne rappellent plus que de loin la disposition simple des nerfs rachidiens, et quelques accidents locaux, tels que l'entre-croisement en masse des faisceaux moteurs et sensitifs.

Examinons rapidement d'une part les transformations subies par les différentes portions de la substance grise, et d'autre part les masses ganglionnaires nouvelles qui viennent s'adjoindre aux centres médullaires anciens.

A. ***Transformation de la substance grise centrale.*** — La substance grise qui entoure immédiatement le canal de l'épendyme s'étale en couche mince sur le plancher du quatrième ventricule, grâce à la disparition des cordons postérieurs et de la commissure postérieure qui en est une dépendance. Que l'on supprime par la pensée, dans la figure 295, les cordons de Goll et de Burdach ainsi que la commissure grise adjacente, et l'on aura reconstitué la forme de la nappe ventriculaire. La substance centrale reprend autour de l'aqueduc de Sylvius la forme tubulée et se continue, à son débouché, avec celle qui revêt le ventricule moyen. Elle est parsemée d'un grand nombre de cellules de formes et de grosseurs variables. Dans certains points elles se réunissent en groupes : tels sont le *noyau du funiculus teres* ou noyau médian du plancher, en dedans du noyau de l'hypoglosse, sur la lèvre interne du sillon médian, et les deux noyaux de l'aqueduc de Sylvius, au niveau des tubercules quadr. postérieurs.

Faisceau de Schütz. — Une partie des fibres fines qui parcourent la substance centrale se rassemble en un faisceau, compact à sa partie supérieure, éparpillé dans le bulbe, dit *faisceau longitudinal dorsal* ou *faisceau de Schütz*. Il naît dans la couche optique et dans la substance grise du ventricule moyen, parcourt tout le tronc cérébral et se termine dans la partie inférieure du bulbe autour du canal de l'épendyme. Ses fibres et leurs collatérales sont en connexion avec la substance réticulée, les noyaux d'origine des nerfs crâniens et les cornes antérieures de la moelle. C'est donc une voie d'association. (SCHÜTZ, *Arch. f. Psych.*, 1890.)

B. ***Transformation de la corne antérieure.*** — La corne antérieure de la moelle contient deux groupes cellulaires principaux, l'un interne et l'autre externe, mélange de cellules radiculaires motrices et de cellules de cordon ; les racines antérieures sortent de ces deux noyaux. A partir du 4e ou du 5e nerf cervical, il se fait une disjonction anatomique et fonctionnelle. Le groupe interne est réservé aux racines antérieures des quatre premiers nerfs cervicaux, tandis que la plupart des cellules du groupe externe ou latéral sont affectées aux origines du nerf spinal. Il en est ainsi jusqu'à l'extrémité supérieure de la moelle.

Dès l'origine du tronc cérébral, s'opère la *dislocation de la corne antérieure*. La séparation et la fragmentation des deux colonnes sont complètes. Le croisement des pyramides a pour effet de décapiter la corne antérieure; la base se confond avec la substance grise ventriculaire, tandis que la tête, isolée et refendue en sens longitudinal, laisse ses deux colonnes cellulaires se poursuivre indépendamment. La colonne interne, fragmentée en trois tronçons, donne successivement le noyau de l'hypoglosse, celui du moteur oculaire externe, et les deux noyaux continus du pathétique et du moteur oculaire commun, tous nerfs qui sortent près de la ligne médiane. La colonne externe ou latérale, divisée elle aussi en trois segments, présente de bas en haut : le noyau ambigu, origine motrice du spinal bulbaire, du pneumogastrique et du glosso-pharyngien, le noyau du facial et celui du trijumeau moteur; ces nerfs émergent sur la partie latérale. Il faut y joindre le noyau de l'aile grise, s'il est définitivement démontré qu'il appartienne aux origines motrices du vague et du spinal.

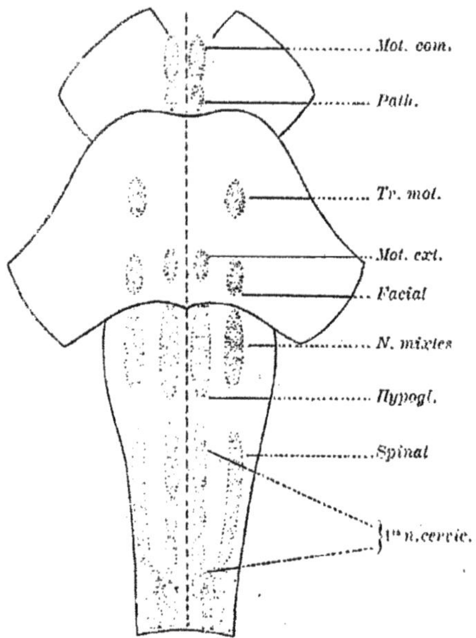

Fig. 267. — Continuation de la substance grise motrice de la moelle dans le tronc cérébral.

Séparation en deux chaînes ou colonnes, correspondant aux groupes homonymes de la moelle et constituant les origines des nerfs crâniens moteurs.

La substance motrice de la moelle finit en pointe à l'extrémité antérieure de l'aqueduc de Sylvius. Nous exposerons plus loin en détail les différents noyaux dont elle se compose.

On trouve encore, mais dans le bulbe seulement, deux autres portions de la corne antérieure disloquée. L'une est le *reste de la corne antérieure*, petite traînée cellulaire que l'on voit en dehors du faisceau fondamental antérieur; l'autre est le *noyau du cordon latéral*, que nous décrirons plus loin, car il est en partie une formation nouvelle.

C. ***Transformations de la corne postérieure***. — Les changements que subit la corne postérieure, substance grise sensitive de la moelle, sont encore plus considérables. Ils consistent principalement dans la formation des noyaux de Goll et de Burdach, la décapitation de la corne et l'apparition de noyaux sensitifs spéciaux.

1° *Noyaux de Goll et de Burdach.* — Sur la base de la corne postérieure se produisent deux excroissances, deux cornes accessoires, destinées à suppléer la corne principale affectée désormais au trijumeau, et à recevoir la terminaison des cordons postérieurs. Ces deux excroissances se dirigent d'avant en arrière, dans l'épaisseur des faisceaux correspondants et portent le nom de noyau de Burdach et de noyau de Goll. Tous les deux commencent au niveau du croisement des pyramides, par conséquent au collet du bulbe, et finissent à quelques millimètres au-dessus du bec du calamus; le noyau de Goll commence et finit un peu plus bas que l'autre. En avant, ils sont toujours rattachés par un pédicule à la base de la corne postérieure; en arrière, ils sont séparés de l'extérieur par une couche blanche, d'épaisseur variable suivant le point considéré.

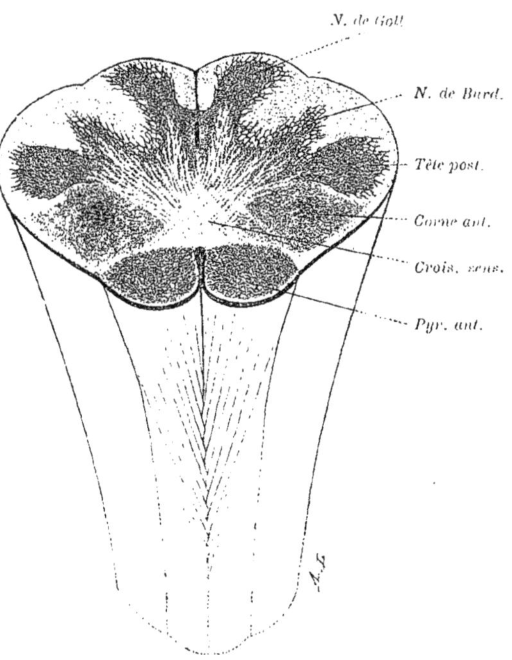

Fig. 268. — Noyaux de Goll et de Burdach.

Coupe transversale du bulbe. — Entre-croisement sensitif, c'est-à-dire des fibres provenant des noyaux de Goll et de Burdach. — Décapitation de la corne postérieure.

Le **noyau de Goll** (noyau du cordon grêle, noyau postpyramidal, *clava*) a une forme de massue; un mince pédicule le relie à la base de la corne. Son plus grand développement correspond à la saillie que nous avons décrite près du V du calamus, sous le nom de *clava* (massue) ou de pyramide postérieure (p. 225). Il est composé d'îlots de fibres et de cellules assez régulièrement répartis. Les cellules de Golgi à cylindre-axe court y abondent.

Le noyau de Burdach (noyau cunéiforme) est plus considérable; d'aspect piriforme, il est attaché à la corne postérieure par un large pédicule. Il atteint son plus grand développement dans le renflement que nous avons désigné sous le nom de tubercule cunéiforme (p. 226). On y trouve, comme dans le noyau de Goll, des cellules nerveuses multipolaires et des arborisations fibrillaires très serrées. Les fibres ascendantes du faisceau de Burdach le divisent en deux amas, que relient des ponts de substance grise : un *noyau externe* ou *noyau* *de Monakow*, à cellules plus grandes, qui s'engage par son extrémité supérieure dans le corps restiforme, où il reçoit la terminaison des deux premiers nerfs cervicaux; un *noyau interne*, à petites cellules prédominantes.

C'est dans les noyaux de Burdach et de Goll que viennent se terminer la presque totalité des fibres des cordons postérieurs, qui y forment un plexus abondant. Quant aux cylindre-axes des cellules constitutives, ils se dirigent en dedans pour se croiser sur la ligne médiane et former le ruban de Reil, voie sensitive principale qui continue vers le cerveau les cordons postérieurs de la moelle. Un certain nombre de fibres se rendent probablement au cervelet par le corps restiforme.

2° *Décapitation de la corne postérieure.* — Dès le commencement du bulbe, immédiatement au-dessus du plan de l'entre-croisement pyramidal, les fibres qui naissent des noyaux de Goll et de Burdach s'entre-croisent sur la ligne médiane (entre-croisement sensitif), et dans ce trajet séparent la tête du reste de la corne postérieure. Cette tête isolée se continue presque sans changement sous forme de colonne arrondie, entourée de sa substance de Rolando. On la suit jusqu'au niveau de l'émergence du trijumeau. Elle est devenue le noyau sensitif terminal du nerf de la 5ᵉ paire, dont elle reçoit la longue branche descendante. Nous la décrirons en détail avec ce dernier nerf. Peut-être une partie de sa substance gélatineuse contribue-t-elle à former le noyau du faisceau solitaire (9ᵉ et 10ᵉ paires).

3° *Apparition de noyaux sensitifs spéciaux.* — Dans le bulbe et la protubérance se montrent des colonnes ou amas de substance grise, destinés à recevoir la terminaison des nerfs crâniens sensitifs, comme le faisait à la moelle la corne postérieure. Ce sont : le noyau de l'aile grise pour les nerfs glosso-pharyngien et pneumogastrique, le noyau de la bandelette solitaire pour ces mêmes nerfs et le nerf de Wrisberg, et les nombreux noyaux de l'acoustique.

D. **Transformation de la substance réticulée.** — Sur toute la longueur de la moelle, l'angle rentrant compris entre les deux cornes est occupé par un réseau, dont les trabécules sont des fibres névrogliques épaisses contenant des cellules nerveuses sur leur trajet ou dans leurs points nodaux, et dont les mailles laissent passer les fibres profondes du cordon latéral; c'est la *formation réticulée*. Celle-ci atteint son plein développement dans le haut de la région cervicale (fig. 295).

La *substance réticulée* du tronc cérébral, qui règne sur toute son étendue dans la région de la calotte et s'épuise dans la région sous-optique, n'est pas la simple continuation de la formation réticulée de la moelle. Elle semble se constituer aux dépens de la corne latérale et de la portion intermédiaire entre les cornes antérieure et postérieure. Le réseau est formé par des fibres transversales arciformes d'origine variée, parsemées de cellules nerveuses. Ces dernières sont en général de grande taille, de forme étoilée, pourvue de longs et forts prolongements protoplasmiques. Ce sont des cellules de cordon, les unes directes, les autres commissurales, et leur cylindre-axe se prête, comme dans la moelle, à toutes les combinaisons d'inflexion, de bi- ou trifurcation, de trajet ascendant ou descendant, homo- ou bilatéral.

Les éléments de la substance réticulée sont en général diffus. Ils semblent cependant s'agglomérer par places, ce qui a permis à Bechterew de distinguer trois noyaux : le noyau *central inférieur* ou *de Roller*, bien marqué vers l'extrémité supérieure de l'olive bulbaire, le noyau *réticulé* de la calotte, qui répond à la partie inférieure de la protubérance, et le noyau *central supérieur*, dans le tiers supérieur du pont.

La substance réticulée, comme nous le verrons, reçoit la majeure partie des fibres du faisceau fondamental antéro-latéral qu'elle continue et remplace. C'est comme lui, une voie courte, voie d'association directe et croisée, utilisée très probablement comme voie sensitivo-motrice accessoire.

Dans le bulbe, la substance réticulée occupe un vaste espace, tout l'espace compris entre les pyramides en avant, les cordons postérieurs ou la substance grise du plancher en arrière; latéralement elle s'étend sur presque toute la largeur du bulbe. On l'a subdivisée en deux parties, la substance ou formation *blanche*, ou champ interne, de forme triangulaire, comprise entre le raphé médian et les racines de l'hypoglosse: la substance *grise* ou champ externe, allant de ces mêmes racines à celles des nerfs mixtes. La formation blanche est ainsi appelée parce qu'elle est composée presque uniquement de fibres médullaires et ne renferme que de rares cellules nerveuses. C'est seulement près du raphé que se voient de petits amas de cellules, analogues à celles du noyau arciforme et désignées parfois du nom de noyaux arciformes du raphé. Ce champ interne de la formation réticulée blanche n'est autre que la couche interolivaire, que nous savons être constituée presque exclusivement par les fibres ascendantes du ruban de Reil, et dans la partie tout à fait dorsale par le commencement du faisceau longitudinal postérieur.

Dans la protubérance, la formation réticulée est uniformément grise, les cellules étant réparties sur toute son étendue, et même les grandes cellules habitent de préférence près du raphé; on peut toutefois, mais à un point de vue purement topographique, distinguer un champ interne limité par le raphé et par les racines du moteur oc. externe. Le champ réticulé occupe à peu près toute la calotte entre le plancher ventriculaire et les fibres transversales du pont, et d'un pédoncule cérébelleux à l'autre.

Dans le pédoncule cérébral, son territoire est de plus en plus restreint par le passage des pédoncules cérébelleux supérieurs et l'interposition des noyaux rouges; il correspond à l'espace compris entre la substance grise centrale, le locus niger et le ruban de Reil. C'est sous cette forme extrêmement amoindrie que la formation réticulée pénètre dans la région sous-optique, pour se fondre en partie dans la couche optique, en partie dans la paroi du ventricule moyen.

E. ***Formations grises nouvelles.*** — Ces formations sont des noyaux cellulaires limités à l'un des segments du tronc cérébral et qui se classent ainsi au point de vue topographique :

Noyaux du bulbe.	Olive inférieure et parolives. Noyau arciforme. Noyau du cordon latéral. Noyaux restiformes.
Noyaux de la protubérance. . .	Noyaux protubérantiels. Olive supérieure. Noyau du corps trapézoïde. Locus cœruleus.
Noyaux du pédoncule cérébral. .	Tubercules quadrijumeaux. Noyau rouge. Locus niger. Ganglion interpédonculaire.

1° **Olive inférieure** ou **bulbaire.** — L'olive du bulbe est une lame nerveuse irrégulièrement plissée, qui a la forme d'un sac ou d'une bourse dont l'ouverture ou *hile* est située au milieu de son côté interne. Ce sac aplati d'avant en arrière, présentant par suite deux feuillets, l'un antérieur, l'autre postérieur, mesure 15 mm. en hauteur, 6 en sens transversal, et 5 en sens sagittal. Recouvert extérieurement par une couche blanche d'épaisseur variable, que lui fournissent les fibres arciformes externes, il contient dans son intérieur un noyau médullaire. L'olive n'est très nette que chez les mammifères et n'est même fortement plissée que chez l'homme. Les plis sont rudimentaires chez les singes et font défaut chez la plupart des animaux. Les oiseaux n'ont pas d'olive et seulement des cellules éparses.

La lame nerveuse jaunâtre qui constitue l'olive, épaisse de 0 mm. 3, est un assemblage d'un très grand nombre de petites cellules nerveuses, remarquables par leurs dendrites ramifiées et repliées sur elles-mêmes, qui forment autour de la cellule un buisson touffu. Sur la périphérie se voient quelques cellules marginales de grande taille, d'un type tout à fait différent. Les cellules olivaires sont noyées dans un inextricable plexus, auquel prennent part leurs dendrites compliquées, leurs propres axones, les collatérales issues des faisceaux voisins et notamment des pyramides, la terminaison de fibres venues du cervelet et de la protubérance. Nous verrons plus loin que l'olive est un ganglion cérébelleux, et que très probablement les cylindre-axes de ses cellules se rendent dans l'écorce du cervelet, par la voie du corps restiforme.

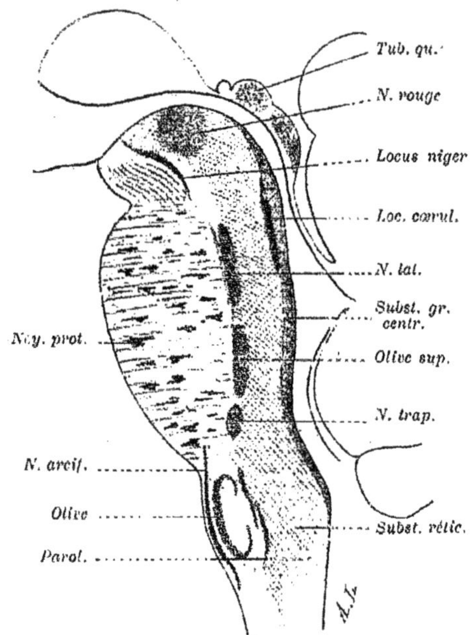

Fig. 269. — Centres ganglionnaires du tronc cérébral. Figure schématique.

Parolives. — L'olive est accompagnée de deux petits noyaux, appelés olives accessoires ou *parolives*. On les distingue en externe et interne (fig. 297).

La *parolive externe* ou *dorsale* est un noyau plat, transversal et rectiligne, en certains points courbé en arc, situé derrière le feuillet postérieur de l'olive. Il correspond au hile, par conséquent à la partie moyenne de l'olive et se confond en haut avec la parolive interne.

La *parolive interne* est un noyau long et étroit, composé de deux lamelles, coudées l'une sur l'autre à angle obtus; une de ces lamelles est transversale, longue de 3 à 4 mm. et placée derrière la pyramide antérieure; l'autre est sagittale, un peu plus courte, et s'enfonce dans la couche interolivaire; cette dernière existe seule à la partie postérieure. Le noyau olivaire interne commence plus bas que l'olive et se prolonge moins haut; il lui est relié par des ponts de substance grise.

Les parolives externe et interne ont la même structure que l'olive, dont elles représentent des parties aberrantes.

2° **Noyau arciforme.** — Le noyau arciforme, noyau des pyramides, est un mince feuillet superficiel qui, de bas en haut, apparaît d'abord à la face antérieure des pyramides, puis sur leur face interne le long du sillon médian (voy. fig. 297). Il commence un peu au-dessous de l'olive et se prolonge plus haut qu'elle, dans la protubérance, où il se présente sous une forme triangulaire.

Dans ce long trajet, il envoie dans la pyramide des prolongements qui se confondent avec les petits noyaux inconstants que contient cet organe. Il fait défaut chez les mammifères non primates.

On le considère généralement comme une expansion des noyaux protubérantiels, avec lesquels il se continue par son extrémité supérieure et dont il présente la structure. Il s'atrophie en même temps que l'olive voisine, après extirpation de l'hémisphère cérébelleux opposé.

3° **Noyau du cordon latéral.** — Reste en partie de la portion latérale de la corne antérieure dissociée, en partie formation nouvelle, ce noyau occupe l'épaisseur du faisceau latéral du bulbe et s'étend à peu près sur la hauteur de l'olive. Il est d'abord arrondi, puis disposé en un feuillet qui peut être arqué ou divisé en deux portions; il se prolonge en dedans jusqu'à la parolive externe. C'est un centre cérébelleux périphérique, qui reçoit une partie du faisceau de Gowers et qui communique avec le cervelet.

4° **Noyaux restiformes.** — Les *noyaux* ou *ganglions restiformes* sont de petits amas cellulaires qui semblent continuer le noyau externe de Burdach dans le corps restiforme.

5° **Noyaux protubérantiels.** — A travers les fibres transversales, et même au milieu du faisceau pyramidal à son passage dans le pont de Varole, sont infiltrés de très nombreux îlots de couleur gris foncé, les uns formant des masses importantes, les autres de simples nids. Ils sont disséminés dans toute l'épaisseur du pied et la protubérance, comblant les espaces libres que laissent entre elles les fibres des couches profondes ou superficielles; les plus importants sont situés en avant du faisceau pyramidal. Ce sont les *noyaux gris protubérantiels* ou *noyaux du pont*. Ils se prolongent dans le bulbe en constituant le noyau arciforme (voy. fig. 298).

Ils sont composés de nombreuses cellules de petite taille, fusiformes, étoilées ou triangulaires, plongées dans un riche plexus que forment les fibres afférentes. Celles-ci leur arrivent en grand nombre de l'écorce cérébrale, en passant par le pied du pédoncule où elles se mêlent aux fibres pyramidales.

6° **Olive supérieure ou protubérantielle.** — L'olive supérieure est située en dedans du noyau d'origine du nerf facial. Sa longueur est de 5 mm. et son diamètre antéro-postérieur de 2 mm. 8. Très grosse chez les cétacés, volumineuse encore chez beaucoup d'animaux, le chat, le lapin, elle présente chez eux la plus grande analogie avec l'olive bulbaire. Chez l'homme, cet organe est petit et sans plis. Ses cellules ont le type olivaire que nous avons indiqué au bulbe. Elles sont en connexion avec les voies acoustiques centrales; une autre partie des fibres, formant le *pédoncule* de l'olive, émerge de la face postérieure et va se perdre dans le noyau d'origine du nerf moteur oculaire externe.

L'olive supérieure est prolongée vers le haut par des traînées cellulaires qui constituent le *noyau latéral du pont* ou noyau du ruban latéral.

7° **Noyau du corps trapézoïde.** — Ce noyau, voisin de l'olive supérieure, en avant et en dedans de ce ganglion, est peu développé chez l'homme. Il est placé au milieu des fibres du corps trapézoïde. Il est remarquable par ses cellules sphériques ou oviformes qu'enveloppent les *calices acoustiques* de Held. Les fibres nerveuses, provenant des noyaux acoustiques du côté opposé, se terminent en une mince plaque membraneuse, homogène, unie ou garnie de franges sur son contour, qui s'applique étroitement sur la cellule sphérique nue ou pourvue de rares prolongements protoplasmiques. Ces plaques, qui rappellent un calice entourant un bourgeon, sont analogues aux ménisques tactiles des corpuscules de Merkel; elles sont, d'après Cajal, un des plus beaux exemples de l'articulation par contact des cellules nerveuses (fig. 283).

8° **Locus cœruleus** ou **Substantia ferruginea**. — Nous avons déjà signalé (p. 252) sous ce nom une traînée brune ou bleuâtre qui s'étend dans la partie supérieure du plancher du quatrième ventricule, en dehors du funiculus teres, en avant de la fossette antérieure. Toujours superficielle, dissimulée ou non par une mince couche blanche, elle a une longueur apparente de 5 mm. environ, mais se poursuit en réalité sur une étendue de 1 cm. jusqu'à l'émergence du pathétique, par conséquent jusqu'aux tubercules quadr. postérieurs. Sur la coupe, le locus cœruleus occupe le bord externe du ventricule, en avant et en dedans de la racine ascendante ou cérébrale du trijumeau, entre elle et le faisceau longitudinal postérieur. Il est composé de cellules moyennes et grosses, très grosses même puisqu'elles atteignent jusqu'à 60 et 70 μ en longueur, de forme multipolaire et contenant un pigment gris qui les colore intensivement. Ce pigment fait défaut chez l'enfant et chez la plupart des animaux. Amaldi signale chez l'adulte des cellules non pigmentées mêlées aux autres, et des cellules pigmentées éparses qui se prolongent jusqu'au noyau rouge et relient ce ganglion au locus cœruleus.

La signification du locus cœruleus est incertaine. Held et Cramer le rattachent en partie aux origines motrices du trijumeau.

9° **Tubercules quadrijumeaux**. — Ces tubercules sont une condensation de la lame quadrijumelle, qui recouvre la calotte du pédoncule cérébral et l'aqueduc de Sylvius. Bien qu'ils présentent de grandes analogies dans leur structure et leur fonction, ils possèdent cependant une individualité propre.

1° *Tubercules quadrijumeaux antérieurs*. — Énormes chez les vertébrés non mammifères, dont ils constituent les lobes optiques, ils sont avant tout un des centres ganglionnaires des voies optiques, accessoirement des nerfs acoustiques.

La substance nerveuse dont ils sont composés est disposée en couches stratifiées, assez peu limitées à la partie profonde. Leur structure est encore mal connue. Cajal distingue les couches suivantes : 1° le stratum zonale, de fibres médullaires, épais chez l'homme et chez les singes, qui donne à ces ganglions leur couleur blanchâtre; — 2° la couche corticale ou superficielle grise (coiffe cendrée de Tartuferi), dont les petites cellules ont des formes variées; — 3° la couche moyenne, blanc cendré, qui contient de grosses cellules multipolaires, et la terminaison plexiforme des fibres rétiniennes émanées de la bandelette optique; — 4° la couche profonde, également blanc cendré; elle renferme de petites cellules.

2° *Tubercules quadrijumeaux postérieurs*. — Ils ne sont pas stratifiés comme les précédents. Ils sont surtout constitués par une grosse masse grise elliptique, appelée *noyau* ou *ganglion*; une capsule blanche l'enveloppe complètement et forme au-dessus le stratum zonale, au-dessous la couche médullaire profonde. On y voit de nombreuses cellules de petite taille, à prolongements feutrés. Ils sont reliés aux tubercules quadr. antérieurs et aux corps genouillés internes. Un grand nombre de fibres du faisceau acoustique central viennent s'y terminer.

10° **Noyau rouge.** — Le noyau rouge (voy. p. 260) est un ganglion situé dans la calotte du pédoncule cérébral. Il a une teinte rougeâtre, une forme globuleuse, un diamètre de 6 à 7 mm. Il occupe la partie supérieure ou proximale du pédoncule, celle qui correspond aux tubercules quadrijumeaux antérieurs, et se prolonge dans la région sous-optique. En arrière de lui (en sens distal), sous les tubercules quadrijumeaux postérieurs, est le croisement des pédoncules cérébelleux supérieurs qui, après décussation, pénètrent dans le ganglion et s'y terminent en grande partie. Les fibres radiculaires du moteur oc. commun le traversent sans s'y arrêter.

Le noyau rouge est composé surtout de grandes cellules étoilées, dont le corps et les branches protoplasmiques sont engainées dans un épais feutrage fibrillaire, comme le sont les cellules de Purkinje. Il existe aussi de petites cellules, qui se rapportent peut-être aux éléments à cylindre-axe court. Un plexus intercellulaire extrêmement riche est disséminé dans tout le ganglion, qui contracte d'importantes connexions avec l'olive cérébelleuse, l'olive bulbaire et l'écorce cérébrale.

11° **Locus niger de Sœmmering.** — Le locus niger ou substantia nigra, que nous avons indiqué p. 260, est une couche ardoisée, épaisse de 1 à 2 mm. Conformée sur la coupe en croissant à concavité supérieure, étendue du sillon latéral de l'isthme au sillon de l'oculo-moteur commun, elle sépare dans le pédoncule cérébral, les régions du pied et de la calotte (voy. fig. 185). Elle dépasse le pédoncule par ses deux extrémités, sinon comme tache noire du moins comme amas cellulaire; car des cellules non pigmentées la prolongent en bas dans le pont sur 5 à 6 mm. d'étendue, jusqu'au noyau latéral du faisceau acoustique, en haut dans la région sous-optique jusqu'au corps de Luys (Amaldi).

Ses cellules, de forme variable et sans orientation régulière, se font remarquer par la complexité des ramifications de leurs collatérales qui rappellent celle des cellules de Golgi. Leur cylindre-axe est souvent bifurqué en T.

Comme les noyaux du pont auxquels il ressemble, le locus niger reçoit, de l'écorce cérébrale et principalement des régions rolandiques, des fibres afférentes qui lui arrivent par le pied du pédoncule (Déjerine).

12° **Ganglion interpédonculaire.** — Ce petit ganglion, découvert par Gudden, occupe l'espace perforé postérieur, entre les pédoncules cérébraux, au-dessus du trou borgne. Chez l'homme il est à l'état de vestige. Chez les rongeurs, il est bien développé et reçoit, au milieu de ses cellules réparties en plusieurs couches, la terminaison du faisceau rétroflexe de Meynert qui provient du ganglion de l'habenula.

Enfin Bechterew a signalé dans l'épaisseur du pédoncule cérébral, entre le noyau rouge et le locus niger, un petit amas mince, allongé, qu'il appelle noyau du *tractus pédonculaire transverse*, parce qu'il est l'aboutissant des fibres de ce faisceau.

§ 2. — SUBSTANCE BLANCHE DU TRONC CÉRÉBRAL.

La substance blanche de la moelle se compose d'un certain nombre de faisceaux, groupés dans les cordons, et dont les principaux sont : les faisceaux de Goll et de Burdach dans le cordon postérieur, les faisceaux fondamental, pyramidal, de Gowers et cérébelleux direct dans le cordon antéro-latéral. Que deviennent ces faisceaux dans le tronc cérébral ?

1° **Faisceau fondamental du cordon antéro-latéral.** — Ce faisceau de fibres de faible longueur, à direction ascendante et descendante, passe presque tout entier dans la substance réticulée que l'on peut regarder comme sa continuation ou son équivalent, et qui elle-même s'étend depuis la partie inférieure du bulbe jusqu'à la couche optique. Ses dégénérations ascendantes s'épuisent presque dès leur entrée dans le bulbe ; ses fibres les plus élevées doivent donc se terminer dans les noyaux inférieurs plus ou moins diffus de la réticulée, tels que le noyau de Roller ou central inférieur. Il y a de cette façon un système de voies courtes, qui se poursuit d'une façon ininterrompue de l'extrémité inférieure de la moelle à l'entrée du cerveau, et qui, entre autres fonctions, est vraisemblablement une voie accessoire de la sensibilité et de la motricité.

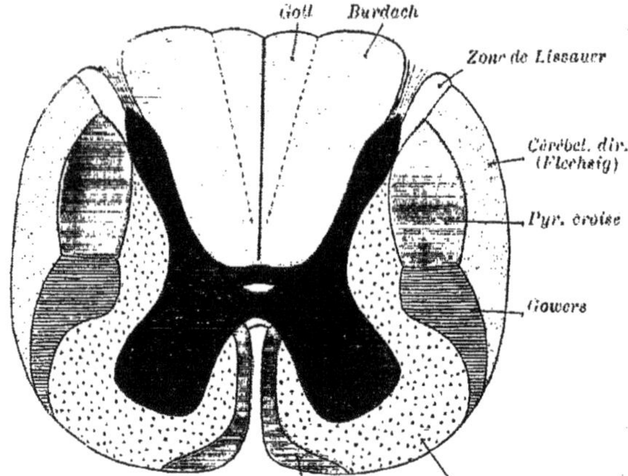

FIG. 209 *bis*. — Faisceaux de la moelle.

Figure schématique. — Topographie des faisceaux à la région cervicale. — Le faisceau pyramidal en rouge.

Un certain nombre de fibres du fondamental se continuent : 1° avec la bandelette longitudinale postérieure, que nous décrirons avec les nerfs crâniens, auxquels elle sert de voie d'association ; 2° avec le ruban de Reil ou faisceau sensitif du tronc cérébral ; 3° avec des faisceaux qui proviennent des tubercules quadrijumeaux antérieurs et du noyau rouge, dont nous parlerons bientôt.

2° **Faisceaux de Goll et de Burdach.** — Ces deux faisceaux se terminent dans les noyaux correspondants que nous avons décrits plus haut ; mais ce n'est là qu'un relais. En effet une deuxième section du trajet sensitif s'étend de ces noyaux à la couche optique ; une troisième, de la couche optique à l'écorce cérébrale. La deuxième section appartient entièrement au tronc cérébral et constitue le *ruban de Reil* médian ou faisceau sensitif. Les fibres de ce faisceau naissent dans les cellules des noyaux de Burdach et de Goll dont elles sont le prolongement nerveux, se croisent dès leur origine avec celles du côté opposé (entre-croisement sensitif), un peu au-dessus de l'entre-croisement moteur des pyramides, et, réunies en faisceau compact, parcourent toute la longueur de la protubérance et du pédoncule cérébral, toujours situées dans la région de la calotte (fig. 357). Elles se terminent dans la couche optique (centre médian et noyau externe). Nous décrirons en détail le ruban de Reil avec les voies cérébrales sensitives.

Toutes les fibres des cordons postérieurs ne s'épuisent pas dans les noyaux du bulbe. On n'admet plus qu'un certain nombre monte directement dans le cerveau ; mais il paraît acquis qu'un groupe d'entre elles se continue sans interruption avec les fibres arciformes externes et postérieures du corps restiforme et arrive au cervelet avec le faisceau cérébelleux direct.

3° **Faisceau pyramidal.** Le faisceau pyramidal est le faisceau moteur. Son trajet est des plus simples et des plus faciles à observer à l'œil nu. Nous l'indiquerons sommairement, réservant l'étude des voies motrice et sensitive pour une description d'ensemble qui sera mieux placée à propos du cerveau. Les deux faisceaux, direct et croisé, antérieur et latéral, se réunissent en un seul à l'origine même de la moelle, au collet du bulbe. Pour cela, le faisceau croisé ou latéral, de beaucoup le plus volumineux, traverse la moelle en diagonale, au milieu de la substance grise, décapite la corne antérieure et passe du côté opposé : *entre-croisement* ou *décussation des pyramides*. Désormais compact, homogène, formé de deux portions l'une croisée, l'autre non, réunies en une seule masse, le faisceau pyramidal monte sur la face antérieure du bulbe dont il constitue les pyramides antérieures, puis dans le *pied* du tronc cérébral. Il disparaît dans la protubérance sous la nappe superficielle des fibres transversales, reparaît à la face inférieure du pédoncule cérébral, sur sa partie moyenne, flanqué en dehors du faisceau de Meynert, en dedans du faisceau géniculé, et enfin plonge dans la masse cérébrale, entre la couche optique et le noyau lenticulaire (capsule interne) pour atteindre son point d'origine, l'écorce cérébrale rolandique.

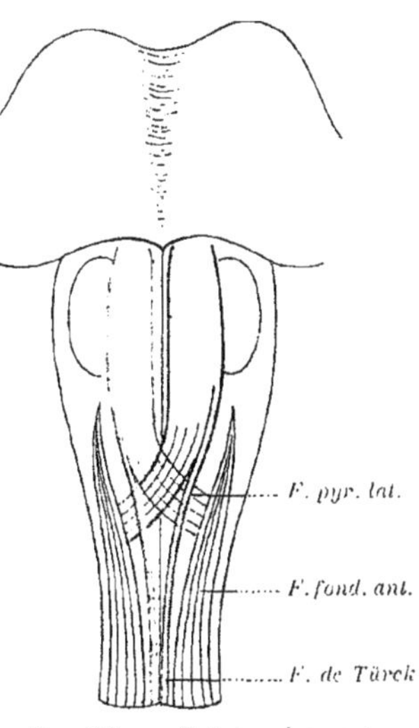

Fig. 270. — Entre-croisement des pyramides.

Face antérieure du bulbe. Figure schématisée.

4° **Faisceau cérébelleux direct ou F. de Flechsig.** — Nous avons vu (p. 226) que, chez le nouveau-né, on pouvait suivre à l'œil nu le trajet du faisceau de Flechsig sur la face externe du bulbe. On le voit longer d'abord le sillon latéral postérieur, puis le tubercule cendré de Rolando, se diriger ensuite obliquement en arrière en croisant les insertions du nerf spinal et, après avoir contourné la racine descendante du trijumeau, disparaître dans le corps restiforme. Il suit ce dernier dont il occupe la partie centrale suivant les uns, externe suivant d'autres, et pénètre dans le cervelet en passant en partie en avant, en partie en arrière du corps dentelé et se termine dans les vermis supérieur et postérieur, sur un plan supérieur à la terminaison du faisceau de Gowers. Avant sa terminaison, la majorité de ses fibres se sont entre-croisées et ont passé du côté opposé. Le faisceau de Flechsig relie donc en voie ascendante, centripète, la colonne de Clarke, dont il émane, avec l'écorce cérébelleuse; cette voie est principalement croisée et accessoirement directe.

5° **Faisceau de Gowers.** — Le faisceau de Gowers a pour origine probable les cellules de la corne postérieure de la moelle, en partie du même côté, en partie du côté opposé. Il est, au moins pour la plus grande partie de ses fibres, celles des deux tiers supérieurs de la moelle, une voie longue qui se continue dans le tronc cérébral. A la partie inférieure du bulbe, il se sépare du faisceau cérébelleux de Flechsig, avec lequel il était jusque-là confondu et qui se dirige en arrière. Il monte dans le faisceau latéral, en dehors et en arrière des olives. Dans la protubérance il est situé entre le nerf facial et l'olive supérieure, en avant et en dedans de la racine descendante du trijumeau, au milieu du corps trapézoïde. Au niveau de l'émergence du trijumeau, il se dirige en arrière et en dehors, prend une position excentrique et aborde le côté externe des pédoncules cérébelleux supérieurs, immédiatement en arrière des tubercules quadrijumeaux. De là, suivant un trajet rétrograde, il contourne ces pédoncules en croisant

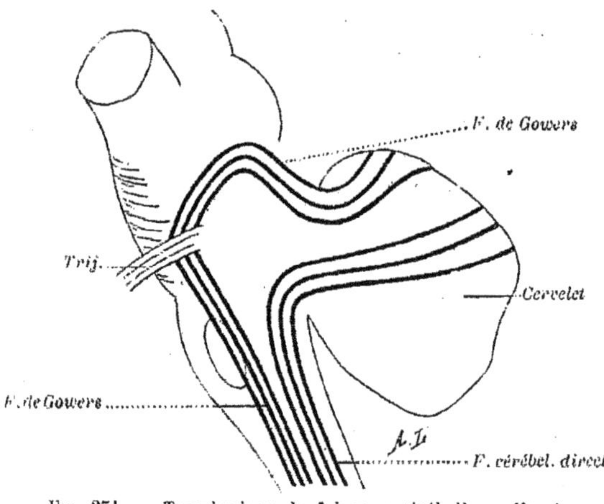

Fig. 271. — Terminaison du faisceau cérébelleux direct de Flechsig et du faisceau de Gowers (d'après Mott). (Schéma.)

leur face externe et leur face supérieure; quelquefois même il s'y dessine en relief (*faisceau arqué supérieur*, de Retzius). C'est par leur bord interne et par la valvule de Vieussens qu'il pénètre dans le cervelet et se disperse dans l'arbre de vie. Son point de terminaison est dans l'écorce du vermis supérieur, sur un plan inférieur à celui du faisceau de Flechsig, et aussi dans le vermis antérieur. La majorité de ses fibres paraît s'entre-croiser dans la commissure antérieure du cervelet. On ne peut dire toutefois si ces fibres croisées sont les mêmes que les fibres qui se sont déjà croisées à leur origine dans la moelle, ce qui équivaudrait à des fibres directes, ou bien si le croisement ne porte que sur les fibres médullaires directes et réciproquement.

Outre sa terminaison dans l'écorce cérébelleuse, qui est fondamentale, le faisceau de Gowers abandonne un certain nombre de ses fibres au noyau du toit, et dans le bulbe au noyau du cordon latéral, qui paraît être un centre cérébelleux périphérique. D'autres le quittent au niveau de son coude supérieur et, continuant la direction première, se rendent au tubercule quadrijumeau postérieur, peut-être même à la couche optique.

Voy. VAN GEHUCHTEN. Les voies ascendantes du cordon antéro-latéral de la moelle. *Le Névraxe*, 1901.

FAISCEAUX PROPRES DU TRONC CÉRÉBRAL

Le tronc cérébral possède un certain nombre de faisceaux qui lui sont propres. La plupart sont encore mal connus et surtout n'ont pas été suffisamment contrôlés chez l'homme. Nous ne mentionnerons que les principaux. Ils occupent tous la région de la calotte. Or dans celle-ci il n'existe, au point de vue anatomique, c'est-à-dire groupés en une masse plus ou moins compacte que l'on reconnait sur des coupes colorées de pièces normales, en dehors des dégénérations, il n'existe, dis-je, que deux faisceaux, le ruban de Reil ou faisceau sensitif et le faisceau longitudinal postérieur, peut-être encore le faisceau central de la calotte.

Faisceau longitudinal postérieur. — Nous le décrirons avec les nerfs crâniens.

Faisceau de Schütz ou *faisceau longitudinal dorsal.* — Ces fibres ont été mentionnées à propos de la substance grise centrale qu'elles parcourent (p. 375).

Deux faisceaux descendent des tubercules quadrijumeaux antérieurs :

1° Le *Faisceau prédorsal.* — *Syn.* : faisceau longitudinal prédorsal (Thomas); f. descendant de la calotte (Cajal); f. mésencéphalo-bulbaire antérieur (Van Gehuchten); f. tecto-bulbaire (Münzer et Wiener; Pawlow; tecto, c'est-à-dire provenant du toit optique). — Ce faisceau dit *prédorsal*, parce qu'il est situé en avant du faisceau longitudinal postérieur, naît dans la couche superficielle et externe du tubercule quadrijumeau antérieur, descend dans la calotte du pédoncule cérébral pour s'entre-croiser avec celui du côté opposé, au-dessous de l'aqueduc de Sylvius, dans ce que les Allemands appellent la décussation dorsale ou entre-croisement de Meynert, entre-croisement en fontaine; puis il passe dans la protubérance et dans le bulbe, et se termine suivant les uns dans la substance réticulée du bulbe, suivant d'autres dans le faisceau fondamental de la moelle cervicale. Dans son parcours, il fournit de nombreuses collatérales au noyau rouge, à la substance réticulée, et aux origines des nerfs moteurs de l'œil. C'est sans doute une voie réflexe optique et acoustique.

2° Le *Faisceau tecto-protubérantiel* ou *Faisceau de Münzer.* — Il s'étend des tubercules quadrijumeaux antérieurs aux noyaux gris du pont qui avoisinent le faisceau pyramidal.

Deux faisceaux descendent du noyau rouge :

1° Le *Faisceau rubro-spinal* ou *Faisceau de V. Monakow.* — *Syn.* : faisceau aberrant du cordon latéral (V. Monakow); f. de Monakow (Probst); f. intermédio-latéral (Lœwenthal); f. triangulaire prépyramidal (Thomas). — Ce faisceau naît dans le noyau rouge dont les cellules subissent après sa section une chromolyse complète. Il s'entre-croise avec celui du côté opposé dans la décussation ventrale de la calotte ou décussation de Forel, descend dans la protubérance et le bulbe à côté du faisceau de Gowers, plus ou moins mélangé avec lui, et arrive ainsi à la moelle. Dans celle-ci, il forme un faisceau triangulaire, enclavé entre les faisceaux de Flechsig et de Gowers, et entremêlé par ses fibres internes avec le faisceau pyramidal. Il diminue de haut en bas; on l'a suivi jusqu'à la partie inférieure de la moelle sacrée.

C'est sans doute une voie courte motrice, accessoire. Il ne contient que des fibres descendantes. On l'a constaté chez l'homme et chez les mammifères. C'est la dégénérescence de ses fibres qui fait que la dégénérescence du faisceau pyramidal est plus étendue en surface à la suite d'une lésion du bulbe ou de la moelle qu'à la suite d'une lésion corticale, ainsi qu'on l'avait reconnu depuis longtemps sans savoir d'où venaient ces fibres surajoutées.

(VAN GEHUCHTEN. Les voies ascendantes du cordon antéro-latéral et leurs rapports avec le faisceau rubro-spinal. *Le Névraxe*, 1901).

2° Le *Faisceau central de la calotte.* — Il occupe le centre de la substance réticulée et s'étend du noyau rouge à l'olive bulbaire.

Sur ces faisceaux : THOMAS. Faisceaux descendants de la moelle. *Journal de Physiologie*, 1899. — VAN GEHUCHTEN. *Anatomie des centres nerveux*, 3e édition, II, p. 206. — PAWLOW. *Le Névraxe*, 1900.

CHAPITRE DEUXIÈME

ORIGINE DES NERFS CRANIENS

(L'OLFACTIF ET L'OPTIQUE EXCEPTÉS)

Classification. — Il y a 31 paires rachidiennes, il n'y a que 12 paires crâniennes. Willis, dans son *Anatomie du cerveau* (1664), avait distingué dix paires crâniennes, et sa classification a été conservée longtemps par les auteurs anglais. Sœmmering (1788) en reconnut douze, dont les six premiers seulement concordent avec ceux de Willis, ainsi que le montre le tableau suivant, et sa classification est universellement suivie aujourd'hui.

CLASSIFIC. ANCIENNE (DE WILLIS)	NERFS CRANIENS	CLASSIFIC. ACTUELLE (DE SŒMMERING)
1	Nerf olfactif	I
2	Nerf optique	II
3	Nerf moteur ocul. commun	III
4	Nerf pathétique	IV
5	Nerf trijumeau	V
6	Nerf moteur ocul. externe	VI
7	Portion dure — Nerf facial	VII
	Portion molle — Nerf acoustique	VIII
8	Nerf glosso-pharyngien	IX
	Nerf pneumo-gastrique	X
	Nerf accessoire ou spinal	XI
9	Nerf grand hypoglosse	XII
10	Nerf sous-occipital ou 1er cervical.	

Dans les deux séries on compte, comme pour les nerfs rachidiens, de haut en bas, c'est-à-dire dans l'ordre d'origine à partir du point le plus élevé; le premier nerf est celui qui naît le plus haut et ainsi de suite; on est toutefois obligé de suivre un ordre un peu conventionnel, car le facial et l'auditif naissent sur la même ligne transversale et le spinal (11e) descend beaucoup plus bas que l'hypoglosse (12e). Sœmmering a rejeté dans les nerfs rachidiens le nerf sous-occipital, devenu le premier cervical, et séparé le facial de l'auditif. La huitième paire de Willis a été dédoublée et a fourni trois nerfs qui se suivent par ordre alphabétique (glosso-pharyngien, pneumo-gastrique et spinal) et se succèdent sur une même ligne d'émergence. Ce dédoublement n'est peut-être pas au fond suffisamment justifié, car ces trois nerfs, comme nous le verrons, ont le même noyau moteur d'origine, les mêmes noyaux sensitifs terminaux; mais il est incontestablement commode.

Quoi qu'il en soit, la classification de Sœmmering a depuis longtemps prévalu, sans avoir même subi aucune modification; celle de Willis n'est plus qu'un souvenir. Récemment Sapolini a cru devoir considérer le nerf intermédiaire de Wrisberg, qui naît entre le facial et l'auditif, comme un nerf à part dont il a fait le *treizième nerf cérébral;* mais il est, pour le moment, plus simple de le regarder comme une dépendance du nerf facial, dont il figure la portion sensitive.

Origine. — Il faut distinguer l'origine apparente et l'origine réelle.

1° L'*origine apparente* ou émergence des nerfs crâniens se fait sur deux lignes, une ligne interne ou médiane qui comprend les nerfs moteurs de la colonne interne, une ligne externe qui est affectée non seulement aux nerfs moteurs de la colonne latérale, mais encore aux nerfs sensitifs, et le long de laquelle s'échelonnent, de haut en bas, le trijumeau, le facial, l'auditif, les nerfs mixtes et le spinal. En outre, toutes ces émergences ont lieu sur la face antérieure ou ventrale du cerveau, ce qui concorde avec la position des trous de sortie qui sont situés à la base du crâne; une seule exception a lieu pour le pathétique, dont l'émergence présente cette double particularité d'être tout à fait dorsale, sur la ligne médiane du cerveau moyen, et complètement croisée.

2° L'*origine réelle* est très différente, suivant que les nerfs sont moteurs ou sensitifs.

Les nerfs moteurs naissent de la substance grise motrice du bulbe, de la protubérance, des pédoncules cérébraux, substance que Stilling et Schrœder van der Kolk ont depuis longtemps reconnue chez l'adulte comme la continuation de la corne antérieure de la moelle. Cette substance grise motrice est segmentée en masses distinctes, dites *noyaux moteurs*; les noyaux sont constitués par un assemblage de cellules radiculaires, dont le cylindre-axe devient fibre de la racine du nerf moteur. La disposition est donc identique à celle de la moelle.

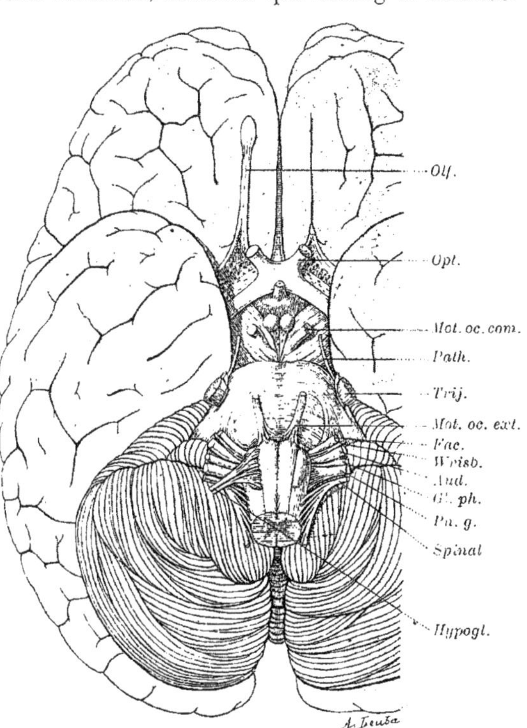

Fig. 272. — Origine apparente des nerfs crâniens à la base de l'encéphale (d'après Hirschfeld).

Pour étudier ces centres moteurs, on a eu recours dans ces dernières années aux phénomènes de *chromolyse* qui suivent la section ou l'arrachement des nerfs. A l'état normal, la substance chromophile s'accumule dans les nœuds du réseau protoplasmique et y constitue une réserve nutritive. La section des racines provoque dans les cellules de leur noyau d'origine une réaction irritative qui augmente l'activité de la cellule et l'oblige à consommer sa substance chromophile; celle-ci se dissout au fur et à mesure dans le suc cellulaire et disparaît. Tel est le phénomène dit chromolyse ou chromatolyse. Les cellules qui ont subi la réaction chromolytique sont donc celles qui correspondaient aux racines nerveuses sectionnées.

La simple section des nerfs ne produit qu'une chromolyse partielle, bientôt suivie d'une phase de régénération. L'arrachement au contraire, sans doute par la violence du traumatisme, entraîne une achromatose totale, absolue, qui est suivie de l'atrophie et de la disparition complète des cellules nerveuses. (Voy. Fritz de Beule. *Le Névraxe*, 1901).

Les nerfs sensitifs ont pour *noyaux d'origine* des ganglions en tout semblables aux ganglions rachidiens, c'est-à-dire à cellules primitivement bipolaires, plus tard unipolaires à fibres en T. Ces ganglions sont le ganglion de Gasser pour le trijumeau, le ganglion pétreux ou d'Andersch pour le glosso-pharyngien, les ganglions jugulaire et plexiforme pour le pneumo-gastrique, le ganglion géniculé pour le nerf de Wrisberg qui est accolé au facial. La branche

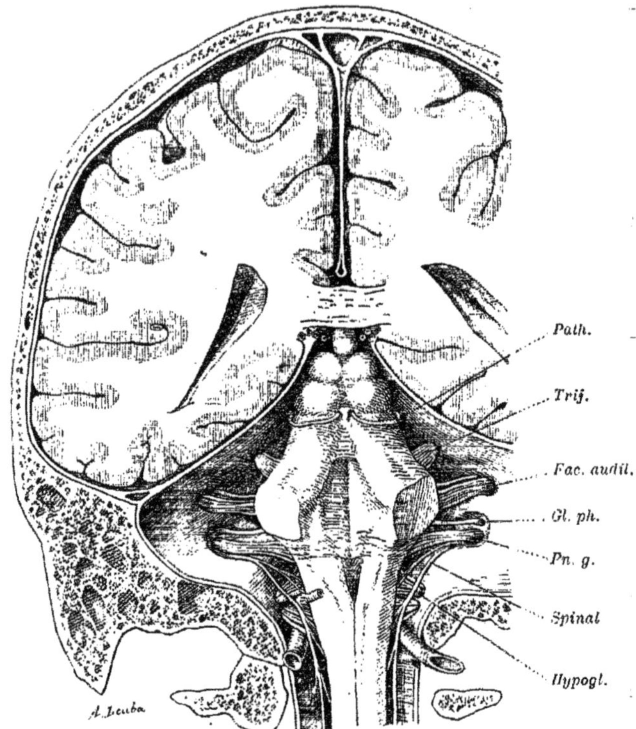

Fig. 273. — Les nerfs crâniens vus par la face postérieure du tronc cérébral (d'après Merkel).

périphérique du ganglion est celle qui vient des organes ; la branche centrale, étendue entre le ganglion et le cerveau, est identique à la racine postérieure des nerfs rachidiens. Comme celle-ci, elle aboutit dans la substance cérébrale à un *noyau terminal*, assemblage de cellules nerveuses, autour desquelles la racine finit librement ; ces cellules, comparables à celles de la corne postérieure, conduisent à leur tour vers le cerveau les impressions qu'elles ont reçues du nerf périphérique. Les noyaux terminaux sensitifs peuvent être considérés comme le prolongement cérébral de la corne postérieure ; ils sont fragmentés, comme les noyaux moteurs, et le même nerf crânien peut avoir plusieurs noyaux terminaux.

La disposition des racines sensitives au point de leur terminaison est analogue à celle des racines postérieures rachidiennes. Elles se bifurquent en branches ascendante et descendante, et émettent des collatérales à terminaison arborisée. Seulement cette forme typique se modifie sur plusieurs nerfs. Tandis que, dans les racines rachidiennes, la branche descendante est très courte, l'ascendante très longue, c'est la disposition inverse qu'on observe dans les racines crâniennes. Ainsi le trijumeau, les nerfs glosso-pharyngien et pneumo-gastrique, et le nerf acoustique ont une branche descendante très longue et très forte, tandis que leur branche ascendante est courte, presque horizontale et à fibres disséminées.

Les nerfs sensoriels, olfactif, optique et acoustique sont construits sur le même plan que les nerfs de sensibilité générale, mais avec des modifications profondes dans le dispositif de détail.

Le nerf olfactif n'a pas de ganglions; ses cellules d'origine sont complètement périphériques, intercalées dans la muqueuse olfactive, et sa racine postérieure est représentée par les nerfs olfactifs qui vont de la pituitaire au bulbe ethmoïdal; celui-ci équivaut au noyau terminal. — Le nerf optique est dans le même cas : ses cellules sont dans la rétine, seulement elles y sont réunies et non plus dispersées, et forment une couche continue, un ganglion étalé; comme il y a plusieurs couches cellulaires superposées et articulées entre elles, les racines postérieures n'existent que virtuellement, sous forme de cylindre-axes très courts. Le nerf optique est déjà une voie centrale et non un nerf périphérique. — Enfin le nerf acoustique présente la forme la plus simple. Son ganglion est dans l'intérieur de l'oreille, et sa racine postérieure s'étend depuis l'aqueduc de Fallope jusqu'au bulbe; en effet sa branche cochléaire traverse le ganglion spiral ou de Corti qui occupe la base du limaçon, et sa branche vestibulaire, le ganglion de Scarpa, qui est au fond du conduit auditif interne. Ces deux ganglions ne sont pas seulement remarquables par leur éloignement du centre et leur proximité de la surface sensitive, mais encore par la forme bipolaire de leurs cellules adultes; ce double caractère les rapproche des formes primordiales qu'on observe chez les vertébrés les plus inférieurs et chez les invertébrés.

Les nerfs mixtes se comportent en tous points comme les nerfs moteurs et les nerfs sensitifs crâniens, ou comme les nerfs rachidiens complets. D'ailleurs, les nerfs sensoriels mis à part, il n'existe dans les nerfs crâniens que des nerfs moteurs et des nerfs mixtes.

Topographie des noyaux d'origine et de terminaison. — La figure ci-après (fig. 274) a pour but de montrer les rapports qui existent entre les origines des nerfs crâniens et la surface extérieure du tronc cérébral, bulbe, protubérance et pédoncule. Le lecteur voudra bien se reporter à la description détaillée que nous avons donnée du plancher du quatrième ventricule, à la page 250.

On remarquera que les noyaux d'origine des nerfs moteurs (en rouge) sont disposés sur deux colonnes, une médiane et une latérale, suites des colonnes cellulaires interne et externe de la moelle; en bleu sont figurés les noyaux de terminaison des nerfs sensitifs, qui occupent la partie externe du plancher, tandis que les origines motrices sont confinées dans la partie centrale. L'aile grise correspond à la double origine, motrice et sensitive, des nerfs mixtes, glosso-pharyngien et pneumogastrique; l'aile blanche interne appartient à l'hypoglosse, l'eminentia teres au moteur oc. externe, l'aile blanche externe à l'acoustique et au trijumeau. Il ne faut point croire que tous ces noyaux sont superficiels, qu'ils affleurent le plancher; les noyaux moteurs du spinal, du pneumo-gastrique et du glosso-pharyngien, le noyau du facial, ceux du trijumeau moteur et sensitif, et enfin autour de l'aqueduc de Sylvius, les noyaux du pathétique et du moteur oculaire commun, sont tous profonds, à plusieurs millimètres de distance de la surface libre dont ils sont séparés par des faisceaux de fibres ou par des groupes cellulaires mal définis. Ils ne seraient donc pas atteints par une lésion superficielle. Au contraire les noyaux moteurs de l'hypoglosse et du moteur oc. externe, les noyaux sensitifs des nerfs mixtes et deux des noyaux acoustiques sont tout à fait superficiels.

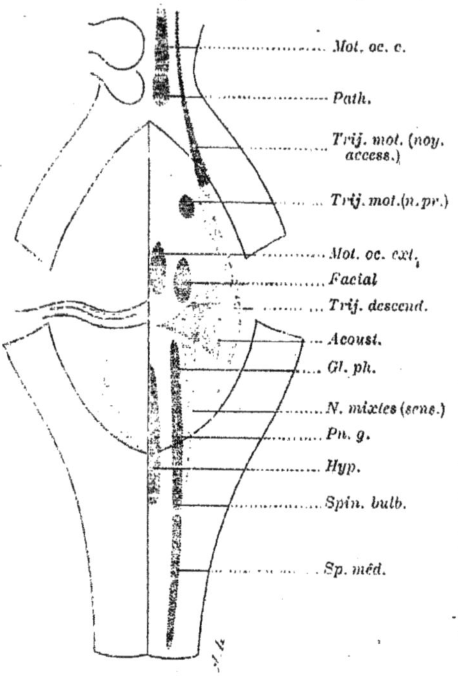

Fig. 274. — Topographie des noyaux des nerfs crâniens sur le plancher du 4e ventricule.

Les noyaux moteurs en rouge; les noyaux sensitifs en bleu (comp. avec fig. 178).

Je ferai encore observer que tous les noyaux de terminaison sensitive ne sont pas représentés dans ce dessin qui eût été trop compliqué. Il y manque des noyaux acoustiques et quelques origines accessoires.

Nous décrirons les nerfs crâniens de bas en haut, du dernier au premier, afin de les rattacher plus aisément à la moelle qui nous est connue. Cette étude comprendra seulement leur trajet périphérique, de leur émergence ou origine apparente à leur origine réelle; celle de leurs voies centrales sera reportée à la structure du cerveau.

Sur les nerfs crâniens en général, l'olfactif et l'optique exceptés, consulter : Mathias Duval, Recherches sur l'origine réelle des nerfs crâniens. *Journal de l'Anatomie*, 1876 à 1880; — Vincenzi, Note sull' origine di alc. nervi cerebr. *Arch. per le Sc. med.*, 1884, et *Arch. de Biologie*, 1885. — His, Die Entwickelung der ersten Nervenbahnen *Arch. f. Anat.*, 1887. — Held, Die Endigungsweise der sensiblen Nerven in Gehirn. *Arch. f. Anatomie*, 1892. — Cramer, *Beiträge zur feineren Anatomie der Medulla oblongata...*, 1894. — Cajal, *Beiträge z. Studium der Medulla oblongata*, 1896. — Van Gehuchten,

Recherches sur l'origine réelle des nerfs crâniens. *Journal de Neurologie*, 1898; et Recherches sur la terminaison centrale des nerfs sensibles périphériques. *Le Névraxe*, t. I, 1900, et t. II, 1901. — Voy. aussi les traités généraux de Kœlliker, Bechterew, Edinger, Van Gehuchten.

XII. NERF GRAND HYPOGLOSSE. — 12e paire

Le nerf *grand hypoglosse*, ou plus simplement l'hypoglosse (le *petit hypoglosse*, appellation tombée en désuétude, étant le lingual, branche du trijumeau), est un nerf exclusivement moteur destiné aux muscles de la langue. Son origine apparente ou émergence est dans le sillon, dit de l'hypoglosse ou collatéral antérieur, qui, sur la face antérieure du bulbe, sépare la pyramide de l'olive.

Noyau d'origine. — Son *noyau d'origine, noyau principal*, est la continuation du groupe interne des cellules de la corne antérieure. Dès le milieu de la région cervicale, les deux groupes de cellules radiculaires que nous avons décrits dans la corne antérieure de la moelle sont affectés à des nerfs différents; le groupe externe devient le noyau d'origine du spinal, surtout par sa colonne postérieure; le groupe interne donne naissance aux racines antérieures des premiers nerfs cervicaux. On peut voir au collet du bulbe que les racines du premier nerf cervical sont continuées sans interruption par celles de l'hypoglosse; il en est de même de leur colonne cellulaire, malgré l'interposition d'une zone de transition un peu confuse.

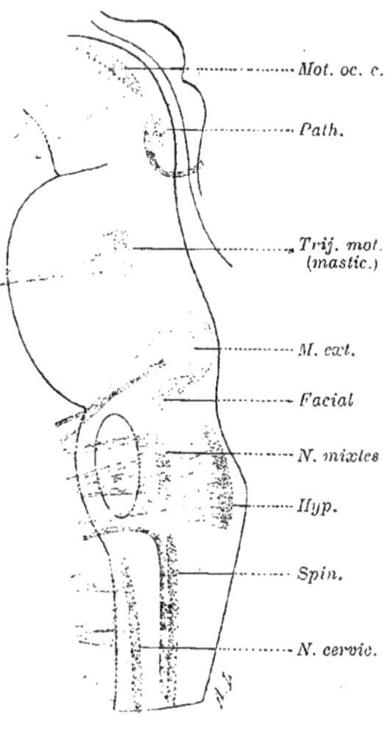

FIG. 275. — Noyaux d'origine des nerfs crâniens moteurs (figure schématique).

Les noyaux sont vus latéralement à travers le tronc cérébral supposé transparent.

Le noyau de l'hypoglosse a la longueur de l'olive à laquelle il correspond dans le sens de la hauteur. Dans la partie inférieure du bulbe (fig. 296), il est situé en avant et en dehors du canal central et en rapport avec sa substance grise; en dedans il s'adosse au noyau opposé dont il n'est séparé que par le raphé, et cette contiguïté explique peut-être la fréquence des lésions bilatérales de l'hypoglosse dans les maladies centrales. — Dans la partie ventriculaire, de beaucoup la plus considérable, il présente les rapports suivants (fig. 276). Les deux noyaux sont placés côte à côte, séparés l'un de l'autre par le sillon médian, et bordés en dehors par les noyaux sensitifs des nerfs vague et glosso-pharyngien. Ils sont sous-jacents au plancher ventriculaire et correspondent à *l'aile blanche interne* ou triangle de l'hypoglosse (voy. p. 252); mais une couche plexiforme épaisse de fibres médullaires, capsule du noyau de l'hypoglosse, s'interpose entre le groupe cellulaire et l'épendyme et donne au triangle de l'hypoglosse sa couleur blanche.

Le noyau est composé de deux parties, de cellules nerveuses et d'un plexus nerveux.

Les *cellules radiculaires*, de grande taille, ressemblent à celles des cornes antérieures de la moelle. Elles émettent un cylindre-axe dirigé en avant et en dehors, et de riches prolongements protoplasmiques qui rayonnent en tous sens ; les expansions des cellules les plus internes vont s'entrelacer avec celles du côté opposé, comme l'a vu Van Gehuchten, et former, ainsi que dans la moelle, une *commissure protoplasmique*. Elles sont réparties chez l'homme en deux groupes, externe et interne.

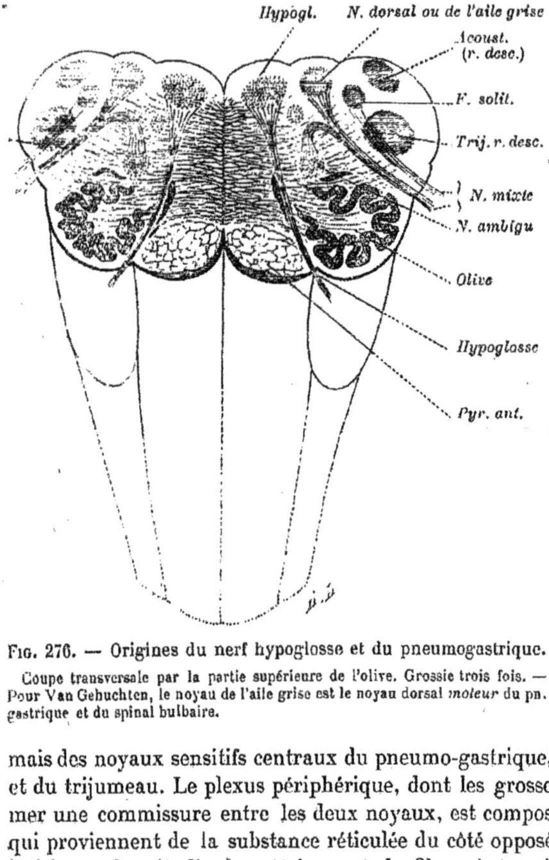

Le *plexus nerveux* est un des plus considérables qui existent dans les nerfs crâniens et n'a de comparable que celui du moteur oculaire commun. Il remplit dans l'intérieur du noyau tous les intervalles intercellulaires (plexus central) et entoure le noyau entier d'une capsule blanche épaisse (plexus périphérique). Le plexus central est formé de fibres fines qui sont des collatérales sensitives, émanées, non des fibres radiculaires, mais des noyaux sensitifs centraux du pneumo-gastrique, du glosso-pharyngien et du trijumeau. Le plexus périphérique, dont les grosses fibres semblent former une commissure entre les deux noyaux, est composé de fibres de passage qui proviennent de la substance réticulée du côté opposé et vont se jeter dans le faisceau longitudinal postérieur, et de fibres à terminaison intra-nucléaire d'origine douteuse. Kœlliker présume qu'elles émanent du faisceau pyramidal. L'existence de fibres et de cellules commissurales, autres que les commissures protoplasmiques, n'est pas mentionnée par les auteurs récents.

Fig. 276. — Origines du nerf hypoglosse et du pneumogastrique.

Coupe transversale par la partie supérieure de l'olive. Grossie trois fois. — Pour Van Gehuchten, le noyau de l'aile grise est le noyau dorsal *moteur* du pn. gastrique et du spinal bulbaire.

Origines secondaires. — Le noyau que nous venons de décrire est le *noyau principal* d'origine du nerf hypoglosse, le noyau classique reconnu en 1843 par Stilling. On a signalé d'autres origines, dont deux seulement méritent d'être indiquées, ce sont le noyau accessoire et le noyau de Roller.

1° *Noyau accessoire* ou *noyau de M. Duval et Koch.* — Indiqué par Meynert comme noyau antérieur, par M. Duval comme noyau accessoire ou antéro-externe, il est situé en avant et en dehors du noyau principal. M. Duval et Koch le considèrent comme une des origines des fibres motrices; mais, bien que la question ne soit pas définitivement tranchée, on n'a pas jusqu'à présent confirmé leurs observations.

2° *Noyau de Roller.* — Ce noyau est placé immédiatement en avant du noyau principal, en dehors des racines de l'hypoglosse. Ses rapports avec le nerf de la 12° paire sont encore plus douteux.

Trajet des fibres. — Nées des cellules du noyau principal, les fibres radiculaires se dirigent obliquement en avant et en dehors, passant successivement entre la couche sensitive et la formation réticulée, puis entre l'olive et la parolive interne, entre l'olive et le faisceau pyramidal. Assez souvent un faisceau traverse la partie interne de l'olive ou même sa cavité centrale, ou plus rarement la pyramide antérieure. Ces variétés se reconnaissent même extérieurement à l'émergence de certaines fibres. Ce trajet est ordinairement arqué et se fait sur un plan horizontal.

Une décussation ou croisement partiel, par laquelle une partie des fibres du noyau droit traverserait le raphé pour aller sortir au côté gauche ou inversement, est formellement niée par tous les observateurs. La méthode de Nissl après extirpation a montré que toutes les fibres sont directes.

L'*émergence* des racines de l'hypoglosse se fait dans le sillon collatéral antérieur ou dans les lèvres de ce sillon, par 10 à 12 filets en éventail qui se réunissent en deux faisceaux, lesquels, hors de la dure-mère, constitueront le tronc unique du nerf grand hypoglosse. Chez la plupart des animaux, le nerf sort en dehors et non en dedans de l'olive (Obersteiner).

Voy. : VINCENZI, *loc. cit.* — KOCH, Untersuch. über die Ursprung d. Nervus hypoglossus. *Arch. f. microsc. Anatomie*, 1888.

XI. NERF SPINAL. — 11° paire.

La onzième paire crânienne est le *nerf spinal* ou *accessoire de Willis*; spinal, parce que c'est le seul nerf crânien qui se prolonge sur la moelle; accessoire, parce que Willis, dans sa classification, le réunissait dans une paire commune avec le glosso-pharyngien et le pneumo-gastrique, et le considérait comme un accessoire de ces deux nerfs. Le spinal est un nerf exclusivement moteur. On lui distingue deux portions : une portion supérieure ou bulbaire, une portion inférieure ou médullaire.

Sa *portion bulbaire* se compose de quatre à cinq filets radiculaires, qui sortent horizontalement du sillon collatéral postérieur ou sillon des nerfs mixtes, derrière la moitié inférieur de l'olive, sur une étendue verticale de 10 mm., comprise entre la dernière racine du pneumogastrique dont les racines spinales se distinguent par leur bifidité, et la première racine du spinal bulbaire, dont elle continue la ligne d'émergence. Cette portion devient la *branche interne* du spinal qui, dès sa sortie du crâne, se fusionne avec le pneumogastrique; par lui elle va innerver un certain nombre de muscles sur lesquels on est loin d'être d'accord, et que Van Gehuchten, comme Cl. Bernard, restreint au larynx (VAN GEHUCHTEN et BOCHENEK. Le nerf de Willis. *Le Névraxe*, t. II, 1901). — La *portion médullaire*, beaucoup plus longue et ascendante, comprend six à sept filets qui s'échelonnent verticalement sur une étendue de 5 cm., depuis le cinquième nerf cervical, jusques et y compris le premier nerf cervical; ces racines émergent, un peu en avant (un quart de millimètre) des racines postérieures de la moelle, de la lèvre antérieure du sillon collatéral postérieur, entre les racines postérieures et le ligament dentelé. Les plus élevées, qui correspondent au premier nerf cervical, sortent du fond même du sillon, confondues avec les racines de ce nerf. La portion bulbaire devient la branche externe du spinal, destinée à deux muscles du cou, le sterno-mastoïdien et le trapèze.

Nous examinerons successivement les origines des deux portions.

1° **Portion médullaire du spinal. Spinal médullaire.** — Le *spinal médullaire*, spinal inférieur, est l'homologue d'une racine antérieure.

Son *noyau d'origine*, noyau moteur du spinal, occupe la corne antérieure de la moelle cervicale; il n'est autre que le groupe externe ou latéral des cellules de cette corne, le groupe interne étant réservé aux racines motrices des cinq premières cervicales. Il commence en haut, un peu au-dessus du premier nerf cervical; en bas il finit entre le cinquième et le sixième nerf cervical ou au niveau du cinquième. Il est formé de grandes cellules multipolaires, identiques à celles des cornes antérieures.

Les racines qui sortent à l'état pénicillé de ce noyau, comme cylindre-axes des cellules, et qui constituent sur le même plan un, deux, rarement trois et quatre fascicules de fibres fortes, présentent un trajet intra-médullaire remarquable à un double point de vue. Tout d'abord au lieu de se diriger en avant, comme les racines motrices ordinaires de la moelle, elles se dirigent en arrière et en dehors pour aller rejoindre les racines postérieures, en avant desquelles elles sortent de la moelle. Pour arriver à la lèvre antérieure du sillon collatéral postérieur, elles traversent successivement la formation réticulée, le faisceau pyramidal croisé, en avant de la substance de Rolando, et le faisceau cérébelleux, c'est-à-dire le champ postérieur du cordon latéral. En second lieu, elles sont coudées en Z dans le plan vertical. Dès son origine des cellules du groupe externe, chaque fibre se dirige horizontalement en dehors sur un court trajet; arrivée hors de la substance grise dans la formation réticulée, elle se coude à angle droit, monte verticalement au milieu de cette formation, puis se coude de nouveau (genou des racines du spinal), pour traverser alors horizontalement tout le cordon latéral, en ligne droite ou encore en ligne courbe à concavité antérieure et externe, et venir sortir près des racines postérieures. Cette double inflexion fait que le trajet total de la fibre ne peut se suivre que sur des coupes frontales; on comprend aussi que la dernière racine du spinal puisse n'émerger qu'au niveau du quatrième nerf cervical, alors que par sa branche verticale elle peut naître de cellules placées beaucoup plus bas, vers le cinquième nerf cervical,

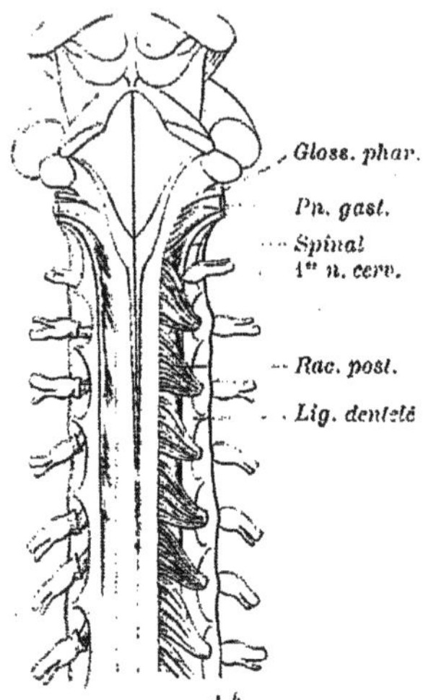

Fig. 277. — Origine apparente du nerf spinal.

La moelle et le bulbe sont vus par leur face postérieure.

Toutes les fibres du spinal ne présentent pas ce trajet coudé et ascendant. Un certain nombre sont directement horizontales ou faiblement infléchies, ce qui serait particulièrement le cas, d'après Kœlliker, des petits faisceaux antérieurs, quand les racines sortent par deux ou trois faisceaux parallèles. On a également signalé des fibres à trajet infléchi descendant.

2° **Portion bulbaire du spinal. Spinal bulbaire.** — Le spinal bulbaire ou supérieur est encore appelé l'*accessoire du pneumogastrique*.

Schwalbe et d'autres auteurs tendent à le séparer complètement du spinal médullaire et à le rattacher au nerf pneumogastrique; il naît du même noyau que ce dernier nerf, il se fusionne avec lui au delà du ganglion jugulaire, il est composé surtout de fibres fines et non de fibres fortes comme les racines médullaires. C'est cette portion qui correspond au tiers ou à la moitié inférieure de l'olive, entre la dernière racine du nerf vague et la première du spinal bulbaire; la séparation des deux portions est donc à la pointe de l'olive.

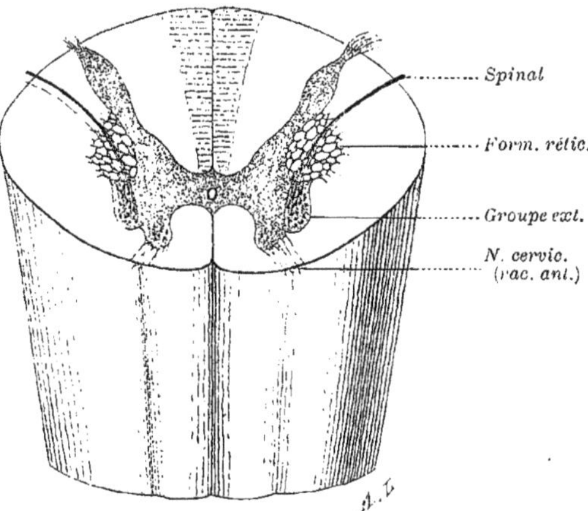

FIG. 278. — Noyau d'origine du spinal médullaire.
Coupe passant au niveau du 2e nerf cervical.

Son noyau d'origine est le *noyau ambigu*, *nucleus ambiguus*, colonne cellulaire qui donne aussi naissance au pneumogastrique et au glosso-pharyngien, et que nous décrirons avec ces nerfs. Le spinal a pour territoire la partie la plus inférieure du noyau ambigu. Ses fibres sortent horizontalement et non plus infléchies, en avant du corps restiforme et de la racine du trijumeau; leur trajet n'est pas direct; elles se dirigent d'abord en arrière, puis se coudent pour reprendre un trajet antéro-postérieur, comme le font les fibres du nerf vague. Kœlliker signale un second noyau d'origine assez important, placé en dehors du noyau ambigu, et composé d'îlots espacés.

D'après Van Gehuchten, le spinal bulbaire ne provient pas du noyau ambigu, comme l'enseigne l'opinion classique. Il a pour origine exclusive le *noyau de l'aile grise*, considéré à tort comme sensitif, en réalité une des origines motrices du nerf vague et celle du spinal. Ce sont les deux tiers inférieurs de ce noyau, qu'il appelle aussi le *noyau dorsal moteur*, qui sont affectés au spinal, sur un trajet qui commence un peu au dessous de l'hypoglosse et finit à la pointe du ventricule. Il est situé en arrière du noyau de l'hypoglosse et du canal central, plus haut sur les côtés de ce canal.

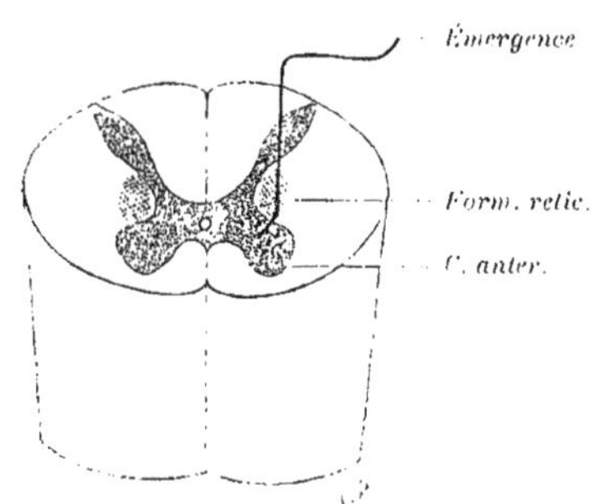

FIG. 279. — Trajet intramédullaire des racines du spinal.
Coude en Z.

Sur les origines du spinal : ROLLER, Der centrale Verlauf des N. accessorius, in *Zeitschr. f. Psych.*, 1881. C'est Roller qui a découvert le trajet infléchi des racines du spinal et leur origine dans le groupe externe de la corne antérieure; — DARKSCHEWITSCH, Ueber den Ursprung des N. accessorius, in *Arch. f. Anatomie*, 1885; — VAN GEHUCHTEN. Recherches sur l'origine réelle des nerfs crâniens. *Journal de neurologie*, 1898.

X. NERF PNEUMOGASTRIQUE — 10e paire.

Le nerf *pneumo-gastrique* ou nerf de la dixième paire, appelé encore *nerf vague*, à cause de l'étendue de son territoire, est un nerf mixte, tout à la fois et dès son origine moteur et sensitif, destiné non seulement, comme l'indique son nom, aux poumons et à l'estomac, mais encore à la partie supérieure du tube digestif, aux voies respiratoires et au cœur. Son origine apparente ou émergence occupe une hauteur de 5 mm.; les filets nerveux sortent en plusieurs groupes, entre le glosso-pharyngien et le spinal bulbaire, dans le sillon collatéral des nerfs mixtes.

A leur émergence les filets radiculaires sont mixtes; mais, dans l'intérieur du bulbe, les origines sont différentes pour les fibres de la motricité et pour celles de la sensibilité. Nous devons donc distinguer une portion motrice et une portion sensitive.

1° **Portion motrice du nerf vague.** — Les fibres motrices ont pour origine un noyau cellulaire connu depuis Krause sous le nom de *noyau ambigu*, nucleus ambiguus, appelé encore *noyau ventral* du vague. Cette assertion s'appuie sur la constatation directe des cellules radiculaires, sur les recherches embryologiques (Bechterew) et sur l'atrophie du noyau consécutive à l'extirpation du nerf pneumo-gastrique (Gudden, Dees).

Le *noyau ambigu* peut être considéré comme le prolongement bulbaire du groupe externe de la corne antérieure de la moelle, groupe qui dans la région cervicale donne naissance au spinal médullaire, et qui, dans le bulbe, devenu noyau ambigu, émet les racines du spinal bulbaire, du pneumogastrique et du glosso-pharyngien, tandis que le groupe interne des cellules motrices a pour continuation dans la moelle allongée le noyau de l'hypoglosse. Il est profond, et non superficiel comme le noyau de l'hypoglosse qui est sous le plancher ventriculaire; il est au milieu de la formation réticulée, au centre d'un espace limité en avant par l'olive et la parolive externe, en arrière par le noyau sensitif des nerfs mixtes, en dedans par les fibres de l'hypoglosse, en dehors par les fibres horizontales des nerfs mixtes et la racine descendante du trijumeau. Sa longueur est un peu plus grande que celle du noyau de l'hypoglosse, il mesure près de 2 cm. de hauteur et se prolonge depuis l'extrémité inférieure de l'olive jusqu'au noyau du facial.

Le noyau ambigu est composé de cellules nerveuses grandes et multipolaires. On trouve aussi quelques cellules à cylindre-axe court. Entre les cellules est un plexus relativement pauvre, formé de fines arborisations qui paraissent provenir des collatérales du trijumeau et de celles des fibres réticulées.

Trois nerfs échelonnés naissent du noyau ambigu. Ce sont : en bas le spinal bulbaire ou accessoire du vague, au-dessus de lui les fibres motrices du pneumogastrique, et à l'extrémité supérieure celles du glosso-pharyngien. Il est difficile de déterminer le territoire de chacun de ces nerfs.

Les fibres nées des cellules radiculaires du noyau ambigu, et d'abord espacées à leur origine, se constituent en faisceaux qui, au lieu de se diriger en avant par le plus court chemin, se dirigent en arrière vers le noyau sensitif du vague; là elles se recourbent brusquement pour s'unir aux fibres sensitives et suivre avec elles un trajet oblique en avant et en dehors, presque parallèle au premier. Ce trajet est direct, homolatéral; on n'a pas observé de façon certaine l'entre-croisement de fibres d'un côté à l'autre.

2° **Portion sensitive du nerf vague.** — La portion sensitive a son noyau d'origine dans les ganglions jugulaire et plexiforme du pneumogastrique. Ces ganglions, pareils aux ganglions rachidiens, contiennent des cellules nerveuses unipolaires à branche divisée en T; la branche périphérique ou externe est celle qui arrive des organes respiratoire ou digestif; la branche centrale ou interne gagne le bulbe, entre par le sillon des nerfs mixtes et, mêlée aux fibres motrices, se dirige en ligne droite en arrière et en dedans, sous forme de minces faisceaux qui traversent la racine du trijumeau et sa substance gélatineuse. Avant d'atteindre la substance grise du plancher, la racine sensitive, pareille aux racines postérieures de la moelle, se bifurque en deux branches : une branche courte, horizontale, qui pénètre et se termine dans le noyau dorsal du pneumogastrique, une branche descendante longue, beaucoup plus importante, qui s'incorpore au faisceau solitaire. Cette dernière se prolonge jusqu'à l'entre-croisement des pyramides.

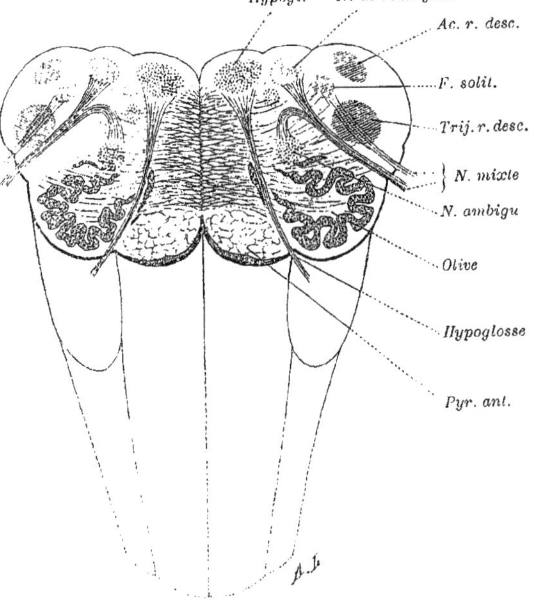

Fig. 280. — Origines du nerf hypoglosse et du pneumogastrique. Coupe transversale par la partie supérieure de l'olive. Grossie trois fois. — Pour Van Gehuchten, le noyau de l'aile grise est le noyau dorsal *moteur* du pneumogastrique.

Il existe donc deux *noyaux terminaux* sensitifs pour le nerf vague, le noyau dorsal, sous-ventriculaire ou *noyau de l'aile grise*, et le noyau du *faisceau solitaire*; dans l'un comme dans l'autre, les fibres afférentes se terminent par des arborisations libres, autour des cellules nerveuses. Le cylindre-axe de ces cellules passe, non pas dans les racines du pneumogastrique, mais dans le ruban de Reil qui le conduit au cerveau; cellules et cylindre-axes représentent la voie centrale ou cérébrale.

Le *noyau de l'aile grise* ou *noyau dorsal* s'étend depuis l'extrémité inférieure de l'olive jusqu'aux stries acoustiques. Dans le plancher ventriculaire, il est superficiel et correspond à l'aile grise ou trigone du pneumogastrique. Un petit amas de cellules nerveuses de signification inconnue, indiqué sous le nom de *noyau intercalaire* de Staderini, le sépare du noyau de l'hypoglosse.

Le *noyau du faisceau solitaire* est un long amas vertical de petites cellules que nous décrirons à propos du glosso-pharyngien. Ces deux noyaux sensitifs et le noyau ambigu moteur sont communs aux nerfs de la 10e et de la 9e paire.

Opinion de Marinesco et de Van Gehuchten. — Nous venons d'exposer la description classique, celle de Kœlliker et de Bechterew. Van Gehuchten, qui se fonde surtout sur les phénomènes de chromolyse cellulaire consécutifs à l'extirpation des nerfs, est arrivé à des résultats bien différents que nous résumons ainsi :

Le noyau ambigu, noyau ventral à grandes cellules, est bien un noyau moteur, mais il est exclusivement affecté au pneumo-gastrique.

Celui-ci possède un second noyau moteur qui lui est commun avec le nerf spinal, c'est le noyau de l'aile grise ou *noyau dorsal* à petites cellules, considéré à tort comme de nature sensitive. Ce noyau paraît être l'origine de la portion inférieure sous-pharyngienne du nerf vague, celle qui dessert surtout des muscles lisses.

Le noyau sensitif terminal du pneumo-gastrique est uniquement le noyau du faisceau solitaire, qu'il partage avec le glosso-pharyngien et le nerf de Wrisberg.

Cette opinion de Van Gehuchten avait déjà été émise par Vincenzi et par Marinesco; elle est acceptée par Edinger, par Cajal et par Bruce (*Presse médicale*, 1899).

IX. NERF GLOSSO-PHARYNGIEN. — 9e paire.

Le nerf *glosso-pharyngien*, nerf de la neuvième paire, est un nerf mixte typique; il possède un ganglion, deux espèces de racines, et sa distribution est nettement limitée à un arc viscéral; il a pour territoire le pharynx. Sa communauté d'origine et de terminaison dans la moelle avec le pneumogastrique fait qu'un certain nombre d'anatomistes, Kœlliker et autres, réunissent ces deux nerfs sous le nom de vago-glosso-pharyngien. Son origine apparente est dans le sillon des nerfs mixtes, au-dessus de celle du pneumogastrique, au-dessous de celle de l'auditif.

1° **Portion motrice.** — Les fibres des cellules motrices naissent du noyau ambigu, dans la partie la plus élevée de ce noyau que nous avons décrit à propos du pneumogastrique. De là les fibres se dirigent, comme celles de ce dernier nerf, en arrière, vers le plancher du ventricule, puis se recourbent en *genou*, pour se joindre aux fibres sensitives et prendre avec elles un trajet antérograde jusqu'au sillon collatéral. A ce niveau, on voit sortir cinq ou six filets qui se réunissent en deux faisceaux, lesquels à leur tour vont constituer le tronc du glosso-pharyngien. Comme pour le nerf vague, les fibres motrices sont fortes et peu nombreuses; les fibres sensitives sont fines et prédominent en nombre. Quelques auteurs admettent une décussation partielle.

2° **Portion sensitive.** — Son origine est dans le ganglion pétreux ou d'Andersch, situé à la base du crâne. Les cellules de ce ganglion, unipolaires, mais à prolongement en T, émettent une branche périphérique qui se distribue à la muqueuse de la langue et du pharynx, une branche centrale qui se dirige vers le bulbe, pénètre par le sillon collatéral, traverse en ligne droite ou légèrement arquée, au milieu de la racine du trijumeau, et se divise en deux branches terminales, l'une horizontale, l'autre descendante. La branche horizontale courte, aboutit au noyau dorsal; la branche descendante longue pénètre dans le faisceau solitaire. De là deux *noyaux terminaux*, au milieu desquels les fibres sensitives déploient leurs arborisations terminales.

1° **Noyau dorsal** ou de *l'aile grise, noyau sensitif proprement dit.* — Nous avons décrit ce *noyau de l'aile grise* à propos du pneumogastrique dont il est la principale terminaison. Il ne laisse au contraire qu'un territoire restreint au glosso-pharyngien, qui se distribue à sa partie supérieure étroite, de plus en plus profonde ; tandis que le faisceau solitaire absorbe la grande majorité des fibres de la neuvième paire qui descendent jusqu'à son tiers moyen.

2° **Noyau du faisceau solitaire.** — Ce faisceau, appelé ainsi par Lenhossèk, faisceau respiratoire par Krause, *bandelette solitaire* par Mathias Duval, racine ascendante ou descendante du vago-glosso-pharyngien par d'autres auteurs, représente bien réellement, comme nous venons de le voir, la racine descendante ou mieux les *branches descendantes des racines sensitives du pneumogastrique, du glosso-pharyngien* et du nerf de Wrisberg, unies à leur noyau terminal ; il est l'équivalent de la branche descendante d'une racine postérieure. On le reconnaît à l'œil nu sur des pièces durcies, grâce à sa coupe nette et arrondie ; il est quelquefois dédoublé ; son volume est relativement plus grand chez l'homme que chez les animaux.

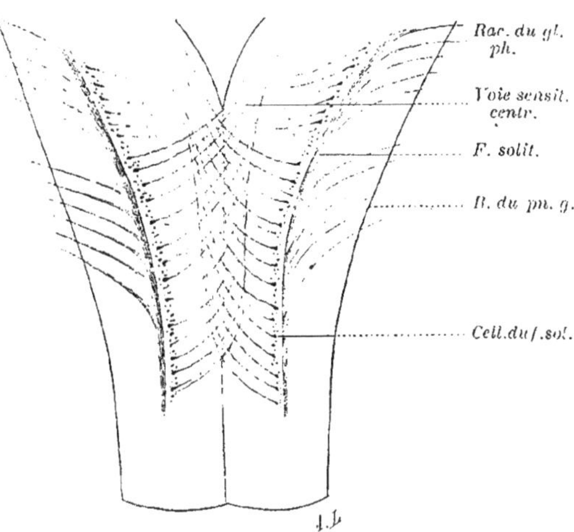

Fig. 281. — Le faisceau solitaire.

Figure schématique montrant les rac. sensitives descendantes du glosso-pharyngien et du pneumogastrique et leur colonne de cellules nerveuses terminales.

Ce faisceau, qui occupe la substance réticulée, en dehors de l'aile grise et des noyaux moteurs du vague, descend verticalement sur une longueur de 25 mm. environ, en se rapprochant de plus en plus de la ligne médiane. Dans les trois quarts supérieurs de son trajet, il est accompagné d'un noyau de petites cellules nerveuses (*noyau du faisceau solitaire, noyau vertical* ou *descendant*) qui paraît être la continuation d'une partie de la substance gélatineuse de Rolando, l'autre partie étant affectée à la racine spinale du trijumeau.

Les fibres qui le composent représentent la portion sensitive ou racine descendante de trois nerfs qui s'échelonnent de haut en bas : du facial (par le nerf intermédiaire de Wrisberg), du glosso-pharyngien et du pneumo-gastrique. Aucune de ces racines n'occupe toute la longueur du faisceau ; c'est seulement à la partie moyenne qu'elles sont juxtaposées, et la coupe montre que les fibres radiculaires, à mesure qu'elles pénètrent, repoussent les fibres supérieures préexistantes en avant et en dehors. A l'extrémité supérieure, le nerf de Wrisberg est seul et ne forme pas un groupe compact. A l'extrémité inférieure, il n'y a plus que les fibres basses du pneumogastrique qui se terminent en partie dans le *ganglion commissural*. Ce ganglion, reconnu par Cajal, est situé en arrière du canal de l'épendyme, en avant de la commissure grise postérieure. Il est formé par la fusion des extrémités inférieures des deux colonnes cellulaires, droite et gauche, du faisceau.

Le faisceau solitaire ne s'épuise pas avec son noyau satellite. Il reste encore un quart de ses fibres qui, au-dessous du ganglion commissural, descendent jusqu'au niveau de l'entre-croisement des pyramides, par conséquent jusqu'à la partie inférieure du bulbe, et se terminent au fur et à mesure dans un petit noyau gris situé à la base de la corne postérieure ou du noyau de Burdach.

Opinion de Van Gehuchten. — La description que Van Gehuchten a déduite de ses recherches sur les origines des nerfs crâniens (1898) est entièrement différente. D'après lui le noyau moteur n'est pas le noyau ambigu, mais une petite colonne de cellules nerveuses, située en dedans de l'extrémité supérieure du noyau ambigu, immédiatement en dessous du noyau du facial. C'est donc un noyau propre. Quant au noyau sensitif terminal, il est représenté uniquement par le noyau du faisceau solitaire qui lui est commun avec le nerf de Wrisberg et le pneumo-gastrique, et non par le noyau de l'aile grise, qui est l'origine motrice du vago-spinal.

Les racines du glosso-pharyngien, fibres motrices et fibres sensitives réunies, traversent horizontalement la partie latérale du champ de la coupe, en suivant un trajet oblique qui les porte en avant et en dehors. Elles émergent du sillon des nerfs mixtes, au-dessous de l'auditif, par cinq à six filets, qui se groupent bientôt en deux faisceaux, l'un antérieur, l'autre postérieur plus volumineux; ceux-ci s'unissent dans le ganglion d'Andersch, véritable ganglion rachidien, que les fibres motrices traversent simplement alors que les fibres sensitives y possèdent leurs cellules d'origine.

Sur le Glosso-pharyngien, voy.: Holm (cité plus haut); — Roller, Centralverlauf d. Nervus glosso-pharyngeus, in *Arch. f. mikr. Anat.*, 1881; — Cajal, *Beitr. z. Studium der Medulla oblongata*, 1896; — Van Gehuchten, Le faisceau solitaire. *Le Névraxe*, t. I, 1900.

VIII. NERF ACOUSTIQUE OU AUDITIF. — 8e paire.

Le nerf *acoustique* ou *auditif*, nerf de la huitième paire, est un nerf sensoriel qui se distribue à l'oreille interne. Sa consistance est molle, pulpeuse; il contient même en plusieurs points des cellules nerveuses entre ses faisceaux.

Il est formé par l'accolement de deux racines ou de deux nerfs dont l'origine, la terminaison et très probablement les fonctions sont différentes; ce sont le nerf *cochléaire* ou limacien, destiné au limaçon, et le nerf *vestibulaire* qui se répand dans le vestibule membraneux. Ces deux nerfs sont distincts sur tout leur trajet chez un certain nombre d'animaux; mais, chez la plupart d'entre eux et chez l'homme surtout, ils se réunissent à leur sortie du labyrinthe en un seul tronc d'apparence homogène; à son tour ce tronc unique, au moment où il aborde le bulbe, se bifurque en deux racines qui passent l'une en dedans du corps restiforme, l'autre en dehors. La première est la racine antérieure, la seconde la racine postérieure. Flourens le premier (1842) reconnut que ces racines sont le prolongement des branches d'origine, et non un tronc mixte, car il dit : « le vrai nerf acoustique, le nerf du limaçon, n'a qu'une seule racine; cette racine est postérieure et se porte par-dessus le corps restiforme jusqu'à la ligne médiane du quatrième ventricule. » Cette notion oubliée a été pleinement confirmée et développée par les recherches de Bechterew (1885); cet auteur a montré que les deux racines et leurs nerfs ont chacun leur époque de myélinisation, que le nerf cochléaire en sortant du tronc commun de l'acoustique se reconstitue pour passer tout entier dans la racine postérieure, tandis que le nerf vestibulaire se continue dans la racine antérieure.

Au moment où le nerf acoustique arrive au contact du bulbe dans la fossette latérale, il se divise en deux racines qui pénètrent immédiatement dans la substance nerveuse. C'est le bord antérieur du corps restiforme qui sépare les deux nappes de fibres et les rejette l'une en dedans, l'autre en dehors. La racine qui passe en dedans du corps restiforme est la racine antérieure ou interne, pour nous *racine vestibulaire*, puisque nous savons qu'elle est la continuation du nerf de ce nom; la racine qui passe en dehors est la racine postérieure ou externe, pour nous *racine cochléaire*.

Disons de suite qu'une des grandes difficultés dans l'intelligence des origines bulbaires du nerf auditif tient à la profusion des termes synonymes pour désigner les racines et les noyaux; il n'y en a pas moins de vingt à vingt-cinq. Nous adopterons les dénominations les plus claires et les plus simples.

1° Nerf cochléaire. — Le *nerf cochléaire*, branche cochléaire, branche limacienne du nerf acoustique, a son noyau d'origine dans le *limaçon* de l'oreille interne, accessoirement dans le saccule et le canal demi-circulaire inférieur. Le limaçon contient en effet des cellules nerveuses bipolaires, découvertes par Corti (1851), et disposées en une bande qui porte le nom de *ganglion spiral* ou *ganglion de Corti*. Le prolongement périphérique des cellules bipolaires se termine librement entre les cellules épithéliales sensorielles et conduit à la cellule les impressions sonores. Le prolongement central, essentiellement nerveux, se dirige vers le bulbe et se réunit aux prolongements voisins pour constituer le nerf cochléaire. Celui-ci est donc l'équivalent d'une racine postérieure; il est formé par l'ensemble des prolongements centraux des cellules du ganglion spiral.

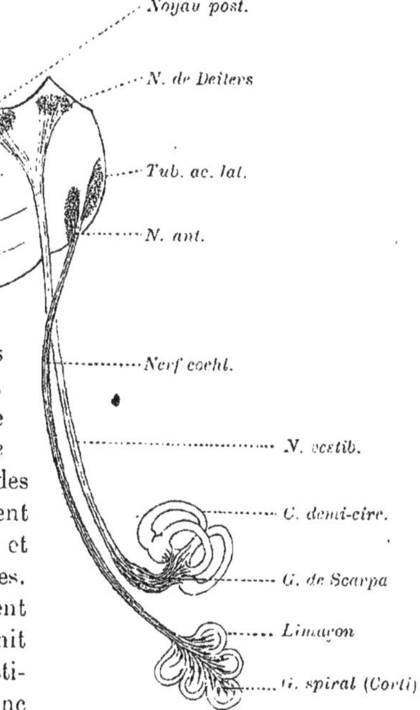

Fig. 282. — Origines et terminaisons du nerf acoustique.
Figure schématique

Étroitement confondu, dans son trajet libre, avec le nerf vestibulaire et formant avec lui un seul tronc, il s'en sépare de nouveau dans la fossette latérale du bulbe, et pénètre dans le bulbe en devenant la racine cochléaire. Tronc et racine se distinguent du nerf vestibulaire par la finesse plus grande de leur fibre et l'époque plus tardive de leur myélinisation.

La *racine cochléaire* est dite *postérieure* par la plupart des auteurs, parce qu'elle se dirige en arrière de la racine vestibulaire, et comme à son origine elle lui est au contraire antérieure, le limaçon étant situé en avant du vestibule, les deux racines se croisent en X dans leur trajet, — *externe* ou *superficielle*, parce qu'elle est presque à la surface du corps restiforme, — *inférieure*, parce qu'elle occupe un plan inférieur, elle est tout entière intra-bulbaire, alors que la racine vestibulaire est intra-protubérantielle.

[CHARPY.]

Arrivée au bord antérieur du corps restiforme, elle se dirige en dehors et en arrière, contourne en arc de cercle la face externe de ce corps restiforme et s'engage dans une masse ganglionnaire, le *noyau antérieur*; elle s'y divise en une branche ascendante courte et une branche descendante plus longue. Sur tout son trajet, elle est infiltrée de nombreuses cellules nerveuses, fusiformes, isolées ou groupées, qui occupent surtout sa partie externe, au point de la rendre noueuse.

Le *territoire terminal* de la racine cochléaire est représenté par deux noyaux principaux, entre lesquels passent des fibres nombreuses en émettant incessamment leurs collatérales, le *noyau antérieur* et le *tubercule acoustique latéral* qui en est une dépendance. Un certain nombre de fibres radiculaires vont en trajet direct ou croisé se jeter dans l'olive supérieure et dans le noyau du corps trapézoïde.

A) **Noyau acoustique antérieur.** — Ce noyau, dit encore latéral ou ventral ou accessoire ou ganglion acoustique, long de 5 mm., est situé sur la face externe du pédoncule cérébelleux inférieur. Tout à fait en avant, il est presque en dehors du bulbe, appliqué contre la face externe de la racine cochléaire, en dedans du flocculus, et s'y détache en relief comme un ganglion appendiculé. Il contient des cellules nerveuses arrondies. Ces cellules sont entourées d'une enveloppe analogue aux calices de Held du noyau trapézoïde, ce que l'on a interprété tantôt comme une capsule péricellulaire, tantôt comme un appareil terminal de contact des fibres cochléaires.

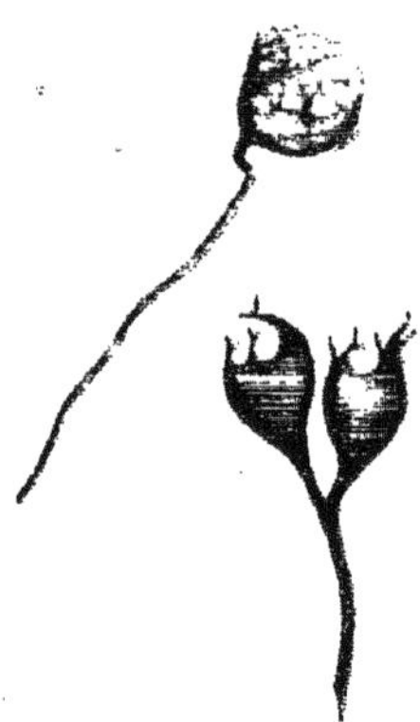

Fig. 283. — Calices acoustiques de Held (d'après Vincenzi).

B) **Tubercule acoustique.** — Le noyau antérieur étant traversé par la racine cochléaire est par là même divisé en deux parties : une interne et antérieure, c'est celle que nous venons de décrire, une latérale et postérieure, située sur la face externe de la racine et qu'on appelle le *tubercule acoustique* ou *tubercule latéral*. A peine indiqué chez l'homme, il y est à l'état atrophique. Chez certains animaux au contraire, chez le chat notamment, il est saillant, bien développé et son écorce est stratifiée.

Le noyau antérieur, avec son tubercule latéral, est la vraie terminaison du nerf cochéaire, car il s'atrophie soit après la section du nerf soit après la destruction du limaçon. Arrivée entre les deux parties du noyau, la racine cochléaire se bifurque à angle droit en branches ascendante et descendante à très court trajet; chaque branche subit des dichotomisations successives qui abandonnent de nombreuses collatérales et se terminent par des arborisations d'une extrême richesse. Les cellules du noyau entrent en contact avec ces plaques terminales du nerf sensoriel, et aussi avec d'autres arborisations qui paraissent venir des stries acoustiques; à leur tour, elles émettent des cylindre-axes qui entrent dans les voies centrales de l'audition. Quant aux stries acoustiques ou barbes du calamus, qui semblent au premier abord continuer quelques-unes des racines postérieures, nous verrons plus loin qu'il n'en est rien et qu'elles émergent du tubercule acoustique lui-même (Voy. fig. 349).

2° **Nerf vestibulaire.** — La branche vestibulaire du nerf acoustique naît, comme la branche cochléaire, d'un ganglion situé dans l'oreille interne, le *ganglion de Scarpa*, dont les cellules également bipolaires ont un prolongement périphérique qui se termine dans les taches acoustiques de l'utricule et des canaux demi-circulaires supérieur et horizontal, et un prolongement central qui devient fibre de la branche vestibulaire. Dans la fossette du bulbe, les fibres vestibulaires se séparent du tronc commun de l'acoustique, et constituent la racine vestibulaire qui pénètre dans la protubérance. Ces fibres sont plus grosses, et leur gaine de myéline se forme plus tardivement.

La *racine vestibulaire*, racine *antérieure* d'un grand nombre d'auteurs, —

racine *interne* ou *profonde*, — racine *supérieure* parce qu'elle s'engage dans la protubérance et non dans le bulbe, se dirige en arrière et en dedans, passe entre le noyau acoustique antérieur et le pédoncule cérébelleux inférieur qui sont sur son côté externe, et la racine du trijumeau qui est à son côté interne; elle arrive près du plancher du quatrième ventricule. Là elle se divise en deux branches, une branche ascendante très courte qui de suite s'irradie par arborisations dans les noyaux voisins, le noyau postérieur et celui de Deiters; une *branche descendante*, très longue et compacte, tout à fait comparable à la branche descendante du trijumeau et surtout des nerfs mixtes. Cette branche descendante est la racine ascendante de l'acoustique de Roller et des classiques à sa suite.

Le champ de terminaison du nerf vestibulaire occupe un large espace sur le plancher du ventricule. Il comprend l'aile blanche externe de la partie bulbaire, la fossette antérieure de la partie protubérantielle et entre les deux, au niveau des stries acoustiques, presque toute la largeur du plancher, y compris le tubercule acoustique postérieur, en débordant par-dessus le sommet de l'aile grise. Il n'y a pas un noyau terminal, mais plus encore que pour la racine cochléaire un *territoire terminal*, qui embrasse plusieurs noyaux. Les observateurs les plus récents, qui ont suivi la méthode de Golgi, sont d'accord pour admettre que ce territoire comprend quatre centres : le *noyau postérieur*, le *noyau de Deiters* avec le *noyau de Bechterew* qui en est une dépendance, et au-dessous d'eux le noyau de la *racine descendante*.

Indépendamment de cette racine bulbaire, il existe une *racine cérébelleuse*, longtemps contestée, aujourd'hui démontrée par différentes méthodes. Elle constitue le faisceau cérébelleux acoustique de Cajal, le faisceau cérébello-vestibulaire de Thomas. D'après Cajal, dont les recherches n'ont porté d'ailleurs que sur quelques animaux, ce ne sont pas les fibres radiculaires tout entières qui pénètrent dans le cervelet, mais seulement leur branche ascendante de bifurcation. Ces branches suivent le corps restiforme au milieu de traînées cellulaires et vont se terminer dans le noyau du toit, peut-être aussi dans le corps denté et l'écorce des hémisphères. Nous reviendrons sur ces connexions à propos du cervelet.

Noyau postérieur. — Appelé encore *noyau principal* ou triangulaire, ce noyau un peu diffus présente sur la coupe transversale une figure triangulaire dont le sommet mousse regarde en avant, dont la base large occupe le plancher ventriculaire. Cette base ou surface ventriculaire atteint sa plus grande largeur au milieu du plancher, où les stries acoustiques la divisent en deux moitiés; à ce niveau, elle n'est séparée du sillon médian que par le noyau du funiculus teres et se prolonge en dehors jusqu'au pédoncule cérébelleux inférieur. Les cellules de ce noyau sont petites et espacées.

Noyaux de Deiters et de Bechterew. — Le noyau de Deiters, noyau latéral ou externe, *noyau à grandes cellules*, est situé également sous le plancher, mais en dehors du précédent. Ses cellules multipolaires sont remarquables par leur grande taille.

D'après Thomas (*Soc. de biol.*, 1896), le noyau de Deiters envoie des fibres au noyau de la 6e paire homolatérale et au noyau du moteur commun de l'autre côté; cette disposition expliquerait la synergie des yeux dans le regard latéral, et, en cas de destruction d'un noyau de Deiters, leur déviation conjuguée.

En arrière et en dehors de ce noyau, on en trouve un autre situé à l'angle externe du plancher ventriculaire, qui porte le nom de *noyau angulaire* ou *noyau de Bechterew*; Kœlliker le regarde comme n'étant que la partie externe du noyau de Deiters. Il reçoit comme lui une partie des nerfs acoustiques.

Noyau de la racine descendante. — La branche descendante du nerf vestibulaire est remarquable par sa longueur et son volume ; aussi Roller l'a-t-il reconnue dès 1880 et lui a donné le nom de *racine ascendante* du nerf acoustique.

Elle est de tous points comparable à la forte racine descendante du glosso-pharyngien et du pneumo-gastrique, qui constitue le faisceau solitaire. Elle est accompagnée d'une colonne cellulaire, dite le *noyau descendant*, qui se prolonge jusqu'au niveau du noyau de Goll. Ce noyau, composé de cellules de tailles différentes, paraît continuer vers le bulbe tout à la fois le noyau de Deiters et le noyau postérieur. Il reçoit les innombrables collatérales de la racine qui l'accompagne et ses fibres terminales.

Sur les racines et les noyaux bulbaires de l'acoustique : Roller, Eine aufsteigende Acusticus-wurzel. *Arch. f. micr. Anat.*, 1880; — Bechterew, Ueber den achten Hirnnerven. *Neurol. Centralbl.*, 1885; et Ueber den Ursprung des Hœrnerven. *Neurol. Centralbl.*, 1887; — Sala, Origine de l'acoustique. *Arch. ital. de Biologie*, 1891; et *Arch. f. microsc. Anat.*, 1893; — Held, Die Endigungsweise der sensiblen Nerven. *Arch. f. Anat.*, 1892; et *Arch. f. Anat.*, 1893; — Martin, Zur Endigung der Nervus acusticus. *Anat. Anzeiger*, 1894; — Cajal, *Beiträge zur Studium...*, 1896.

VII. NERF FACIAL ET NERF INTERMÉDIAIRE DE WRISBERG. — 7e paire.

Le nerf *facial*, nerf de la septième paire, est un nerf exclusivement moteur destiné aux muscles peauciers de la face et du cou, muscles qui sont surtout expressifs ou mimiques. Mais il est accompagné, depuis son origine bulbaire jusqu'à son coude dans le rocher, par un cordon nerveux, signalé par Wrisberg, cordon qui aboutit au *ganglion géniculé* et dont la nature sensitive est aujourd'hui hors de doute. La septième paire crânienne constitue donc un nerf mixte, dans lequel il y a lieu de décrire une grosse portion motrice, le nerf facial, et une petite portion sensitive, le nerf intermédiaire de Wrisberg.

I. — PORTION MOTRICE DE LA 7e PAIRE. — NERF FACIAL

Noyau d'origine. — Le *noyau d'origine* tout à la fois profond et latéral, situé dans l'épaisseur de la protubérance, peut être considéré comme le prolongement à distance du noyau ambigu, lui-même suite du groupe externe de la corne antérieure. Il est situé dans la partie antérieure de la formation réticulée, en arrière des fibres transversales de la protubérance et du corps trapézoïde, en avant du plancher ventriculaire qui est à 4 mm. derrière lui, en dedans de la racine du trijumeau, en dehors des racines du moteur oculaire externe et de l'olive supérieure dans sa partie la plus élevée.

Il a une forme allongée, un peu renflée vers le bas; sa longueur est de 4 mm. Son extrémité inférieure répond au bord inférieur de la protubérance, au bord supérieur de l'olive ; elle est à une faible distance du bout terminal du noyau de l'hypoglosse et du noyau ambigu. Son extrémité supérieure est à son tour rapprochée du noyau moteur du trijumeau.

Les cellules radiculaires sont grandes, légèrement pigmentées, de forme multipolaire ; leur cylindre-axe est dirigé en dedans et en arrière. Elles sont entourées de fines arborisations, dont l'origine a pu être suivie dans la racine du trijumeau homolatéral et dans le faisceau pyramidal opposé à travers le raphé ; ce sont là les voies réflexes sensitives et les voies motrices cérébrales. D'autres connexions moins certaines relient le noyau au corps trapézoïde, à la petite olive et aux cellules du cordon latéral.

Les cellules radiculaires émettent comme cylindre-axes les fibres efférentes. Celles-ci, au lieu de se diriger en avant et de sortir par le plus court chemin, décrivent dans l'épaisseur de la protubérance un trajet compliqué, paradoxal. Elles se dirigent d'abord en arrière, comme le font aussi les fibres motrices du glosso-pharyngien et du pneumogastrique, se coudent une première fois pour devenir ascendantes, puis une seconde (*genou* du facial) pour redevenir horizontales et se diriger cette fois en avant, de façon à venir sortir presque au niveau de leur point d'origine, à 2 mm. plus haut seulement. De là deux coudes et trois branches, rappelant la forme d'un fer à cheval ; il faut ajouter que le fer à cheval est tordu sur lui-même en hélice, de sorte qu'aucune coupe ni transversale, ni sagittale, ni autre ne peut montrer le trajet total du facial. La figure 285 que j'emprunte à Schwalbe, et qui nous présente non pas une

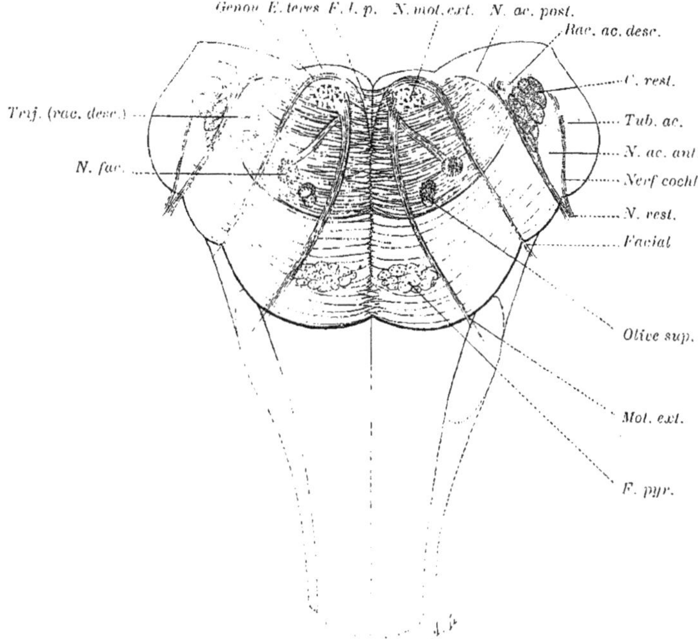

FIG. 284. — Origines du nerf facial et du nerf moteur oc. externe.
Coupe transversale de la protubérance, passant par l'eminentia teres.

coupe, mais une vue en relief du facial à travers la protubérance supposée transparente, est celle qui permet le mieux de suivre la description.

Les fibres radiculaires sont-elles toutes directes ?

Ce point est controversé, comme pour tous les nerfs crâniens moteurs. Les observateurs sont partagés en deux camps : ceux qui, avec M. Duval, Van Gehuchten, etc., affirment que toutes les fibres sont directes et sortent du même côté, et ceux qui, avec Cajal, Bechterew et autres soutiennent qu'une petite partie des fibres est croisée et provient du noyau d'origine opposé.

Le facial, avons-nous dit, présente deux coudes et trois branches entre son point d'origine et son point de sortie. Le deuxième coude s'appelle le *genou* du facial ; les trois branches, qui ont reçu des désignations multiples, sont la branche d'origine, la branche intermédiaire et la branche de sortie. Ce n'est là au fond que l'exagération du trajet récurrent que nous avons déjà constaté pour les nerfs de la 9e et de la 10e paire.

La *branche d'origine* n'est pas un faisceau serré, mais une série de radicules penniformes qui naissent de la face postérieure du noyau radiculaire. Elle se dirige d'avant en arrière vers le plancher; elle est également légèrement ascendante, en même temps qu'elle s'incline en dedans pour aborder le noyau du moteur oc. externe par son bord interne. A ce niveau elle s'infléchit à angle droit, premier coude du facial, et les fibres disséminées se rassemblent en un faisceau compact, branche intermédiaire. — La *branche intermédiaire* (branche longitudinale ou ascendante de plusieurs auteurs) longue de 5 mm., cordon compact, monte verticalement entre le raphé et le noyau du moteur oc. externe, au-dessus et en dehors du faisceau longitudinal postérieur. Elle est superficielle le long du sillon médian, sous-ependymaire, et contribue avec le noyau qu'elle longe à former l'*eminentia teres* (tubercule du facial, de Kœlliker). Son volume s'accroît de bas en haut, par l'adjonction continuelle de fibres de la branche d'origine, et atteint 1 mm. à son point le plus élevé. A ce niveau, la branche intermédiaire se coude encore à angle droit, en contournant sur sa face externe l'extrémité supérieure du noyau de la sixième paire, qu'elle recouvre par conséquent sous le plancher du ventricule, au bout cérébral de l'eminentia teres. Ce second coude est le *genou du facial*. En somme, avec ses deux coudes supérieur et inférieur, la branche intermédiaire figure une anse ou demi-ellipse qui enchâsse obliquement le bord interne du noyau de l'abducens. — La *branche de sortie* s'étend du genou au sillon bulbo-protubérantiel. Elle se dirige en bas, en avant et en dehors, traversant en sens antéro-postérieur ou dorso-ventral toute l'épaisseur de la protubérance. Elle passe entre la racine du trijumeau qui est en dehors, le noyau d'origine et l'olive supérieure qui sont en dedans. Son émergence est à un niveau plus bas que le genou, plus haut que le noyau originel; elle se fait dans la fossette latérale du bulbe, en avant du nerf acoustique, en arrière du nerf moteur oculaire externe, au-dessus des nerfs mixtes.

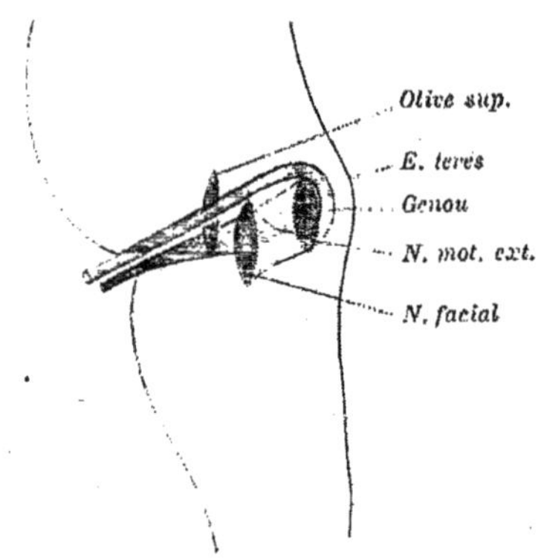

Fig. 285. — Trajet intra-protubérantiel du nerf facial et du n. moteur oc. externe.

Côté gauche. — Vue latérale. La protubérance est supposée transparente.

Origines accessoires du nerf facial. — On a attribué au nerf facial des origines accessoires, aux dépens des noyaux moteurs voisins, tels que le moteur oculaire externe, et le moteur oculaire commun. Des observations nombreuses empruntées à l'anatomie, à l'expérimentation, aux dégénérations pathologiques, ont définitivement établi que le facial n'empruntait aucune fibre au noyau du moteur oc. externe; nous allons voir qu'il en est de même pour le moteur commun.

Facial supérieur et facial inférieur. — Le facial supérieur est celui qui anime les muscles péri-oculaires, frontal, sourcilier, orbiculaire des paupières; le facial inférieur ou buccal innerve les muscles des joues, des lèvres, du cou. Certains faits de dissociation pathologique, dans les paralysies centrale et périphérique du nerf de la 7e paire, avaient fait croire qu'il devait exister deux centres d'origine distincte. Mendel avait cru pouvoir indiquer la partie la plus postérieure du noyau du moteur oculaire commun comme étant le noyau du facial supérieur. Les expériences de section du facial et l'étude des phénomènes de chromolyse consécutifs, pratiquée par Van Gehuchten et par Marinesco, paraissent avoir tranché la question et résolu le problème.

Tout le nerf facial naît dans un seul et même noyau, celui que nous avons décrit. Ce noyau est divisé chez les animaux et chez l'homme en noyaux secondaires, dont le groupement n'est pas identique suivant les espèces considérées. Il existe chez les animaux observés (lapin, chien, chat) trois groupes ou noyaux affectés, l'un aux muscles de l'oreille (pavillon, étrier), l'autre au facial supérieur, et le troisième au facial inférieur. Ce dernier est subdivisé à son tour en deux sous-groupes, le premier pour les muscles bucco-labiaux supérieurs, le second pour les muscles bucco-labiaux inférieurs. (Marinesco, *Revue neurologique*, 1898. — *Presse médicale*, 1899. — Van Gehuchten, *Journal de Neurologie*, 1898).

II. — PORTION SENSITIVE DE LA 7e PAIRE. — NERF INTERMÉDIAIRE DE WRISBERG

On appelle ainsi un cordon nerveux de petit volume, intermédiaire comme situation entre l'auditif et le facial, et qui s'étend de l'émergence bulbaire de ces deux nerfs au ganglion geniculé du facial.

Sa signification est restée longtemps douteuse. A plusieurs reprises, les anatomistes et les physiologistes l'avaient considéré comme la portion sensitive du nerf facial, mais sans preuve précise, alors que Duval, en raison de ses origines centrales, le rattachait au glosso-pharyngien dont il représentait une partie

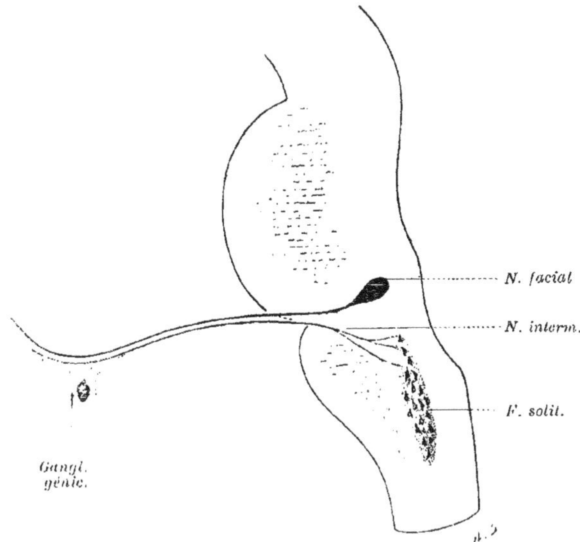

FIG. 286. — Le nerf intermédiaire de Wrisberg.
Figure schématique.

détachée ou aberrante. Une série de recherches, dont les premières remontent à Sapolini (1883), ont établi définitivement qu'il est l'équivalent d'une racine postérieure rachidienne ; il est la racine postérieure du facial, dont le ganglion est le *ganglion géniculé*. En effet, ce petit ganglion qu'on voit accolé au tronc du facial, à son coude dans l'aqueduc, présente une origine indépendante et émet une double expansion, une centrale qui se dirige vers le bulbe, une périphérique qui se dirige vers l'extérieur. Il contient chez l'homme et chez les animaux des cellules nerveuses primitivement bipolaires, plus tard unipolaires à cylindre-axe en T, tout comme un ganglion rachidien, le ganglion de Gasser, le ganglion d'Andersh ou le ganglion jugulaire. La branche externe ou périphérique de la fibre nerveuse passe dans la corde du tympan, à l'exception de quelques fibres qui sortent avec le facial par le trou stylo-mastoïdien (Van Gehuchten); la branche interne ou centrale gagne le tronc cérébral. C'est cette branche centrale ou l'ensemble des branches centrales qui, véritable racine postérieure issue du ganglion, constitue le nerf de Wrisberg, nerf embryologiquement et physiologiquement centripète.

Que deviennent les branches périphériques au delà du ganglion? Elles passent dans la corde du tympan, dont elles sont sans doute les fibres sensorielles gustatives; mais la corde du tympan ne contient-elle pas d'autres fibres, issues du facial, notamment les fibres sécrétoires? c'est un point encore en discussion, sur lequel nous n'avons pas à nous arrêter ici.

Revenons à la branche centrale afférente, au nerf de Wrisberg. Il pénètre dans le bulbe par la fossette latérale et, dissocié en fascicules dans son trajet intra-médullaire, suit tantôt le facial et tantôt l'acoustique, se dirige horizontalement en arrière et se recourbe pour suivre un trajet descendant. Dans cette deuxième portion, il est accolé à la branche descendante du nerf vestibulaire et à celle du trijumeau, plus ou moins confondu avec l'extrémité postéro-interne de cette dernière. Il s'en sépare pour pénétrer dans l'extrémité supérieure du faisceau solitaire et s'y terminer.

Le noyau terminal du nerf de Wrisberg est le même que celui du glosso-pharyngien. Il est acquis aujourd'hui, par les observations de His, de Kœlliker et de Van Gehuchten, que la terminaison a lieu dans le noyau du faisceau solitaire. Ce fait n'implique d'ailleurs ni identité anatomique ni identité physiologique entre les deux nerfs. La colonne de cellules nerveuses du faisceau solitaire reçoit les terminaisons de trois nerfs différents : en bas du pneumo-gastrique dont la racine postérieure émane du ganglion jugulaire; au milieu et dans son plus grand territoire, celle du glosso-pharyngien qui vient du ganglion d'Andersch ; enfin, à son extrémité supérieure, celle du nerf intermédiaire qui arrive du ganglion géniculé. Toutes trois apportent ou peuvent apporter des impressions sensitives fort différentes, et les cellules du faisceau solitaire ne sont que des agents de transmission qui conduisent ces impressions au cerveau.

Voy. Sapolini, *Journal de médecine de Bruxelles*, 1884. — Les études de Sapolini sont des études macroscopiques, qui ont trait à l'anatomie comparée. L'auteur a cru suivre une racine descendante jusque dans le cordon de Goll. Pour lui, le nerf de Wrisberg n'est pas la portion sensitive du facial, c'est un nerf indépendant, *treizième nerf cérébral*. — Van Gehuchten. Le nerf intermédiaire de Wrisberg. *Le Névraxe*, t. I, 1900.

VI. NERF MOTEUR OCULAIRE EXTERNE. — 6e paire.

Le nerf *moteur oculaire externe* ou *abducens*, nerf de la sixième paire, est un nerf exclusivement moteur, destiné au muscle droit externe, lequel est abducteur du globe oculaire. Il possède deux centres d'origine : un noyau principal et un noyau accessoire.

1° *Noyau principal ou dorsal.* Ce noyau, situé près de la ligne médiane, peut être considéré comme faisant suite au noyau de l'hypoglosse dont il est d'ailleurs séparé par un certain espace, notamment par le noyau du funiculus teres; il continue donc le groupe interne de la corne antérieure de la moelle. Il appartient à la moitié supérieure du plancher ventriculaire et correspond à l'*eminentia teres*, placée comme on sait à côté du sillon médian, au-dessus des stries acoustiques; cette éminence est constituée par le noyau de l'oculo-moteur externe et le genou du facial qui le contourne sans lui emprunter de fibres. Sa forme est globuleuse, allongée dans le sens vertical qui mesure 4 à 5 mm.

Ses cellules multipolaires, de moyenne taille, sont entourées d'un plexus fibrillaire auquel prennent part des fibres d'origines diverses, du faisceau longitudinal postérieur, du faisceau descendant des tubercules quadr. antérieurs, sans doute aussi du faisceau pyramidal et de la voie sensitive centrale. Elles ont des connexions multiples avec le noyau de Deiters qui leur envoie des collatérales, avec l'olive supérieure dont elles reçoivent un faisceau connu sous le nom de pédoncule de l'olive, peut-être enfin avec le noyau du côté opposé par des fibres commissurales.

M. Duval a indiqué une connexion spéciale entre le noyau de l'abducteur et celui du moteur oculaire commun. Il croit avoir constaté l'existence de fibres radiculaires qui, issues du premier de ces noyaux, traverseraient le raphé et, pénétrant dans le noyau du moteur commun, iraient s'adjoindre à ses racines directes. Ces racines mêlées ressembleraient aux doubles rênes d'un attelage et expliqueraient la synergie musculaire des deux yeux. Les histologistes n'ont pas retrouvé ces fibres radiculaires croisées, et les dernières recherches (embryologie, méthode de Nissl) contredisent formellement leur existence. L'association entre les deux noyaux existe sans doute, mais elle se fait par la voie secondaire du faisceau longitudinal postérieur.

2° *Noyau accessoire ou ventral, noyau de Gehuchten.* — Van Gehuchten a découvert un second noyau moins important, dont Pacetti a confirmé l'existence chez l'homme. Ce noyau est situé en avant et un peu en dehors du noyau principal, entre ce dernier et le noyau du facial. On a contesté son rattachement au nerf de la sixième paire ; les observations de paralysie nucléaire publiées par Kaplan et Finkenlburg viennent à l'appui de l'opinion de Van Gehuchten.

Les cellules radiculaires émettent les cylindre-axes des fibres efférentes. Celles-ci émergent surtout de la face interne et postéro-interne du noyau ; d'abord espacées, elles se réunissent en plusieurs fascicules qui traversent d'arrière en avant toute la protubérance, passant en dedans de l'olive supérieure, en dehors du faisceau pyramidal et en partie à travers ses faisceaux externes.

Leur émergence ou *origine apparente* est dans la fossette olivaire du sillon bulbo-protubérantiel. Elle se fait par deux faisceaux, dont le postérieur sort par la lèvre protubérantielle de la fossette et l'antérieur, plus gros, par la pyramide antérieure ou même par l'olive.

Les racines du moteur oculaire externe sont pour la plupart directes; Van Gehuchten a constaté un entre-croisement partiel.

Van Gehuchten, 1re édition, 1893. — Kaplan et Finkenlburg, *Arch. f. Psych.*, 1900.

V. NERF TRIJUMEAU. — 5e paire

Le nerf *trijumeau*, nerf de la cinquième paire, est un nerf mixte destiné à la face. A l'inverse du nerf facial, qui a une petite portion sensitive, le nerf de Wrisberg, et une grosse portion motrice, le facial proprement dit, le trijumeau possède une petite portion motrice, le nerf masticateur, et une grosse portion sensitive, le trijumeau proprement dit.

I. — PORTION MOTRICE DU TRIJUMEAU; NERF MASTICATEUR

Ce nerf, qui accompagne le tronc du trijumeau, s'accole à la branche maxillaire inférieure au delà du ganglion de Gasser, et va se distribuer aux muscles masticateurs, masséter, temporal, ptérygoïdiens, mylo-hyoïdien et digastrique.

Il possède deux noyaux d'origine, un noyau principal et un noyau accessoire :

1° *Noyau principal* ou *noyau masticateur*. — Ce noyau est situé dans la calotte protubérantielle, sur la face interne de la racine sensitive, assez loin du plancher ventriculaire. On peut le considérer comme faisant suite au noyau du facial, bien qu'il ne lui soit pas relié, et comme appartenant à la colonne cellulaire latérale de la moelle prolongée dans le tronc cérébral. Les cellules multipolaires de grande taille, pourvues de longues dendrites épineuses, émettent des axones sans collatérales. Au milieu d'elles est un riche plexus formé par les innombrables collatérales qu'abandonnent les fibres du noyau accessoire et par d'autres collatérales venues de la racine sensitive. Les fibres sortent directement en sens antéro-postérieur. — Chez les poissons électriques, ce noyau forme à lui seul un lobe central spécial, le *lobe électrique* (Bechterew).

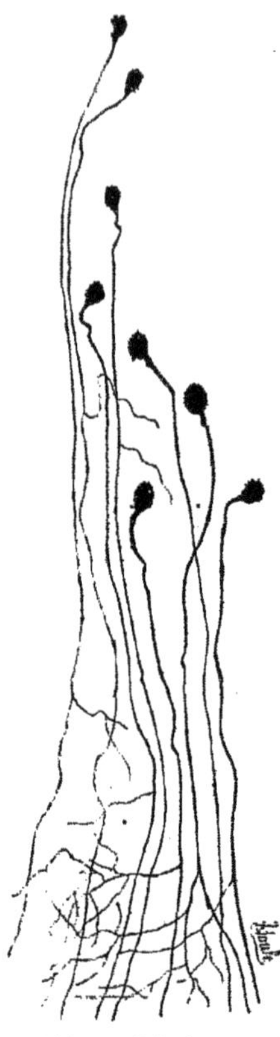

Fig. 287. — Cellules de la petite racine motrice ou noyau accessoire du trijumeau.

Imprégnation au Golgi. — D'après Cajal.

2° *Noyau accessoire*. — La nature de ce noyau a été longtemps discutée. Les travaux récents de Lugaro, de Cajal et de Van Gehuchten paraissent avoir tranché la question dans le sens d'une origine motrice du nerf masticateur.

Il se compose d'une traînée cellulaire verticale, longue de 15 à 18 mm., qui s'étend depuis la bifurcation du trijumeau jusqu'aux tubercules quadr. antérieurs sous lesquels elle se perd ; elle suit le bord externe de l'aqueduc de Sylvius. Les cellules qui le constituent sont d'un type exceptionnel. Grosses, sphériques ou piriformes, d'aspect boursouflé, ce qui leur a valu le nom de cellules *vésiculeuses*, elles sont unipolaires, dépourvues de prolongements protoplasmiques, ou n'en possédant qu'exceptionnellement : ces derniers sont remplacés par des épines qui hérissent la surface. Les cylindre-axes qui en émanent sont tous descendants et constituent par leur ensemble un faisceau décrit sous les noms variés de *racine supérieure*, ou cérébrale, ou ascendante, petite racine motrice. Ils présentent cette particularité, unique dans les fibres motrices, qu'ils émettent un nombre considérable de collatérales, les unes au nombre de 2 à 3, destinées aux cellules du noyau accessoire, les autres beaucoup plus abondantes qui s'échappent au niveau du coude et se répandent en plexus serré dans le noyau principal (fig. 287). Cette disposition est sans doute en rapport avec la synergie des mouvements de mastication. Arrivées au niveau du noyau principal, les fibres descendantes se coudent pour devenir transversales et se joignent aux fibres du noyau masticateur.

Les fibres motrices des deux noyaux se dirigent en avant; elles émergent à côté du trijumeau sensitif, sur le bord externe de la protubérance. Toutes les fibres sont directes. Ni Van Gehuchten ni Cajal n'ont pu constater d'entre-croisement.

II. — PORTION SENSITIVE DU TRIJUMEAU; TRIJUMEAU SENSITIF. TRIJUMEAU PROPREMENT DIT.

Le trijumeau sensitif a pour noyau d'origine le *ganglion de Gasser*, qui occupe sur le rocher la cavité de Meckel. Ce ganglion, tout à fait semblable à un ganglion rachidien, renferme des cellules nerveuses, bipolaires à la période

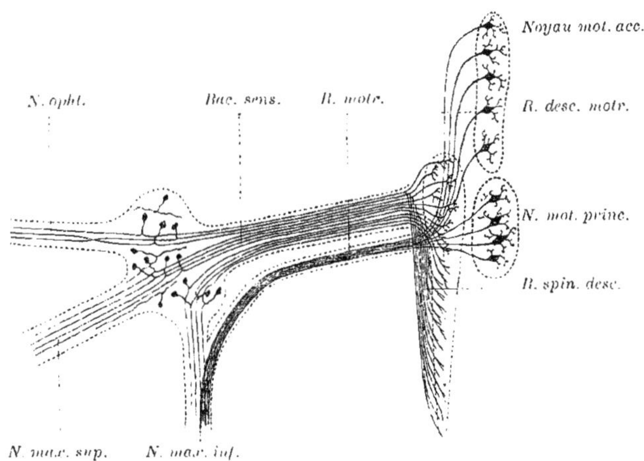

FIG. 288. — Schéma des origines réelles et de la constitution du trijumeau (d'après Van Gehuchten).

embryonnaire, unipolaires à l'état adulte avec division en T du cylindre-axe (voy. *les Nerfs*, p. 802). Les branches périphériques ou externes de division vont constituer les nerfs ophtalmique, maxillaire supérieur et maxillaire inférieur; les branches centrales forment un tronc, véritable racine postérieure, qui se dirige vers le pont de Varole, pénètre (origine apparente) dans celui-ci à son point de jonction avec le pédoncule cérébelleux moyen, et suit dans l'épaisseur de la protubérance un trajet rectiligne antéro-postérieur, un peu oblique en dedans. Arrivé dans la partie postérieure ou calotte de la protubérance, le trijumeau, abandonnant quelques fibres horizontales, s'infléchit en bas pour former la *racine descendante* ou *spinale* qui traverse la protubérance et le bulbe, presque partout superficielle sur le côté de ces organes, et de plus en plus inclinée en arrière, puisqu'elle aboutit aux cordons postérieurs de la moelle cervicale. Dans tout ce trajet, elle recouvre le noyau gélatineux de Rolando.

Noyau gélatineux et racine descendante. — La racine *descendante*, racine *inférieure* ou *spinale*, est remarquable par sa longueur, par la précocité de son développement et par la localisation de certaines maladies dégénératives. Sa longueur n'atteint pas moins de 30 à 35 mm., et s'étend depuis le haut de la protubérance jusqu'à l'origine de la moelle; elle ne nous surprendra pas, si nous nous rappelons que cette racine représente la partie sensitive d'une longue colonne motrice, dissociée chez les vertébrés supérieurs, et formant les noyaux distincts, autonomes, du facial, du masticateur et des trois nerfs moteurs de l'œil, noyaux probablement tous reliés par des collatérales avec la branche sensitive. L'apparition de sa gaine de myéline est précoce ; elle est contemporaine de celle du faisceau de Burdach dans sa zone radiculaire, ce qui rapproche encore l'une de l'autre ces deux catégories de racines. Enfin, Pierret a montré que, dans l'ataxie locomotrice, la branche descendante du trijumeau pouvait être atteinte tout comme une racine postérieure ou le faisceau

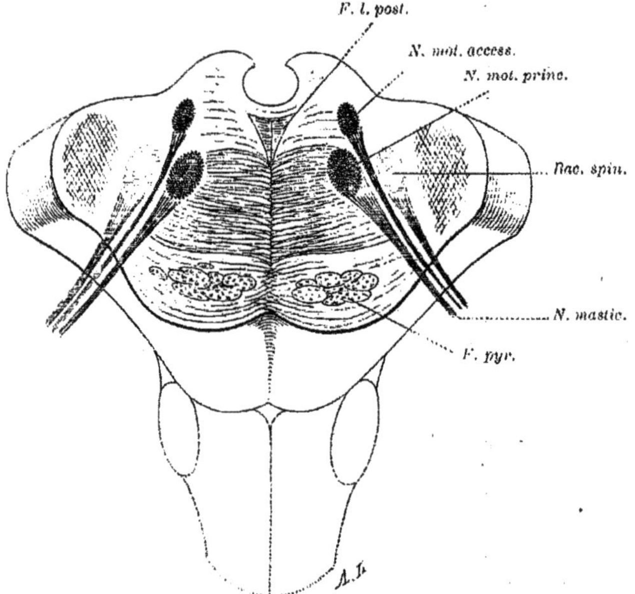

Fig. 289. — Noyaux d'origine et de terminaison du nerf trijumeau.
Coupe passant par la partie supérieure de la protubérance.

de Burdach, et déterminer des douleurs fulgurantes et des anesthésies de la face.

La racine spinale s'étend jusqu'à la jonction de la moelle au bulbe, c'est-à-dire au-dessus du premier nerf cervical, au-dessous de l'entre-croisement des pyramides; au-dessous de l'extrémité inférieure du faisceau solitaire et au niveau à peu près du tubercule cendré de Rolando. Chez les animaux domestiques, elle se prolongerait jusqu'au quatrième nerf cervical : Van Gehuchten, chez le lapin, l'a vu se terminer entre le 2e et le 3e segment cervical. La coupe montre le faisceau en forme de croissant appliqué contre la face externe de la substance gélatineuse de Rolando. Ce faisceau va grossissant de bas en haut, ou plus exactement diminue de haut en bas, à mesure que les fibres descendantes se terminent dans les divers étages de la colonne cellulaire (Voy. fig. 274).

Les fibres de la racine descendante aboutissent au noyau gélatineux.

Le *noyau gélatineux*, véritable noyau sensitif terminal, est une longue colonne constituée par la substance gélatineuse de Rolando, qui accompagne d'un bout à l'autre le faisceau nerveux. A l'extrémité supérieure de la moelle, la substance gélatineuse de la corne postérieure se divise en deux colonnes, l'une plus petite qui devient le noyau terminal du faisceau solitaire des nerfs mixtes, c'est-à-dire de leur branche descendante, l'autre plus considérable qui reçoit la branche descendante du trijumeau. On trouve dans ce noyau, comme dans la substance de Rolando, de nombreuses cellules nerveuses de petite taille et quelques cellules géantes.

Les fibres radiculaires de la branche spinale sont appliquées contre la face externe et postérieure du noyau gélatineux, quelques-unes plus fines descendent dans son épaisseur. Chacune des branches du trijumeau occupe une place déterminée : l'ophtalmique en avant, le maxillaire inférieur en arrière, le maxillaire supérieur au milieu (Bochenek). Dans leur trajet descendant, les fibres se subdivisent en rameaux qui restent parallèles, en même temps qu'elles émettent à angle droit de nombreuses collatérales qui se ramifient en plexus autour des cellules. Cajal n'a pu constater de relation avec les noyaux moteurs de l'hypoglosse ou du facial.

A leur tour, les cellules du noyau gélatineux envoient leurs cylindre-axes, sous forme de fibres arciformes internes, dans la couche du ruban de Reil qui se croise au raphé et va porter au cerveau les impressions sensitives. D'autres relations paraissent encore exister, soit par ces cylindre-axes, soit par leurs nombreuses collatérales, avec la substance réticulée et avec le cordon antéro-latéral.

Origines accessoires. — On a indiqué encore d'autres racines du trijumeau, notamment une racine cérébelleuse et la racine descendante externe de Meynert.

1° **Racine cérébelleuse.** — Meynert a décrit une racine qui, par le pédoncule cérébelleux supérieur, irait au cervelet. Edinger, qui admet pour tous les nerfs crâniens sensitifs une racine sensorielle cérébelleuse, dit que ces fibres cérébelleuses de la cinquième paire sont peu nombreuses chez l'homme, mais que, chez les vertébrés inférieurs, notamment chez les poissons, elles constituent la masse principale du nerf. Homen, dans un cas d'hémiatrophie faciale, a constaté la dégénérescence de la racine descendante médullaire et celle de la racine cérébelleuse, tandis que la racine supérieure était à peu près intacte. En regard de ces opinions concordantes, citons Kœlliker, Bechterew et Van Gehuchten qui nient toute racine cérébelleuse.

2° **Racine descendante externe** ou *racine du locus cæruleus*. Meynert a avancé qu'une racine du trijumeau, qu'il appelle *descendante externe*, et qui suit surtout un trajet horizontal sous le plancher, va se mettre en rapport, par des fibres directes et par des fibres croisées, avec les cellules du locus cœruleus. Le *locus cæruleus* ou *substance ferrugineuse* est un amas cellulaire situé près de l'angle supérieur du quatrième ventricule, en dedans de la racine supérieure du trijumeau. L'atrophie de ces cellules aurait été observée en même temps que celle du trijumeau (Mendel).

Kœlliker et Edinger ont observé eux aussi des fibres, en partie directes, en partie croisées, qui paraissent s'étendre du locus cœruleus aux racines du trijumeau, mais ils ne peuvent affirmer qu'elles constituent une racine ; ce sont peut-être de simples fibres d'association ou bien des fibres de la voie centrale. Van Gehuchten n'a constaté chez le lapin aucune connexion avec la substance ferrugineuse.

Sur le Trijumeau : Pierret, Symptômes céphaliques du Tabes dorsalis. *Thèse de Paris*, 1876; — Bechterew, Ueber den Faserursprung der grossen aufsteigenden Trigeminus Wurzel. *Arch. f. Anat.*, 1886 et 1887; — Homen, Zur Kenntniss des Ursprungs des Nervus trigeminus. *Neurolog. Centralblatt*, 1890. — Lugaro, *Archivio di Oftalmol.*, 1894. — Cajal, *loc. cit.* — Van Gehuchten, *Journal de Neurologie*, 1898 et 1899; et *Le Névraxe*, t. II, 1901.

[*CHARPY.*]

IV. NERF PATHÉTIQUE — 4e paire.

Le nerf *pathétique*, nerf *trochléaire*, nerf de la 4e paire, est un nerf exclusivement moteur qui se distribue à un seul muscle, le grand oblique, lequel porte l'œil en bas et en dehors, et non, comme on le croyait, en haut et en dedans (expression pathétique). Il appartient, comme le moteur oculaire commun, au cerveau moyen, à la région des pédoncules cérébraux et des tubercules quadrijumeaux.

Noyau d'origine. — Son *noyau d'origine*, noyau trochléaire, situé près de la ligne médiane, est la suite de la colonne motrice interne, qui plus bas donne le noyau du moteur oculaire externe et plus haut celui du moteur oculaire commun. Il correspond à un plan transversal passant par l'extrémité cérébrale des tubercules quadrijumeaux postérieurs. Il est en avant, c'est-à-dire en dessous de l'aqueduc de Sylvius, dans l'épaisseur de la substance grise centrale ; sa face interne convexe fait saillie dans cette substance, tandis que sa face externe s'enchâsse dans un angle rentrant du faisceau longitudinal postérieur. Son extrémité supérieure est contiguë à l'extrémité inférieure du noyau moteur commun ; ces deux noyaux ne forment même qu'une seule masse chez l'embryon (voy. fig. 293).

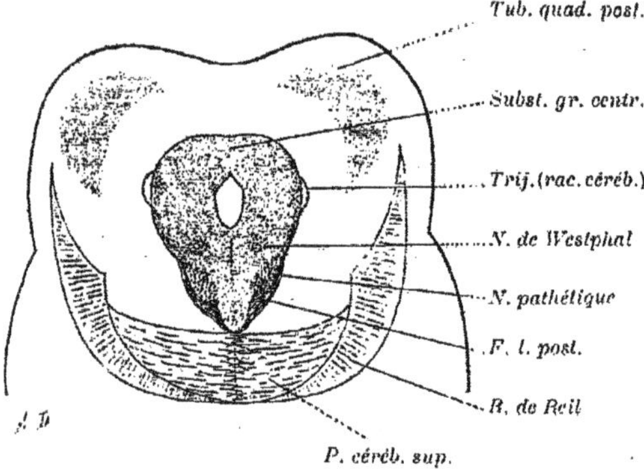

Fig. 290. — Origine du nerf pathétique.
Coupe du pédoncule cérébral, passant par les tub. quad. postér.

Hémisphérique, épais de 1 mm. à 1.5, le noyau du pathétique contient des cellules radiculaires multipolaires, légèrement pigmentées en jaune et de moyenne grosseur. Entre ces cellules est un plexus serré d'arborisations terminales qui représentent peut-être des fibres collatérales du faisceau pyramidal et des fibres sensitives.

Nous avons déjà dit, en décrivant le trijumeau, que la racine supérieure de ce nerf était accompagnée de grandes cellules rondes et claires, et que plusieurs auteurs, notamment Deiters et Golgi, rattachaient ces cellules, non au trijumeau, mais au pathétique dont elles seraient une des origines. Il est à remarquer d'ailleurs que, chez certains animaux, le cheval, les rongeurs, la racine cérébrale du trijumeau et celle du pathétique sont intimement entrelacées et se traversent réciproquement, ce qui rend plus difficile encore l'attribution des cellules concordantes. La plupart des auteurs toutefois rapportent ces éléments au trijumeau. Citons entre autres raisons ce fait observé par M. Duval et consigné dans Schwalbe que chez les animaux à vue très réduite, tels que la taupe, les noyaux du moteur commun et du pathétique ont presque complètement disparu, alors que la branche supérieure du trijumeau et les cellules qui l'accompagnent conservent leur plein développement.

Trajet de la racine nerveuse. — La racine efférente du noyau du pathétique suit un trajet intra-cérébral remarquable à plusieurs titres. Le pathétique est le seul nerf crânien qui s'entre-croise complètement avec celui du côté opposé et le seul qui émerge à la face dorsale ou postérieure du tronc cérébral. Ce trajet ressemble à celui du facial; il décrit un fer à cheval dont l'ouverture est en dedans, et non en dehors comme pour le nerf de la septième paire. Le pathétique est donc deux fois coudé et présente trois branches à angle droit les unes sur les autres, deux horizontales et une longitudinale.

1° *Branche antérieure* ou *branche d'origine*. — Cette branche est constituée par les fibres qui naissent du côté externe du noyau, et qui se dirigent en dehors, en sens horizontal, et aussi en arrière, en contournant la substance grise centrale; elles se rassemblent en faisceau, quand elles atteignent la racine supérieure du trijumeau, et se coudent à angle droit en passant dans la branche moyenne,

2° *Branche moyenne* ou *descendante*. — Cette portion longitudinale, composée d'un ou de plusieurs fascicules, longe l'aqueduc de Sylvius, en dedans de la racine supérieure du trijumeau dont elle occupe la concavité. Elle passe sous les tubercules quadrijumeaux postérieurs et, arrivée sur leur limite postérieure, elle se coude de nouveau à angle droit pour redevenir horizontale.

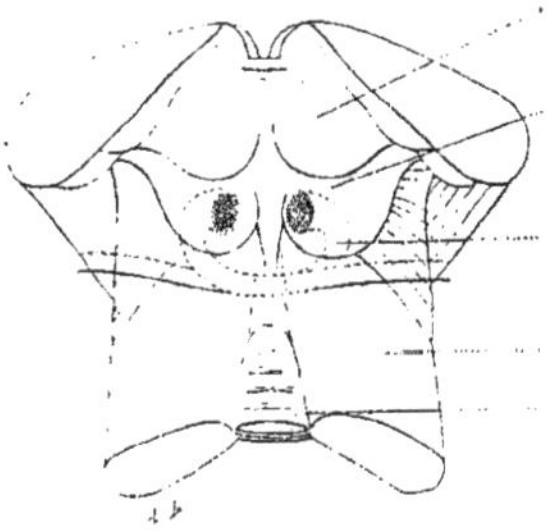

3° *Branche postérieure* ou *branche de sortie*. — Transversale comme la première, à laquelle elle est à peu près parallèle, et dirigée de dehors en dedans, cette branche traverse la voûte de l'aqueduc de Sylvius qu'elle constitue d'ailleurs avec l'extrémité antérieure de la valvule de Vieussens, et, décrivant un arc à convexité postérieure, se croise avec la branche du nerf opposé pour sortir à travers la voûte ventriculaire.

Fig. 291. — Entre-croisement du nerf pathétique.

Les racines du pathétique vues par transparence (partie pointillée) sur la face postérieure du pédoncule cérébral.

Dans tout ce trajet la racine du pathétique se porte de plus en plus en arrière et l'émergence se fait en un point bien plus élevé que le noyau d'origine. Cette émergence a lieu de chaque côté du frein de la valvule de Vieussens, derrière les testes. On peut sur des cerveaux frais distinguer le croisement dans l'épaisseur du sommet de la valvule.

Le croisement est complet, soit chez l'homme, soit chez les mammifères et les oiseaux. Il n'est pourtant pas impossible que certaines fibres, en nombre minime d'ailleurs, suivent un trajet direct, ainsi que le pensent plusieurs observateurs (Van Gehuchten); cependant Bechterew dit que sur les cerveaux embryonnaires, à l'époque où le pathétique tranche nettement sur les parties voisines, il n'a observé aucun fibre directe; de même Cramer, et Gudden par ses expériences sur le lapin (méthode des atrophies, arrachement des nerfs moteurs) a constaté que, chez cet animal, le croisement est total pour le pathétique, partiel pour le moteur commun, et que toutes les fibres du moteur externe sont directes.

Le noyau du pathétique que nous avons décrit est le noyau classique. Westphal a découvert en 1887 un second noyau, *à petites cellules*, situé en arrière du noyau précédent, dans l'épaisseur de la substance grise centrale (fig. 290); il s'est fondé sur une observation de paralysie et d'atrophie pour en faire un des noyaux moteurs du pathétique, opinion qu'il a lui-même abandonnée aujourd'hui. Ce groupe n'est probablement qu'un des ganglions à petites cellules qu'on rencontre le long de la substance grise ventriculaire.

Plus tard Westphal et Siemerling ont reconnu l'existence d'un troisième noyau, situé également au-dessus, c'est-à-dire en arrière du noyau classique, dans la substance grise, et ayant à peu près les mêmes limites en étendue longitudinale. Ils se sont basés sur certaines particularités anatomiques et sur des observations d'atrophie nucléaire pour le considérer comme le noyau pathétique vrai, et l'ont appelé *noyau trochléaire principal;* en même temps ils rattachaient le noyau classique au territoire du moteur ocul. commun, peut-être même comme centre du facial supérieur et le désignaient du nom de *noyau ventral postérieur* du moteur commun.

Les recherches plus récentes de Kausch sont contraires aux conclusions de Westphal. Pour lui le noyau pathétique des auteurs est bien le centre d'origine de ce nerf, tandis que le noyau de Westphal ne possède aucun caractère moteur; ses cellules sont plutôt petites et de forme ronde, il ne possède pas de plexus intercellulaire, on ne voit pas de racines émerger de sa surface.

Voy. : Westphal et Siemerling. Ueber die progr. Læhmung der Augenmuskeln. *Arch. f. Psychiatrie*, 1891; — Kausch, Ueber die Lage des Trochleariskern. *Neurol. Centralbl.*, 1894.

III. NERF MOTEUR OCULAIRE COMMUN. — 3e paire.

Le *nerf moteur oculaire commun* est un nerf exclusivement moteur qui se distribue à tous les muscles de l'œil, excepté au grand oblique, innervé par le pathétique, et au droit externe, innervé par le nerf moteur oculaire externe. Comme le nerf pathétique, il appartient au cerveau moyen. Ces deux nerfs, ainsi que le moteur externe, font défaut, eux et leurs noyaux d'origine, chez la taupe, animal à peu près aveugle (Gudden).

Noyau d'origine. — Son *noyau d'origine* est situé au niveau des tubercules quadrijumeaux antérieurs. Il est près du raphé, par conséquent très rapproché du noyau opposé, en avant de l'aqueduc de Sylvius et dans le plancher de sa substance grise, en arrière et en dedans du faisceau longitudinal postérieur, lequel est fortement excavé pour le recevoir. Son extrémité supérieure correspond à la commissure blanche postérieure, un peu en arrière d'elle. Son extrémité inférieure est tangente au plan de séparation des tubercules quadr. antérieurs d'avec les postérieurs; elle se continue presque sans démarcation avec le noyau du pathétique, qui se distingue d'ailleurs par ses faibles dimensions transversales. La coupe du noyau a la forme d'un triangle équilatéral à base supérieure; les deux noyaux droit et gauche se touchent par le bord interne de leur triangle qui est occupé par le raphé, et semblent s'enfoncer en coin entre les faisceaux longitudinaux postérieurs.

Le noyau du moteur commun mesure 5 mm. de long, si l'on ne tient compte que du noyau principal, à signification incontestée, et 10 mm. si on y joint les noyaux antérieurs découverts récemment, dont la nature radiculaire n'est d'ailleurs pas démontrée. Sa largeur est de 4 mm. Il contient de nombreuses cellules multipolaires, de taille moyenne, un peu moins grosses que celles du pathétique; elles sont légèrement pigmentées en jaune. Outre les fortes et nombreuses racines des faisceaux nerveux, on remarque dans l'épaisseur du noyau, principalement dans sa partie postérieure et jusque dans la substance grise ventriculaire un plexus serré de fibres nerveuses fines, qui représentent sans doute les terminaisons des fibres cérébrales motrices, des fibres sensitives de la voie réflexe et des fibres d'association des autres noyaux du plancher, mais à vrai dire ce ne sont là que des probabilités. Thomas admet qu'il reçoit des fibres croisées du noyau vestibulaire de Deiters, lequel est d'autre part en relation directe avec le noyau du moteur oculaire externe.

Trajet des racines. — Les racines naissent surtout de la face externe ou ventrale du triangle, un certain nombre de sa face médiane. Elles se dirigent presque horizontalement en avant en décrivant des courbes à concavité interne, plus prononcées sur les fibres externes, parfois même arquées en S; elles convergent vers leur point d'émergence. Dans ce trajet intra-cérébral, elles traversent successivement le faisceau longitudinal postérieur, la calotte du pédoncule avec

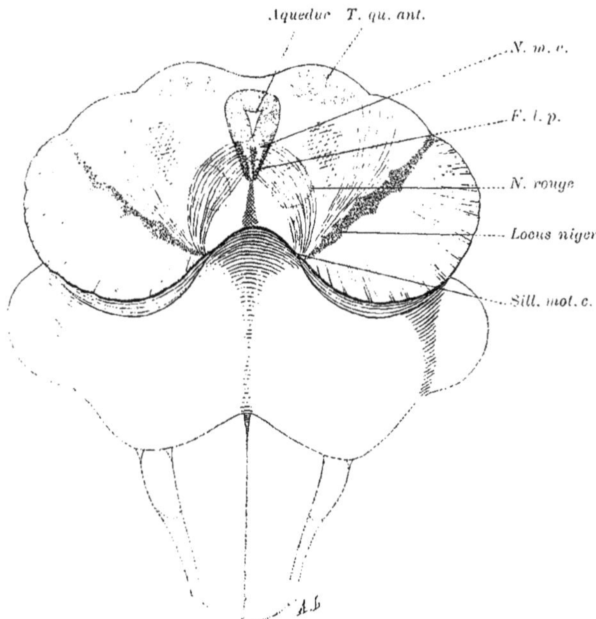

Fig. 292. — Origine du nerf moteur oculaire commun.
Coupe du pédoncule cérébral, passant par les tub. quadr. antérieurs.

le noyau rouge et le locus niger. On compte en moyenne dix à douze fascicules sur la coupe.

Ces fascicules se rassemblent dans la partie externe du pied du pédoncule cérébral et sortent (émergence, origine apparente) par le sillon de l'oculo-moteur, creusé sur la face interne du pédoncule cérébral. Il n'est pas rare qu'un ou plusieurs faisceaux traversent le pédoncule cérébral en dehors du tronc commun et ne rejoignent celui-ci qu'à une certaine distance; c'est ce qu'on appelle la ou les *racines latérales* ou *externes*. Schwalbe présume qu'elles viennent des parties dorsales du noyau et qu'elles sont peut-être de nature sensitive.

Entre-croisement. — Les fibres radiculaires du moteur commun ne sont pas toutes directes, un certain nombre sont croisées. Cette *décussation partielle*, que l'on pouvait prévoir à cause de la synergie bilatérale des muscles de l'œil, a été constatée non seulement chez l'homme, mais encore chez les mammifères, les oiseaux, les amphibies; c'est donc un fait très général. L'observation directe et l'expérimentation par la méthode des atrophies ont établi les points suivants : l'entre-croisement est constant chez les animaux; — il est toujours partiel, les fibres directes étant de beaucoup les plus nombreuses; — les fibres croisées appartiennent bien au moteur oculaire commun et non au moteur oculaire externe; — ces fibres proviennent surtout de la partie dorsale du noyau, c'est-à-dire de celle qui est le plus près de l'aqueduc, et d'après Bechterew, ce sont les fibres les plus postérieures, voisines du pathétique, lui-même nerf croisé. — L'extrémité supérieure du noyau est formée exclusivement de cellules à fibres directes.

(Voy. Van Gehuchten et Biervliet, *Le Névraxe*, t. II, 1901.)

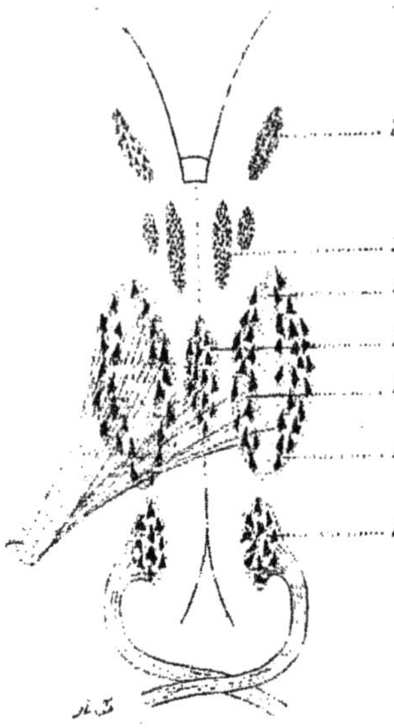

Noyaux secondaires et localisations motrices. — Le territoire d'origine du moteur oc. commun comprend plusieurs groupes de cellules qui sont d'avant en arrière (fig. 293) :

1° Le *noyau de la commissure postérieure* ou de *Darkschewitsch*. — C'est le plus antérieur, il est situé au débouché de l'aqueduc de Sylvius dans le ventricule moyen. On a reconnu qu'il n'appartient en rien aux origines radiculaires; — 2° le *noyau d'Edinger-Westphal* ou noyau des petites cellules; — 3° le *noyau principal* ou noyau latéral, qu'on a lui-même subdivisé en partie ventrale ou partie dorsale; — 4° entre les deux noyaux principaux, le *noyau médian*, ou central, noyau à grandes cellules, impair, situé sur la ligne médiane, et accompagné sur son extrémité, par les *noyaux accessoires* de Bechterew, non figurés sur ce dessin.

Fig. 293. — Noyaux du nerf moteur ocul. commun.

Figure schématique.

La signification de ces noyaux reste encore incertaine. Les nombreuses recherches expérimentales ou pathologiques poursuivies dans ces dernières années ont conduit aux résultats suivants :

La disposition des noyaux varie suivant les espèces animales, elle n'est pas la même chez le lapin et chez le singe. — Le noyau principal n'est pas divisé en noyaux secondaires anatomiquement distincts : il y a seulement des groupements fonctionnels, qui eux aussi sont très différents suivant l'animal considéré. — Il est probable que chez le singe (Bernheimer), le noyau principal ou grand noyau latéral est le centre des muscles extrinsèques de l'œil, et que le noyau médian avec celui d'Edinger-Westphal innerve les muscles intrinsèques (fibres lisses de la pupille, de l'accommodation).

Quant à l'homme, on peut vraisemblablement lui appliquer les résultats obtenus sur le singe. Par une autre voie, celle de l'étude des paralysies nucléaires, on a essayé de déterminer chez lui le centre de chacun des muscles de l'œil, et Starr (1882) a construit un diagramme que nous avons figuré dans notre première édition (p. 516). Ce diagramme, d'ailleurs différent des schémas proposés par d'autres observateurs, est aujourd'hui fortement contesté; tout au plus admet-on que le releveur de la paupière doit occuper la partie antérieure du noyau principal. La question reste donc ouverte.

Synergie binoculaire. — Les mouvements conjugués des deux yeux nécessitent dans certains cas l'action simultanée de muscles antagonistes ; ainsi dans le regard à droite sur le plan de l'horizon, le muscle droit externe de l'œil droit se contracte en même temps que le muscle droit interne de l'œil gauche, chacun de ces muscles ayant un nerf moteur différent, moteur oculaire externe et moteur oculaire commun.

On a imaginé de nombreuses hypothèses anatomiques pour expliquer ces synergies physiologiques; mais ce ne sont que des hypothèses, aucune d'elles ne repose sur des faits établis. Nous avons déjà mentionné (p. 411) l'association que M. Duval croyait avoir constatée entre le noyau d'origine de la 6e et de la 3e paire. et (p. 405) les relations du noyau de Deiters avec ces mêmes nerfs. Au fond tous les mouvements des yeux supposent des actions synergiques et la mise en jeu des trois nerfs moteurs ; le dispositif de ces associations compliquées nous est inconnu.

Sur l'origine du nerf moteur oculaire commun, voy. : Duval et Laborde, De l'innervation des mouvements associés des globes oculaires. *Journal de l'Anatomie*, 1880; — Darkschewitsch, Ueber den oberen Oculomotoriuskern. *Arch. f. Anat.*, 1889; — Perlia, Die Anatomie des Oculomotorius centrum. *Arch. f. Ophthalm.*, 1889; — Kœlliker, Ueber den Ursprung des Oculomotorius, 1892; — Van Gehuchten, Origine du nerf oculomoteur commun. *La Cellule*, 1892; — Les recherches d'Edinger sont de 1885, celles de Westphal de 1888.
Pour la bibliographie des travaux nombreux, parus depuis 1895, voy. : Van Gehuchten, 3e édition, et Bechterew, *Les voies de conduction*, 1900.

Faisceau longitudinal postérieur.

Ce faisceau, appelé aussi *bandelette longitudinale postérieure*, est connu depuis longtemps. Il s'étend sur toute la longueur du tronc cérébral, depuis l'extrémité supérieure de l'aqueduc de Sylvius jusqu'au collet du bulbe, où il se confond avec la moelle. Il occupe constamment la partie la plus postérieure de la calotte, le long du raphé et du sillon postérieur, juxtaposé au côté opposé. On le voit en coupe dans les figures 284, 290 et 298.

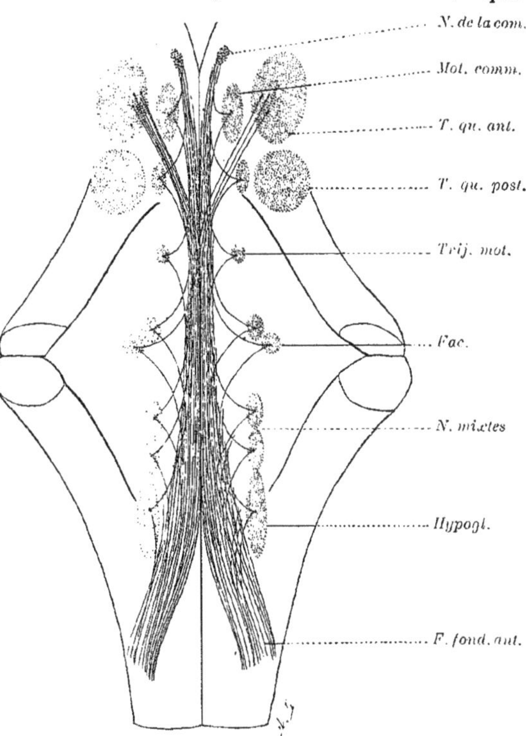

Fig. 294. — Le faisceau longitudinal postérieur.
Figure schématique.

Son importance est sans doute considérable, car il existe chez tous les vertébrés et sa formation embryologique est très précoce. C'est une voie d'association qui relie les cornes antérieures de la moelle et ses cellules motrices avec les noyaux moteurs et sensitifs des nerfs crâniens, et ceux-ci entre eux. C'est grâce à lui sans doute que s'accomplissent les mouvements symétriques des yeux, de la tête

[CHARPY.]

et du cou, et certains mouvements d'équilibration en rapport avec les excitations du nerf vestibulaire.

Il est difficile pour le moment d'être plus explicite et les derniers travaux sont loin d'avoir conduit à des résultats concordants, car nous voyons, d'une part, Van Gehuchten le considérer comme une voie descendante, en grande partie motrice, alors que Cajal affirme que c'est un faisceau ascendant uniquement sensitif.

Van Gehuchten. Plusieurs mémoires résumés dans son *Syst. nerveux*, 1900; — Cajal, *Beitr. z. Studium der Medulla oblongata*, 1896.

Voici les principaux faits indiqués par ces auteurs :

1° Le faisceau longitudinal contient des fibres ascendantes et des fibres descendantes, car, d'après les expériences de Thomas, il dégénère dans les deux sens. Les fibres ascendantes sont principalement des fibres croisées, et les descendantes, des fibres directes.

2° Ses fibres naissent de plusieurs centres : 1° A son extrémité supérieure, d'un petit noyau qui est, pour Van Gehuchten, un centre spécial, le *noyau du faisceau l. postérieur*, placé au-devant du canal de Sylvius, un peu au-dessus du noyau moteur oc. commun et qui, pour Betcherew, est simplement le noyau de la commissure ou de Darkschewitsch. Pour Cajal, ce sont là des terminaisons et non des origines. — 2° Du noyau vestibulaire de Deiters, origine principale pour Cajal, ce qui lui semble indiquer un rôle dans l'équilibration. Ces fibres sont croisées et ascendantes; elles abandonnent de nombreuses collatérales aux noyaux des nerfs moteurs de l'œil. — 3° Du noyau gélatineux de la racine descendante du trijumeau et plus particulièrement de ses cellules géantes. — 4° Des grandes cellules de la substance réticulée. Ces fibres sont également croisées et ordinairement bifurquées en branches ascendante et descendante.

3° Dans son trajet, le faisceau abandonne de riches collatérales et des fibres terminales aux noyaux moteurs de l'œil (3e, 4e et 6e paires) et peut-être au facial, à l'hypoglosse et même aux centres moteurs des nerfs mixtes.

4° A son extrémité inférieure, le faisceau longitudinal passe dans le cordon antérieur de la moelle. Il occupe une partie du faisceau marginal antérieur et ses dégénérations se poursuivent jusqu'à la moelle lombaire. Il se termine dans les cornes antérieures au fur et à mesure de son trajet.

CHAPITRE TROISIÈME

TOPOGRAPHIE DU TRONC CÉRÉBRAL

Nous donnons, sous la forme d'un résumé d'anatomie topographique, la description des principales coupes transversales du bulbe, de la protubérance et du pédoncule cérébral. Ces coupes sont aussi peu nombreuses que possible, afin qu'elles puissent mieux se graver dans l'esprit du lecteur. Elles comprennent, comme régions caractéristiques : la transition de la moelle au bulbe, les noyaux de Goll et de Burdach, l'olive, la protubérance et le pédoncule cérébral.

1° *Région de transition de la moelle au bulbe.*

La coupe passe par le point le plus bas de l'entre-croisement des pyramides, c'est-à-dire à la limite exacte de la moelle et du bulbe. La section a la forme arrondie des coupes de la moelle à sa partie supérieure.

La substance grise présente le déjettement latéral de la corne postérieure, qui quitte la direction radiée pour devenir transversale et occuper le champ latéral de la coupe. La tête de la corne postérieure est plus régulièrement sphérique, plus volumineuse et beaucoup plus superficielle; elle affleure en ce point la surface, et quand elle la dépasse, elle constitue le *tubercule cendré* de Rolando. Le col très aminci s'effile en pédoncule et contient les racines postérieures des premiers nerfs cervicaux. La base étalée se confond avec une épaisse commissure grise postérieure ; elle est sur le point de fournir les deux noyaux de Goll et de Burdach, et son volume tient surtout à ce qu'elle reçoit la terminaison des racines postérieures des deux premiers nerfs cervicaux, la tête de la corne étant réservée au trijumeau.

Dans la substance blanche, les cordons postérieurs sont considérablement accrus et c'est leur accroissement excentrique qui a écarté les cornes postérieures et les a rejetées en dehors; ils rassemblent toutes leurs fibres pour se terminer un peu plus haut dans leurs noyaux respectifs. La formation réticulée est beaucoup plus marquée ; déjà elle commence à être traversée par les premiers paquets du faisceau pyramidal latéral marchant vers son croisement. La commis-

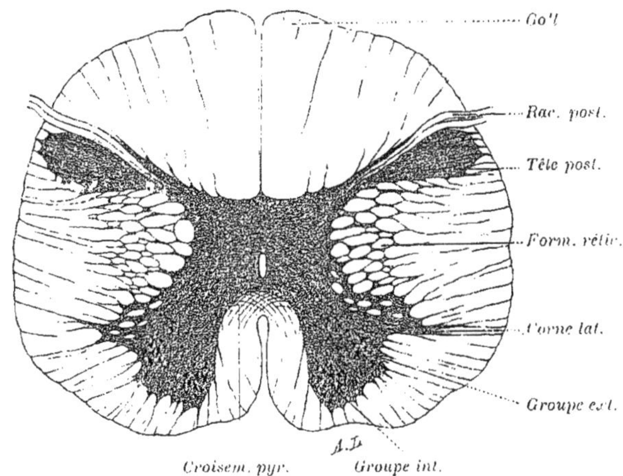

Fig. 295. — Région de transition de la moelle au bulbe (d'après Schwalbe, modifiée).
Coupe transversale par la partie inférieure du croisement pyramidal. Grossie environ 6 fois.

sure blanche antérieure disparaît, remplacée par l'entre-croisement des pyramides.

2° *Bulbe*. — *Région des noyaux de Goll et de Burdach.*

La coupe passe à 1 cm. environ au-dessus de la coupe précédente; elle atteint l'extrémité inférieure ou pointe de l'olive, et correspond au croisement sensitif. La section conserve une forme arrondie, car nous sommes encore dans ce qu'on appelle la *partie fermée* du bulbe, celle dans laquelle le canal central n'est pas fendu en arrière pour constituer le plancher du ventricule.

En suivant la périphérie de la substance grise, nous observons :

1° En arrière et au milieu, le canal central en forme de tube ;

2° A côté de lui, les *noyaux de Goll et de Burdach*, ou cornes accessoires, projetés en arrière en forme de massue, et rattachés par un pédicule à la base de la corne postérieure dont ils sont des excroissances ; à côté du noyau de Burdach, son petit noyau accessoire. Le noyau de Goll n'est séparé de la surface que par une mince couche blanche ; il correspond à la clava ou pyramide postérieure. Le noyau de Burdach, toujours recouvert d'une épaisse couche médullaire, répond à la saillie extérieure du tubercule cunéiforme ;

3° La *décapitation* de la corne postérieure par le croisement des cordons postérieurs. La tête, séparée de son tronc ou base, persistera désormais comme colonne arrondie et isolée, recevant les fibres de la racine descendante du trijumeau ; elle est coiffée par son croissant de substance gélatineuse ;

4° Au centre de la coupe, la *substance réticulée*, constituée à ce niveau, pour ses fibres transversales ou arciformes, par les fibres du croisement sensitif, c'est-à-dire par des fibres qui, nées des noyaux de Goll et de Burdach, se dirigent vers le raphé médian et passent du côté opposé. C'est là le croisement sensitif, ou supérieur (par rapport au croisement moteur). Cette nappe de fibres est la partie initiale du ruban de Reil ; une partie toutefois est destinée au corps restiforme et au cervelet.

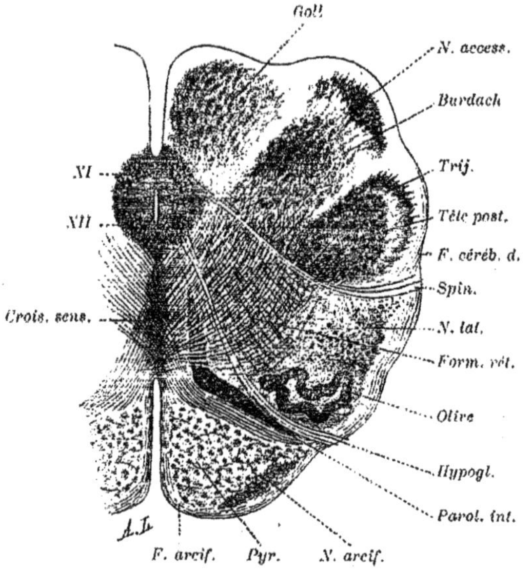

Fig. 206. — Topographie du bulbe. Région des noyaux de Goll et de Burdach (d'après Schwalbe, modifiée).

Coupe transversale par la partie inférieure de l'olive. Grossie environ cinq fois.

5° En avant de la formation réticulée, nous trouvons, de dedans en dehors : la *parolive interne* avec sa forme coudée ; l'extrémité inférieure de l'olive en sac fermé, et le reste de la corne antérieure, devenue noyau du cordon latéral ; tout à fait en avant le noyau arciforme encore peu développé et placé sur la face antérieure des pyramides.

6° La substance blanche périphérique nous présente : la *pyramide antérieure*, constituée par le faisceau pyramidal latéral, qui s'est croisé un peu au-dessous, et le faisceau de Türck qui est direct dans cette région, — le faisceau fondamental antérieur, rejeté en dehors par l'intercalation de la pyramide antérieure, — le faisceau intermédiaire ou faisceau latéral du bulbe, placé entre l'olive et la tête postérieure, un peu plus haut entre le sillon rétro-olivaire et le sillon des nerfs mixtes. Ce faisceau, reste du cordon latéral, très amoindri par la disparition du faisceau cérébelleux direct et du faisceau pyramidal, finit avec le bulbe à l'origine de la protubérance. Il contient un reste de la corne antérieure, le noyau du cordon latéral ou *noyau latéral* qui, mieux développé plus haut, reçoit la terminaison d'une petite partie du faisceau de Gowers ; — dans la partie postérieure de la circonférence, les cordons postérieurs extrêmement réduits, car ils se sont épuisés dans les noyaux de Burdach et de Goll, et un peu en avant d'eux, en dehors de la tête de la corne postérieure, le faisceau cérébelleux direct qui se dirige en arrière pour aborder le corps restiforme.

3° Bulbe. — *Région de l'olive.*

C'est la coupe typique du bulbe; elle atteint en effet l'olive dans le milieu de sa hauteur et correspond à la *partie ouverte* de la moelle allongée, celle dans laquelle le canal central semble s'être fendu et étalé pour former le plancher ventriculaire. La section n'est plus arrondie, mais cordiforme ; un angle rentrant sur la face postérieure, ici supérieure, marque l'excavation ventriculaire.

La substance blanche périphérique nous présente : en avant (en bas sur le dessin) la pyramide antérieure, ou faisceau pyramidal, entourée extérieurement

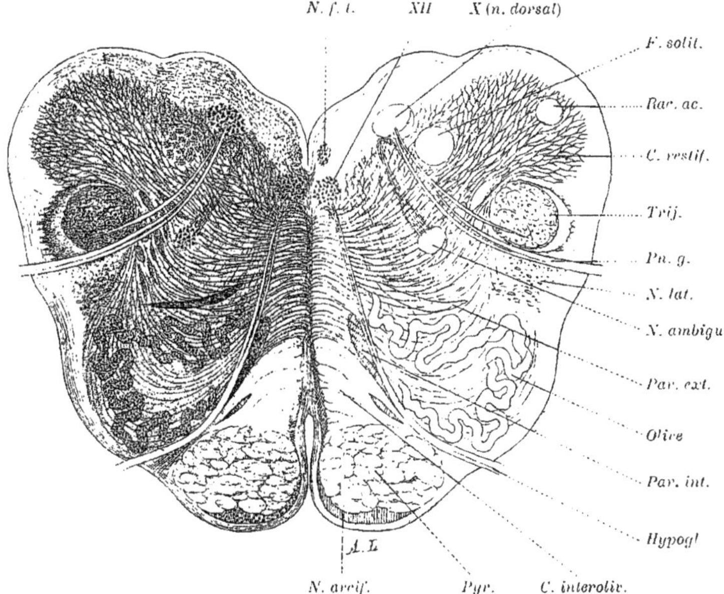

FIG. 297. — Topographie du bulbe. Région de l'olive (d'après Sappey et Mathias Duval. modifiée).

Coupe transversale par le milieu de l'olive. Grossie environ quatre fois.

par le *noyau arciforme*, qui est ici dans son plein développement et se prolonge le long du sillon médian, — sur le côté, le faisceau latéral et son noyau près de disparaître, — en arrière, la masse arrondie du *corps restiforme* ou pédoncule cérébelleux inférieur, contenant sur sa face dorsale le faisceau cérébelleux direct qui ne peut se distinguer à l'état normal chez l'adulte.

Les cordons postérieurs n'existent plus; ils sont remplacés par le ruban de Reil. Une partie du faisceau fondamental antérieur, devenue tout à fait postérieure et médiane, se continue dans le *faisceau longitudinal postérieur*; l'autre partie s'est fondue dans la substance réticulée.

Dans le vaste champ de la calotte, qui comprend toute la région située en arrière des pyramides antérieures, nous observons :

La disparition des noyaux de Goll et de Burdach, et, à leur place, sous le plancher qui recouvre une couche médullaire, les noyaux des nerfs crâniens.

Au centre et le long du sillon médian ou tige du calamus, le noyau moteur de l'hypoglosse sous la saillie de l'aile blanche interne; en dehors de lui, le noyau dorsal des nerfs mixtes (pneumo-gastr. ou gloss.-phar.) qui répond à l'aile grise. En avant et en dehors de ces noyaux, dans la formation réticulée, sont le noyau ambigu, noyau moteur des nerfs mixtes, et la bandelette solitaire, noyau sensitif de ces mêmes nerfs; enfin la racine descendante de l'acoustique;

La tête de la corne postérieure, racine du trijumeau, et le noyau latéral, tous deux persistants.

L'*olive*, sectionnée dans son territoire moyen, par conséquent avec son *hile* d'où s'échappe son *pédoncule*; elle est entourée de sa capsule médullaire qui lui forme une écorce blanche ou stratum zonale, et flanquée de ses deux parolives externe et interne; des fibres arciformes la traversent. On voit qu'elle présente deux feuillets, un antérieur et un postérieur;

Dans le grand espace qui s'étend entre la substance grise ventriculaire, les pyramides antérieures et les corps restiformes, la formation réticulée dans son plein développement.

La substance réticulée est divisée en deux champs par les racines de l'hypoglosse, qui passent entre la parolive interne et l'olive, pour aller en ligne courbe sortir par le sillon de l'hypoglosse ou s. collat. antérieur.

Le champ interne ou formation blanche est triangulaire. Sa partie antérieure constitue la *couche interolivaire* ou pyramide sensitive, placée derrière la pyramide motrice ; elle est formée par le ruban de Reil, c'est-à-dire par les fibres qui, issues des noyaux de Burdach et de Goll, se sont croisées un peu plus bas et, devenues longitudinales, montent désormais en arrière du faisceau pyramidal. Les deux champs droit et gauche sont séparés par le *raphé*, qui atteint ici sa plus grande longueur dorso-ventrale, 1 cm. environ, et sépare les deux moitiés de la calotte. Il est produit par le croisement de fibres transversales et de fibres sagittales ; les fibres transversales sont presque horizontales et dissociées en pinceau; les fibres sagittales, connues sous le nom de *fibres droites*, se dirigent en sens antéro-postérieur ou inversement et, après un trajet plus ou moins long, se croisent à angle très aigu. L'origine de toutes ces fibres de croisement du raphé est très complexe; elles proviennent du corps restiforme, de l'olive, de la formation réticulée, de fibres du faisceau pyramidal allant aux noyaux crâniens moteurs, de fibres des noyaux crâniens sensitifs allant au ruban de Reil. On trouve dans le raphé de petits noyaux ganglionnaires, *noyaux du raphé;* le plus important est en avant et peut être considéré comme un prolongement du noyau arciforme.

Le champ externe de la substance réticulée, ou substance grise, s'étend depuis les racines de l'hypoglosse jusqu'aux racines des nerfs mixtes et même, un peu en arrière d'elles, jusqu'au corps restiforme. C'est le *champ moteur* de la calotte d'Edinger. Il contient entre autres le noyau ambigu.

La formation réticulée est constituée, outre ses cellules propres, par deux espèces de fibres, des fibres longitudinales, ici coupées en travers, qui passent dans les mailles du réseau, et des fibres transversales ou arciformes. Les fibres longitudinales sont celles du ruban de Reil et des faisceaux prolongés de la moelle.

Les *fibres arciformes* ou transversales, ou fibres arquées, sont de deux ordres, les fibres internes et les fibres externes.

Les fibres arciformes *internes* ou profondes sont contenues dans l'intérieur de la coupe. Elles proviennent en majeure partie des irradiations du corps restiforme, et dans celui-ci des irradiations du faisceau olivaire, en moindre partie des noyaux de Goll et de Burdach, du pédoncule de l'olive, et de la formation réticulée. On les a distinguées, au point de vue topographique, en pré-, intra- et rétro-trigéminales, la racine descendante du trijumeau servant de repère, ou en pré-, intra- et rétro-olivaires.

Les fibres arciformes *externes* ou superficielles constituent à l'extérieur des couches ou rubans d'importance très variable, en sens inverse ordinairement du développement des fibres internes (voy. p. 226). Nous avons signalé les faisceaux périolivaires ou de la silique, de Burdach, et l'avant-pont d'Arnold. On distingue dans le système arciforme externe : 1° les fibres *postérieures* ou dorsales qui entourent le corps restiforme ; elles représentent les fibres de Goll et de Burdach, allant au cervelet, et le faisceau cérébelleux direct qui s'y dirige également ; 2° les fibres *antérieures* ou ventrales qui émergent du sillon antérieur ou du sillon de l'hypoglosse ; elles entourent l'olive (fibres périolivaires recouvrant le stratum zonale de l'olive) ou la pyramide antérieure (fibres péripyramidales) ou toutes les deux à la fois. Ces fibres émanent du noyau arciforme ou des noyaux des pyramides, ou bien de la profondeur, des noyaux du cordon postérieur.

(Voy. sur les fibres arciformes : MINGAZZINI, Ulteriori ricerche intorno alle fibræ arciformes, *Intern. Monatschr.*, 1893; — KŒLLIKER, *Gewebelehre*, 1893, p. 210 et 236).

4° Protubérance annulaire. — *Région de l'éminentia teres.*

La coupe passe par le tiers inférieur de la protubérance. La section est irrégulièrement quadrilatère. On remarque sur le contour du dessin en avant (ici en bas) le sillon basilaire, les bourrelets pyramidaux, le pédoncule cérébelleux moyen sectionné. et sur la face postérieure ou supérieure le plancher du quatrième ventricule.

Le pied de la protubérance est formé par les faisceaux pyramidaux, encore compacts, dissociés plus haut, qui sont ici vus en coupe, et par les fibres transversales du pédoncule cérébelleux moyen. Ces fibres se terminent du même côté ou du côté opposé, ces dernières plus nombreuses, dans les noyaux gris protubérantiels infiltrés au milieu d'elles. Un grand nombre se croisent sur la ligne médiane et constituent un raphé, dans lequel un certain nombre prennent momentanément un trajet sagittal (faisceau *médian*). On divise les fibres transversales en trois couches: le *stratum superficiale*, placé en avant du faisceau pyramidal ; le *stratum profundum*, situé en arrière, et le *stratum complexum* ou medium qui pénètre et dissocie les faisceaux pyramidaux. Cette dernière couche n'apparaît qu'au-dessus du niveau du noyau moteur externe, par conséquent un peu plus haut que le niveau de notre coupe (Voy. MINGAZZINI, Sur le trajet du pedunculus medius, *Intern. Monatschr.*, 1891).

Dans la calotte, nous observons de haut en bas : le noyau moteur oculaire externe entouré par le genou du facial, tous deux formant la saillie de l'*eminentia teres*. La saillie du funiculus teres, d'où dépend cette éminence, est produite par la substance grise centrale disposée en cordons, renforcée par les noyaux de l'hypoglosse et du moteur externe, — la racine du moteur externe, — le noyau du facial et sa branche radiculaire de sortie, — en dehors, la petite olive ou *olive supérieure*, centre ganglionnaire acoustique, — la racine spinale ou descendante du trijumeau avec la tête de la corne postérieure ; — au milieu, le *raphé* de la calotte, flanqué en haut par les faisceaux longitudinaux postérieurs à coupe triangulaire, en bas par le *ruban de Reil* ou faisceau sensitif, de forme triangulaire aussi, avec ses fibres vues en coupe ; — enfin sur les limites

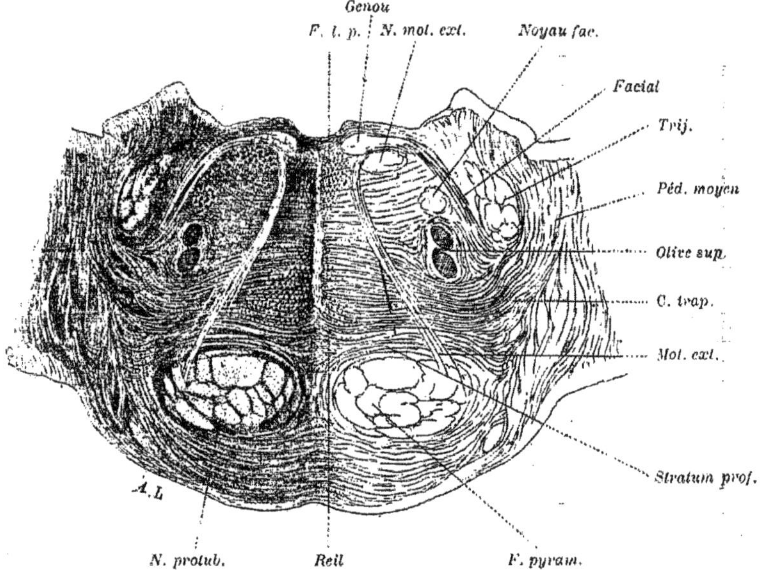

Fig. 208. — Topographie de la protubérance. Région de l'eminentia teres (d'après Kœlliker).

Coupe transversale, par la partie inférieure de la protubérance. Grossie environ trois fois.

du pied et de la calotte, les fibres transversales du *corps trapézoïde*, origine principale du faisceau acoustique central.

La substance réticulée occupe encore la presque totalité de la calotte entre les racines du trijumeau. Le passage des racines du moteur oc. externe la divise aussi en deux champs, mais qui n'offrent aucune différence structurale.

5° *Pédoncule cérébral.* — *Région du noyau rouge.*

La coupe passe par les tubercules quadrijumaux antérieurs et le noyau rouge ; elle a la forme d'un trapèze aux côtés arrondis.

Le locus niger de Sœmmering la divise en deux régions, le pied et la calotte. Le locus niger s'étend du sillon latéral de l'isthme en dehors au sillon du moteur oc. commun en dedans ; on remarque dans sa partie externe la coupe de fibres aberrantes (pes lemniscus) émanées du faisceau pyramidal.

Le *pied* est composé de substance blanche à direction radiée. On voit sur sa périphérie la coupe de plusieurs sillons qui le divisent en faisceaux ; mais il faut bien savoir que la division apparente en faisceaux est toujours superficielle et qu'elle ne correspond pas à la division physiologique ou anatomique réelle. Celle-ci ne se constate que chez le fœtus à cause de la différence de couleur suivant l'état de la myélinisation, et dans les cas de dégénération secondaire. En observant la surface du pied, on remarque que les fascicules peuvent être rectilignes et parallèles, ce qui n'est pas la règle, et sous cette forme divisés en deux

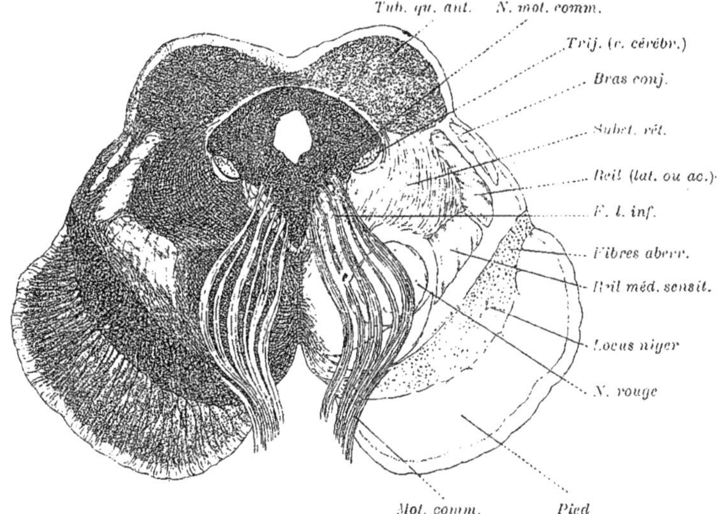

FIG. 299. — Topographie du pédoncule cérébral. Région du noyau rouge (d'après Kœlliker, modifiée).

ou trois faisceaux, ou bien tordus et divisés en deux faisceaux externe et interne. Gudden a montré que, dans le plus grand nombre des cas, la surface pédonculaire se compose d'un faisceau externe, rectiligne, et d'un faisceau interne qui s'enroule de dedans en dehors et d'arrière en avant autour du faisceau externe et recouvre en partie son extrémité supérieure ou antérieure. Cette torsion de la partie interne peut être portée à l'extrême dans une anomalie assez rare, signalée par Féré sous le nom de *faisceau en écharpe* et que nous avons décrite p. 257.

On ne confondra pas le faisceau en écharpe avec le tractus pédonculaire transverse, en général plus grêle, beaucoup plus fréquent, et qui se porte en haut sous les tubercules quadrijumeaux.

Le pied du pédoncule atteint chez l'homme son plus grand développement, soit absolument, soit relativement ; ce grand volume est en rapport avec les vastes circonvolutions d'où naissent ses faisceaux (Meynert).

Dans la calotte, les deux moitiés droite et gauche ne sont séparées qu'en bas par le raphé. Nous remarquons : au milieu, l'aqueduc de Sylvius avec son sillon médian inférieur, — autour de lui, la substance grise centrale qui contient à sa partie inférieure le noyau d'origine du moteur oc. commun, dont les fibres arquées descendent à travers le noyau rouge, pour se rassembler vers le sillon de la face interne, où se fait leur émergence, — sur la périphérie de la substance grise, le commencement de la racine supérieure ou cérébrale du trijumeau, le faisceau longitudinal postérieur, — en haut et appartenant à la voûte du cerveau moyen et non à la calotte, les tubercules quadr. postérieurs avec leur stratum zonale.

Au-dessous et en dehors de la substance grise se voient, le bras conjonctival postérieur qui vient des tubercules testes, — le ruban de Reil conformé en croissant à concavité interne, et divisé en deux parties, l'une horizontale, qui est le ruban de Reil proprement dit (ruban supérieur, ruban médian, ruban cortical, *faisceau sensitif*), une verticale qui est le *faisceau acoustique* (ruban inférieur, ruban latéral) déjà épuisé en partie et prêt à se terminer dans les tubercules quadrijumeaux, — dans la concavité du ruban de Reil, et entre les deux noyaux rouges, la substance réticulée, très amoindrie, sur le point de se fondre dans la couche sous-optique, — le *noyau rouge*, qui a reçu les fibres croisées du pédoncule cérébelleux supérieur ; un peu en arrière ou au-dessous, la coupe aurait atteint ces deux pédoncules constituant les noyaux *blancs ;* — enfin le raphé, dans lequel on a distingué une partie dorsale et une partie ventrale qui ne peuvent bien se comprendre qu'avec la connaissance de la région sous-optique.

CHAPITRE QUATRIÈME

STRUCTURE DU CERVELET

Nous avons vu que le cervelet constituait un organe indépendant, surajouté et superposé au tronc cérébral, que sa surface était plissée comme celle du cerveau et comme elle formée par une écorce grise recouvrant sans interruption toutes les circonvolutions, enfin que ce centre nerveux était uni par trois paires de pédoncules au reste de l'axe encéphalo-médullaire. Nous étudierons successivement : l'écorce cérébelleuse avec les noyaux ganglionnaires centraux, les pédoncules cérébelleux et la constitution d'ensemble du cervelet.

I. — ÉCORCE DU CERVELET ET NOYAUX GRIS CENTRAUX.

A. **Substance grise corticale.** — L'écorce du cervelet est plissée plusieurs fois sur elle-même pour constituer les lobules, les lames et les lamelles. Les plis élémentaires, c'est-à-dire les plus petits et de forme simple, qui par leur réunion forment les lames, elles-mêmes éléments des lobules, sont les *lamelles* ou *circonvolutions*. Il y en a de 600 à 800 dans le cervelet tout entier. Il est important de remarquer que presque toutes sont alignées transversalement, comme des vagues pressées les unes derrière les autres ; elles ont par conséquent une *orientation frontale*, qui influence le sens d'extension des cellules nerveuses qu'elles contiennent. Chaque lamelle ou circonvolution mesure en moyenne 3 mm. en longueur sur 2 mm. au point le plus large ; elle a deux faces libres, une crête élargie qui est son bord libre, une base étroite qui est son pédicule ; un sillon interlamellaire la sépare de la lamelle adjacente.

Une nappe continue de substance grise recouvre la surface du cervelet, se moulant sur toutes les saillies et sur toutes les dépressions, comme sur la surface du cerveau. La coupe d'une lamelle nous présente donc son revêtement extérieur de substance grise et son axe central de substance blanche ; le revêtement gris est plus considérable qu'au cerveau, il représente en poids et en volume le tiers de l'écorce totale..

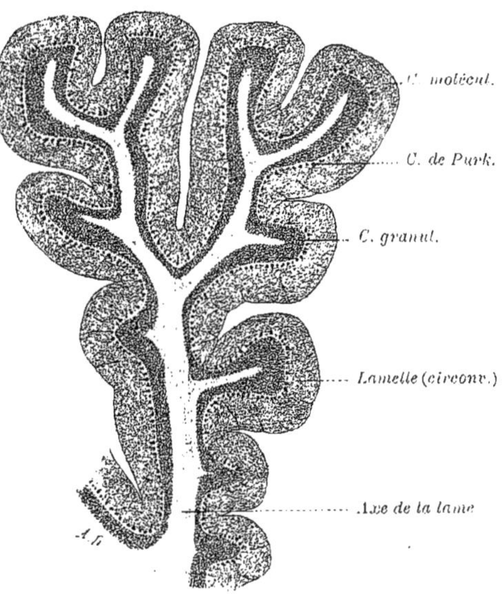

FIG. 300. — Lamelles du cervelet (d'après Ranvier).
Coupe sagittale d'une lame cérébelleuse chez le chien.

Nous renvoyons l'étude de la couche médullaire de l'écorce au paragraphe suivant qui traite de la substance blanche du cervelet, et nous décrirons uniquement la substance grise corticale.

La *substance grise corticale* ou écorce proprement dite a une épaisseur de 1 mm. à 1 mm. et demi, et moins de 1 mm. au fond des sillons interlamellaires.

Elle se compose de trois couches, qui sont, de la surface à la profondeur :

La couche *moléculaire*, ou granuleuse externe ;

La couche *intermédiaire*, ou des cellules de Purkinje ;

La couche *granuleuse*, ou granuleuse interne.

Les couches extrêmes ont à peu près la même épaisseur. La couche moléculaire mesure 0 mm. 5 ; la couche intermédiaire, 1 dixième de millimètre au plus, et la granuleuse, qui est la plus profonde, 0 mm. 5.

1° **Couche moléculaire.** — Appelée encore granuleuse externe, couche externe, couche superficielle, cette zone offre une teinte grisâtre, et au microscope un aspect très finement grenu que l'on a rapporté tantôt à la présence d'un ciment interstitiel, tantôt, et c'est l'opinion la plus généralement admise, à la coupe d'un plexus serré de filaments cylindraxiles, névrogliques et protoplasmiques. Elle renferme comme éléments caractéristiques les *petites cellules étoilées*, cellules nerveuses de petite dimension, de forme aplatie, qui occupent surtout les deux tiers internes de la couche. Leur cylindre-axe très long, non myéliné, court en sens transversal par rapport au sens des lamelles, c'est-à-dire en sens antéro-postérieur pour le cervelet, parallèlement à la coupe sagittale d'une lamelle et au plan des arborisations des cellules de Purkinje. Il émet dans son trajet des collatérales ascendantes insignifiantes et d'importantes collatérales descendantes qui vont, comme d'ailleurs l'extrémité du cylindre-axe lui-même, former autour du corps des cellules de Purkinje, et jusque sur l'origine de son prolongement nerveux, des plexus connus sous le nom de *corbeilles terminales*.

2° **Couche intermédiaire ou des cellules de Purkinje.** — Beaucoup d'auteurs rangent cette couche dans la zone moléculaire, car les ramifications protoplasmiques des cellules de Purkinje occupent la zone moléculaire, et seul le corps de la cellule en est indépendant; mais le fait que ce corps cellulaire peut em-

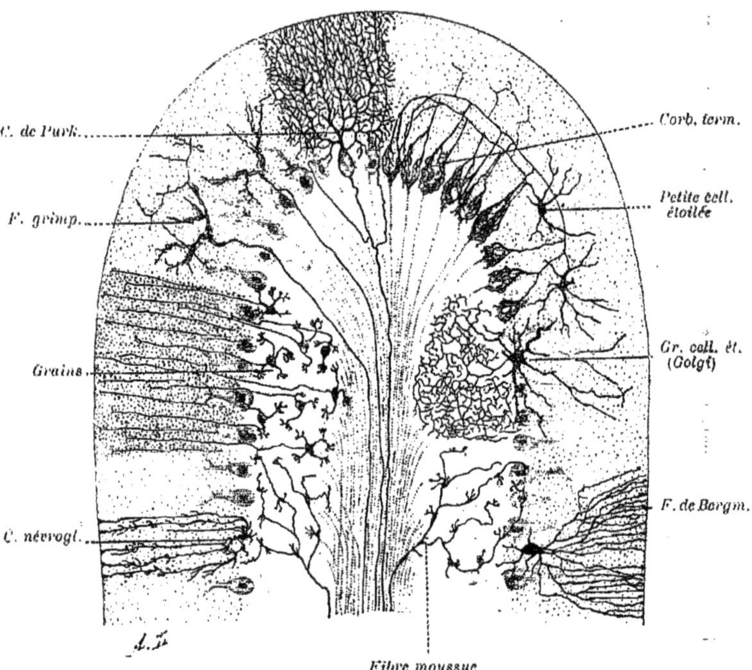

Fig. 301. — Structure de l'écorce cérébelleuse. Figure schématique (d'après Cajal, à peine modifiée).

Coupe sagittale d'une circonvolution. La cellule de Purkinje est vue de face.

piéter également sur la couche granuleuse profonde, comme chez le nouveau-né, et l'importance capitale de ces éléments justifient leur attribution à une zone spéciale. Les *cellules de Purkinje* sont des cellules de grande taille, appartenant aux cellules nerveuses les plus différenciées de tout le corps humain, découvertes par Purkinje en 1837. Elles sont disposées sur une seule rangée chez l'homme, les mammifères et les oiseaux ; il y en a deux chez les reptiles, et plusieurs irrégulières chez les amphibiens et les poissons. Meynert estime qu'il y a environ 10 millions de ces cellules dans le cervelet de l'homme. Le corps de la cellule aplati en lentille, de forme ovale ou piriforme, en grenade ou raquette, nettement strié, mesure en longueur 40 μ, 30 en largeur et 25 à 30 en épaisseur; il possède un gros noyau rond, un nucléole très distinct, et presque pas de granulations pigmentaires. — Du pôle supérieur de la cellule, celui qui est dirigé vers l'extérieur, émane une *arborisation protoplasmique* tout à fait remarquable. De grosses branches, d'abord dichotomiques, se subdivisent ensuite de façon irrégulière en une infinité de rameaux épineux qui se terminent par des extrémités libres soit dans la couche moléculaire, soit à la surface même de l'écorce; l'ensemble figure une végétation luxuriante, plus considérable chez l'homme que chez tous les autres animaux. Les rameaux ne s'anastomosent ni entre eux, ni avec ceux des arborisations voisines. Il est à remarquer que l'arborisation ne ressemble pas à un buisson arrondi, développé en tous sens, mais à une feuille de thuya ou à un arbre fruitier en espalier; elle est aplatie, orientée en sens sagittal, dans un plan parfaitement perpendiculaire à la longueur de la lamelle; suivant donc que les coupes de la lamelle seront transversales ou longitudinales, on verra des arborisations étalées ou en profil. — Le *prolongement nerveux* cylindraxile, délicat, part du pôle inférieur et suit un trajet descendant; il traverse la couche granuleuse et pénètre dans l'axe de substance blanche où on le perd. Près de son origine, où il est enlacé par les corbeilles terminales des cellules étoilées, il prend une gaine de myéline, et au niveau de petits étranglements de cette gaine, il émet à angle droit ou aigu 2 à 3 collatérales récurrentes, qui se ramifient en partie dans la couche des grains, en partie montent dans la zone inférieure de la couche moléculaire pour se terminer auprès des cellules de Purkinje voisines, constituant peut-être une voie d'association entre ces cellules nerveuses.

3° **Couche granuleuse** ou des grains profonds, ou couche interne. — Cette couche, de coloration jaunâtre ou rouillée, est d'une épaisseur très variable, qui paraît proportionnelle au nombre des cellules de Purkinje, et qui contraste avec l'épaisseur assez uniforme de la couche moléculaire; très mince au fond des sillons, elle égale sur le bord libre des lamelles les dimensions de la couche moléculaire. Sur les coupes colorées au carmin, tandis que la couche moléculaire est presque incolore et finement ponctuée de rose, la couche granuleuse se montre comme un amas serré de grains polyédriques fortement teintés en rouge. Chaque *grain* est une petite cellule nerveuse de 4 à 6 μ, qui ne possède que de courts prolongements protoplasmiques, mais émet un long et grêle prolongement nerveux qui monte à travers la couche des grains, la couche intermédiaire et la couche moléculaire, et se termine en T dans cette dernière. La branche transversale du T porte le nom de *fibre parallèle;* sa direction est exclusivement longitudinale, c'est-à-dire parallèle à la longueur de la lamelle et perpendiculaire aux arborisations sagittales des cellules de Purkinje; elle suit un très long trajet et va se terminer aux deux bouts de la lamelle par un simple épaississement. La couche moléculaire est striée dans toute sa hauteur par ces fibres parallèles. Dans ce parcours si étendu, chaque fibre parallèle entre en contact avec les rameaux latéraux de toute la file des cellules de Purkinje, sur lesquels elle repose comme un fil télégraphique sur les isolateurs des poteaux; aussi Cajal pense-t-il que ce fil relie ainsi un nombre considérable de grandes cellules nerveuses.

Outre les grains, on trouve encore dans la couche granuleuse, ordinairement au-dessous des cellules de Purkinje, et en nombre à peu près égal à celui de ces dernières, les *grandes cellules étoilées*, ou cellules de Golgi, éléments nerveux à corps plutôt volumineux, à ramifications protoplasmiques divergentes en tous sens. Leur cylindre-axe, du type court, se résout rapidement en un nombre considérable de rameaux qui forment au sein de la couche granuleuse un inextricable plexus. — Enfin, Cajal a signalé récemment la présence d'autres cellules de grande taille, rares d'ailleurs, dont les dendrites vont se ramifier dans la couche moléculaire, alors que l'axone descend dans la substance blanche. Peut-être s'agit-il d'une forme aberrante des cellules de Purkinje ?

Nous venons de décrire les éléments cellulaires de la substance grise ainsi que leurs fibres cylindraxiles nues ou myélinées ; mais on trouve aussi, au sein de cette substance, des fibres nerveuses afférentes qui arrivent du dehors et

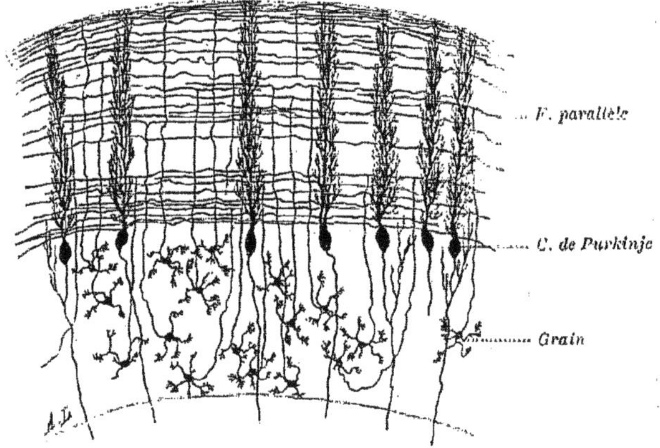

Fig. 302. — Structure de l'écorce cérébelleuse (d'après Kœlliker).

Coupe frontale d'une circonvolution. — Les cellules de Purkinje sont vues de profil et les fibres parallèles de face.

présentent des particularités remarquables dans leur terminaison ; ce sont les fibres moussues et les fibres grimpantes de Cajal.

Les *fibres moussues*, grosses, très ramifiées, portent de distance en distance des nœuds ou rosaces, en forme de plaques de mousse, à courtes expansions divergentes. Elles se terminent dans la couche des grains par des nodosités libres ou par une rosace finale. Ces fibres ont été rencontrées chez tous les vertébrés et sont peut-être les voies cérébelleuses ascendantes de la moelle. — Les *fibres grimpantes*, également volumineuses et myélinées, traversent sans se diviser la couche des grains et abordent la couche moléculaire à laquelle elles sont destinées. Collées comme des lianes sur les branches et les gros rameaux protoplasmiques des cellules de Purkinje, le long desquelles elles grimpent, elles les couvrent de leurs arborisations plexiformes. Un certain nombre de ces fibres paraissent provenir des cellules ganglionnaires de la protubérance.

D'après la description qui précède et dans laquelle nous avons suivi pas à pas l'exposé de Ramón y Cajal, il semble que l'élément fondamental de l'écorce du cervelet est la cellule de Purkinje, non seulement à cause de sa grande taille et de la haute différenciation de sa forme, mais aussi parce que seule elle possède un prolongement nerveux qui sort de l'écorce pour aller actionner des éléments situés hors du cervelet. Dans toutes les autres cellules, le cylindre-axe s'épuise sur place, et il est difficile d'y voir autre chose que des éléments d'association. On remarquera la complexité des rapports de la cellule de Purkinje. Elle est associée en effet aux cellules de même espèce et cela sur une très grande longueur, par ses propres collatérales, par les fibres parallèles des grains, par les corbeilles terminales des petites cellules étoilées ; elle reçoit les impressions périphériques, extra-cérébelleuses, par les fibres grimpantes et aussi peut-être par les grains qui les ont reçues eux-mêmes des fibres moussues, et elle transmet son impulsion centrifuge par son prolongement cylindraxile.

Nos connaissances sur la structure de l'écorce du cervelet ont été profondément remaniées dans ces dernières années. Golgi le premier a reconnu la nature nerveuse des petites cellules étoilées et des grains, découvert les grandes cellules étoilées et décrit plus exactement les cellules de Purkinje. Tout le reste est presque entièrement l'œuvre de Cajal : rappelons, en passant, que c'est à propos des petites cellules étoilées qu'il a découvert la terminaison des cylindre-axes par arborisation libre, fait qu'il devait bientôt généraliser à tous les éléments du système nerveux.

Golgi, *Sulla fina anatomia del cerveletto*, 1874 ; — Cajal, Sur les fibres nerveuses de la couche granuleuse du cervelet. *Intern. Monatsch.*, 1889.

Voy. aussi comme recherches complémentaires : Kœlliker, in *Zeitschrift f. wiss. Zool.*, 1890 ; — Van Gehuchten, *la Cellule*, 1891 ; — Retzius, in *Biolog. Untersuch.*, 1892 ; — Falcone, *Archives ital. de biol.*, 1894 ; — Bechterew, *Voies de conduction*, 1900.

Substance de soutien. — La substance de soutien de l'écorce est représentée par les prolongements conjonctifs qui accompagnent les vaisseaux et par la névroglie. Dans toute la substance médullaire et dans la zone profonde de la couche des grains, les cellules névrogliques ne diffèrent en rien de leur disposition habituelle dans la substance blanche ; elles sont peu nombreuses, petites et irrégulièrement placées entre les faisceaux. Mais il n'en est plus de même dans la zone superficielle de la couche granuleuse et dans la couche moléculaire. Là, se montrent de grandes cellules, pressées les unes contre les autres ; elles présentent deux catégories de prolongements, des prolongements centraux ou internes courts, peu nombreux, et des prolongements périphériques ou externes, au nombre de 12 à 15, qui montent parallèlement en branches de chandelier à la surface de l'écorce et se terminent sous la pie-mère par un renflement triangulaire.

Les plus remarquables de ces cellules sont situées dans la zone externe de la couche granuleuse, immédiatement au-dessous des cellules de Purkinje. Leurs prolongements périphériques, très nombreux (Gehuchten en a compté jusqu'à trente) rigides, un peu épineux, ordinairement indivis, s'élèvent régulièrement à travers la couche moléculaire qu'ils strient en sens vertical. Ce sont ces prolongements que Bergmann a décrits en 1857 et qui sont connus sous le nom de *fibres radiées* ou *fibres de Bergmann* (voy. fig. 301). Elles aboutissent à la surface et sous la pie-mère à une membrane dite *limitante*, basale ou cuticulaire, qu'elles semblent tendre. Bergmann avait déjà reconnu le caractère amorphe de cette membrane et l'avait justement comparée à la limitante interne de la rétine. Elle est probablement formée par l'expansion des fibres radiées, c'est-à-dire par l'accolement de leurs épaississements terminaux. Au-dessous d'elle est une couche névroglique assez épaisse, analogue à celle de la moelle.

Sur la névroglie du cervelet, voy. : Retzius, *Biolog. Untersuch.*, 1892 ; —

Azoulay, *C. R. Soc. de Biologie*, 1894; — Van Gehuchten, *Bibliogr. anatom.*, 1894.

Vaisseaux de la substance grise. — Ranvier dit qu'un même réseau capillaire alimente les trois couches et qu'il y est partout également serré. D'après Obersteiner, on rencontre dans la couche moléculaire des artères et des veines pénétrantes à direction perpendiculaire à la surface et un réseau capillaire allongé en sens radié; la couche granuleuse possède également un réseau à mailles étroites. Les mailles s'agrandissent dans la substance blanche et s'allongent dans le sens des fibres nerveuses. Ce même auteur signale aussi autour des cellules de Purkinje des artérioles et des veinules assez développées, parallèles à la surface.

B. — Noyaux centraux.

La substance blanche du cervelet contient dans chacune de ses moitiés quatre ganglions nerveux, qui sont par conséquent pairs et symétriques. Le plus gros, le *corps dentelé*, était connu depuis longtemps; Stilling a découvert les trois autres. Parmi ces trois ganglions nouveaux, deux sont situés dans le noyau blanc de l'hémisphère et peuvent être considérés comme des corps dentelés accessoires : ce sont le *bouchon* ou *embolus*, et le *noyau sphérique*; le troisième ou *noyau du toit* occupe la substance blanche du vermis.

Nous pouvons les répartir ainsi :

Ganglions centraux.	Dans l'hémisphère.	Corps dentelé.	
		Noyaux dentelés accessoires.	Bouchon ou embolus.
			Noyau sphérique.
	Dans le vermis.	Noyau du toit.	

On peut les voir tous à la fois sur une coupe horizontale du cervelet passant par le noyau central du vermis supérieur et par le grand sillon circonférentiel, en rasant la valvule de Vieussens. On remarquera qu'ils sont tous voisins de la partie antérieure de la voûte du quatrième ventricule.

1° ***Corps dentelé.*** — Nous avons déjà décrit le corps dentelé ou olive cérébelleuse (p. 244); nous avons vu qu'il présente la forme d'un sac, dont le hile s'ouvre à l'extrémité antérieure de la face interne. La lame plissée qui constitue le ganglion est composée de cellules nerveuses et d'un plexus fibrillaire. Les cellules à corps globuleux, de taille plutôt moyenne, se font remarquer par la richesse de leurs dendrites; leurs axones se dirigent pour la plupart vers le noyau rouge qu'ils abordent par le pédoncule cérébelleux supérieur. Quant à l'inextricable plexus dans lequel ces éléments sont plongés, il renferme entre autres la terminaison des fibres de Purkinje, du vermis seul (Van Gehuchten), et des collatérales qui proviennent soit des cellules dentelées, soit peut-être aussi des fibres du corps restiforme.

Le corps dentelé, qui a été appelé aussi corps ciliaire, est en outre recouvert sur sa face externe d'une couche blanche d'aspect feutré, qui a reçu les noms variés de *plexus extra-ciliaire*, *toison* ou capsule du corps dentelé; un amas semblable de fibres intriquées remplit son noyau médullaire et constitue le *plexus intra-ciliaire*, en communication avec le premier. Plus en dehors, la substance médullaire dans laquelle il est plongé présente des faisceaux curvilignes, visibles dans certains modes de préparation et connus sous le nom de *fibres semi-circulaires*. Les unes, *externes* ou *circumdentelées*, contournent la convexité des faces externe et supérieure du corps dentelé en se continuant dans les pédoncules cérébelleux moyen et inférieur; les autres, *internes* ou *périventriculaires*, signalées par Déjerine, émanent de la partie interne du corps dentelé, sur les parois latérales du 4e ventricule. Ces fibres semi-circulaires sont l'épanouissement de faisceaux qui proviennent du bulbe ou de la protubérance, auxquels s'ajoutent des fibres émanées de l'écorce cérébelleuse.

2° ***Noyaux*** ou ***corps dentelés accessoires***. — Ces deux petits ganglions, qui paraissent être des satellites détachés du corps dentelé principal, ne sont bien reconnaissables que chez l'homme. Le plus externe des deux, par consé-

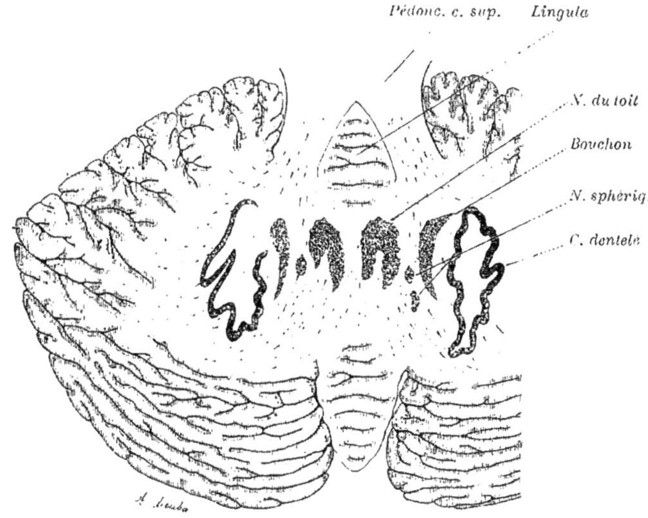

Fig. 303. — Les ganglions centraux du cervelet.

Coupe horizontale, un peu oblique, rasant la valvule de Vieussens. — Le noyau sphérique est sectionné deux fois à droite.

quent le plus rapproché du corps dentelé, est le bouchon ; le plus interne, le noyau sphérique.

Noyau du bouchon ou de **l'embolus**, nucleus emboliformis. — Ce noyau, qui commence à 4 millimètres en arrière de la lingula, s'étend en direction antéro-postérieure le long de la face interne du corps dentelé, en avant du hile qu'il semble oblitérer en partie. Il rappelle la parolive interne. Sa longueur est de 13 à 15 millimètres ; il présente une extrémité antérieure renflée, large de 3 à 4 millimètres, une extrémité postérieure effilée. Sa substance grise a une structure analogue à celle du corps dentelé, avec lequel elle est d'ailleurs fusionnée en arrière.

Noyau sphérique ou noyau globulaire ; nucleus globulus. — Situé en dedans et un peu en dessous du bouchon, le long des deux tiers antérieurs de ce ganglion, au-dessus du nid d'hirondelle, il a la forme d'un ruban à direction sagittale, long de 13 à 14 millimètres, composé d'un pédoncule en avant, et d'une tête renflée, en arrière. Les coupes le montrent parfois sectionné en deux ou trois tronçons. Son extrémité antérieure se fusionne avec le noyau dentelé et le noyau du toit. Au point de vue structural, il appartient au type des noyaux dentelés.

3° ***Noyau du toit***, *noyau médian* ou noyau de Stilling. — Ce noyau paraît être plus important que les corps accessoires; il est situé, non plus dans l'hémisphère, comme ceux-ci, mais dans le lobe médian ou vermis, dont il occupe le noyau central médullaire dans les deux tiers de sa partie antérieure, sous la branche verticale de l'arbre de vie, et immédiatement au-dessus de la voûte épendymaire du ventricule. Sa couleur est brune ou gris clair. Sa forme est celle d'un ellipsoïde aplati de haut en bas; il mesure 1 centimètre dans le sens antéro-postérieur et 5 à 6 millimètres transversalement. L'extrémité antérieure est renflée; l'extrémité postérieure, mal limitée, découpée en dents, se fusionne avec celle du noyau opposé. Les deux noyaux sont du reste très rapprochés l'un de l'autre et confinent à la ligne médiane. Ils renferment de grandes cellules multipolaires. Weidenreich les considère comme étant l'extrémité supérieure d'une colonne nerveuse, formée plus bas par les noyaux vestibulaires de Deiters et de Bechterew, auxquels elle est unie chez certains mammifères.

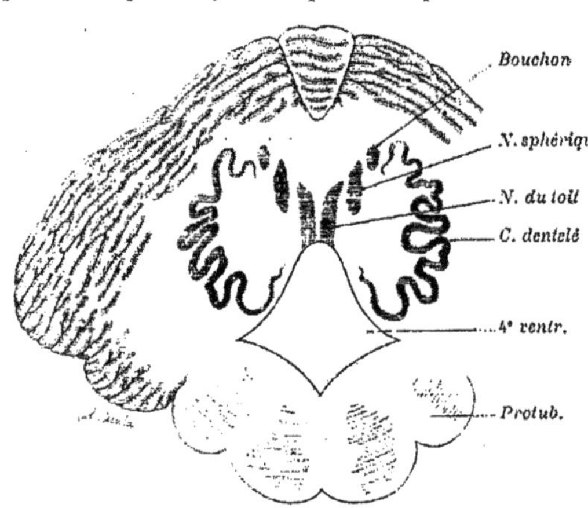

Fig. 304. — Noyaux accessoires dans leurs rapports avec le 4ᵉ ventricule.
Coupe vertico-transversale passant par la protubérance.

Sur l'anatomie comparée des noyaux centraux : Weidenreich. Zur Anatomie der centr. Kleinhirnkerne. *Dissert. inaug.*, Strasbourg, 1899, et *Zeitschr. f. Morphol.*, 1899.

II. — PÉDONCULES CÉRÉBELLEUX.

Nous avons distingué trois paires de pédoncules cérébelleux : les inférieurs ou corps restiformés qui émanent du bulbe, les moyens qui viennent de la protubérance, et les supérieurs qui sortent du pédoncule cérébral en dessous des tubercules quadrijumeaux. La figure 173 montre la position réciproque de ces trois pédoncules. En observant le côté droit de la figure, on remarquera que le pédoncule cér. inférieur émerge en haut entre le pédoncule moyen et le pédoncule supérieur; il y a là dans le noyau médullaire une sorte de trou (*porte de sortie*, de Stilling), par où le corps restiforme et les faisceaux inférieurs du pédoncule moyen pénètrent dans le cervelet.

A. — **Pédoncules cérébelleux supérieurs.** — On voit déjà à l'œil nu que la plus grande partie du pédoncule cérébelleux supérieur sort de la cavité du corps dentelé par le hile ouvert en avant et en dedans, et qu'à son autre extrémité, dans la partie supérieure du pédoncule cérébral, il se croise avec le pédoncule opposé et pénètre dans le noyau rouge où il se perd. Ce croisement atteint son plein développement sous les tubercules quadrijumeaux postérieurs. Schwalbe compare cette disposition des pédoncules cérébelleux à deux branches de ciseaux à demi ouvertes; le croisement répond à l'articulation des branches, et les noyaux rouges figurent les anneaux.

La caractéristique du pédoncule cérébelleux supérieur est de contenir la presque totalité des fibres afférentes ou centrifuges du cervelet; ces fibres émanent à peu près toutes du noyau dentelé. Il y a lieu de distinguer le pédoncule proprement dit et le faisceau de Gowers.

1° **Pédoncule proprement dit.** — Les fibres proviennent des grosses cellules du corps dentelé ou olive cérébelleuse, dont elles sont le prolongement cylin-

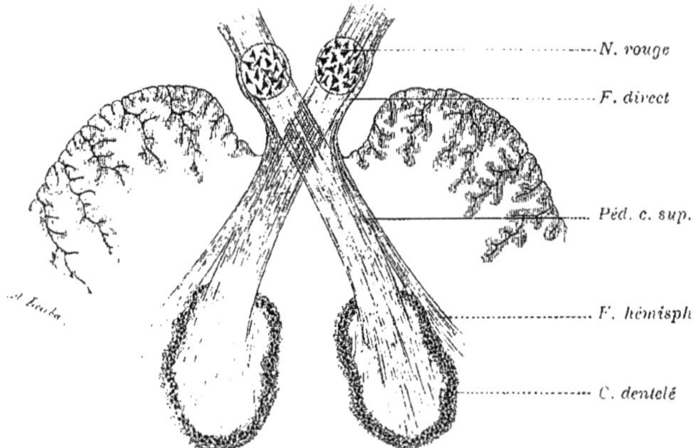

FIG. 305. — Les pédoncules cérébelleux supérieurs.
Origine et entrecroisement. — Figure demi-schématique.

draxile; ces cellules sont, comme nous l'avons vu, en connexion avec la terminaison des fibres de Purkinje. Un petit nombre de fibres nerveuses ont pour origine l'écorce même, et par conséquent les cellules de Purkinje (Marchi, Cajal, Van Gehuchten). Les observateurs récents admettent que toutes ces fibres sans exception subissent l'entrecroisement sous les tubercules quadrijumeaux. Elles aboutissent au noyau rouge ; une partie s'y termine, l'autre se poursuit directement jusqu'à la couche optique. Le noyau rouge étant à son tour uni au thalamus (noyau externe ou interne), ou même directement à l'écorce cérébrale, le pédoncule cérébelleux supérieur constitue une voie centrifuge cérébello-corticale, coupée par des relais variés (neurones rubro-cérébelleux, rubro-thalamiques et thalamo-corticaux).

A côté de ces fibres efférentes existent, mais en très petit nombre, des fibres afférentes centripètes.

Le noyau rouge n'est pas le seul aboutissant ou le seul lieu de passage du pédoncule supérieur. Cajal a découvert qu'un grand nombre de fibres, après avoir subi l'entre-croisement (Van Gehuchten), se bifurquent en deux branches, l'une ascendante qui continue son trajet vers le noyau rouge, l'autre descendante, ou bien émettent une grosse collatérale descendante. Branches de division ou bien collatérales, ces fibres se réunissent en un faisceau longitudinal qui descend dans la protubérance et le bulbe, en dedans du noyau gélatineux du trijumeau. Elles abandonnent des collatérales au noyau masticateur, aux noyaux du facial, du moteur externe, des nerfs mixtes et à la substance réticulée, et se terminent dans la moelle, on ne sait où, car on n'a pu les suivre plus loin que l'olive.

Cajal appelle ces fibres faisceau cérébelleux descendant latéral. Ce nom est déjà appliqué à un groupe de fibres décrit par Thomas. Nous le désignerons sous le nom de *faisceau descendant de Cajal*. Il est difficile, pour le moment, de l'identifier avec d'autres faisceaux indiqués par Marchi, par Edinger et par Bechterew.

(CAJAL, *Beitrag. z. Stud. der Medulla oblongata*, I, 1896).

Thomas décrit un autre faisceau descendant, le *faisceau en crochet de Russell*, qui, né dans le corps dentelé, et partiellement dans l'écorce et le noyau du toit, contourne en crochet le pédoncule cérébelleux supérieur sur la face externe du faisceau de Gowers et descend dans la protubérance et dans le bulbe. Il se termine en partie dans les noyaux de Deiters et de Bechterew, confondu avec les fibres cérébello-vestibulaires du corps restiforme, et en partie dans la moelle jusqu'à la région dorsale moyenne. (THOMAS. Le cervelet. *Thèse de Paris*, 1897.)

2° **Faisceau de Gowers.** — Nous avons vu plus haut (p. 386) que ce faisceau émergeant de la protubérance contourne le pédoncule cérébelleux et pénètre sur son bord interne dans le centre médullaire du cervelet. Il se termine, après croisement partiel, dans l'écorce du vermis antérieur. C'est par conséquent une voie afférente, centripète, dont l'origine est dans la moelle.

B. — **Pédoncules cérébelleux moyens.** — Ces pédoncules unissent le cervelet avec les noyaux gris de la protubérance; leur position excen-

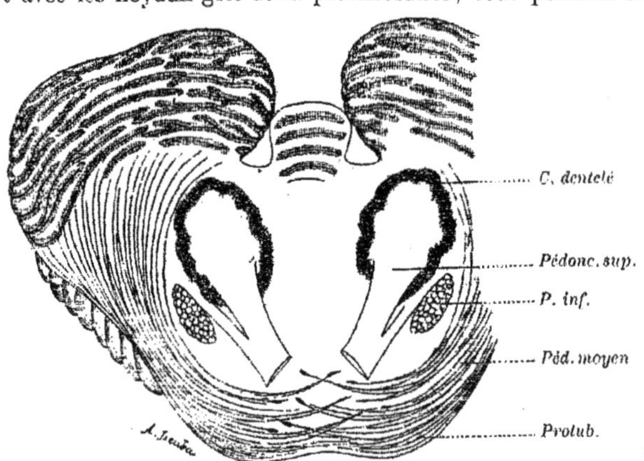

FIG. 306. — Les pédoncules cérébelleux moyens.
Coupe horizontale du cervelet. — Figure demi-schématique.

trique fait déjà présumer qu'ils sont surtout en rapport avec l'hémisphère cérébelleux, bien plus qu'avec le lobe médian ou le corps dentelé. Ce sont leurs fibres qui constituent la plus grande partie des *fibres semi-circulaires*, que l'on observe dans le noyau blanc de l'hémisphère.

Le pédoncule moyen est essentiellement une voie afférente du cervelet, voie centripète ou *ponto-cérébelleuse*. Les fibres naissent dans les cellules des noyaux gris du pont; elles occupent les trois couches transversales connues sous le nom de stratum superficiel, intermédiaire et profond. Quelques-unes sont directes (fibres homo-latérales), mais la plupart sont croisées (fibres contro-latérales de quelques auteurs). Elles se terminent dans l'écorce hémisphérique.

Il est important de remarquer que ces noyaux protubérantiels sont, à leur tour, en rapport avec l'écorce cérébrale par un double système de fibres : par d'innombrables collatérales émanées du faisceau pyramidal, et surtout par des fibres terminales qui proviennent des régions centrales du manteau et passent par le pied du pédoncule cérébral. Ils ne sont donc qu'un relais, une station interposée sur la voie cérébro-cérébelleuse.

A côté de ces fibres centripètes qui forment le contingent principal, il existe un petit nombre de fibres centrifuges ou efférentes, constatées chez l'homme et chez les animaux, qui proviennent de l'écorce même du cerveau et se terminent dans les noyaux du pont.

C. — **Pédoncules cérébelleux inférieurs.** — Nous employons ce terme comme synonyme de corps restiforme, bien que quelques auteurs réservent ce dernier terme à la moitié inférieure, juxta-ventriculaire, des pédoncules, et d'autres à la partie externe de ces mêmes pédoncules.

Comme les pédoncules moyens, les inférieurs contiennent presque exclusivement des fibres afférentes, centripètes, en grande partie croisées et qui se terminent dans l'écorce cérébelleuse, sans contracter de rapport avec le corps dentelé. Ces fibres sont, les unes d'origine médullaire : faisceau cérébelleux de Flechsig; les autres, de beaucoup plus nombreuses, d'origine bulbaire : fibres des noyaux postérieurs, faisceau olivaire et faisceau vestibulaire.

1° **Faisceau cérébelleux direct ou de Flechsig.** — Nous avons décrit déjà (p. 206 et 385) le trajet de ces fibres qui, nées dans les cellules de la colonne de Clarke, contournent la face externe du bulbe, pénètrent dans le corps restiforme et dans le cervelet, et vont, après s'être en majeure partie croisées, se terminer dans les vermis supérieur et postérieur du lobe médian, au-dessus et en arrière de la terminaison du faisceau de Gowers.

2° **Fibres des noyaux de Goll et de Burdach.** — Elles proviennent des noyaux du cordon postérieur, principalement de leur partie externe (noyau externe ou de Monakow), et, comme on le sait, ces noyaux ont, à leur tour, reçu la terminaison des fibres radiculaires longues de la moelle, en même temps que la grosse masse de leurs cellules envoient leurs cylindre-axes, non pas au cervelet, mais dans le ruban de Reil ou ruban sensitif. Ces fibres bulbaires aboutissent à l'écorce cérébelleuse après un croisement partiel. Peut-être un certain nombre prennent-elles la voie indirecte de l'olive.

Thomas et d'autres auteurs mettent en doute l'existence de ces fibres ascendantes des noyaux. En revanche ils admettent :

1° Des fibres médullaires directes, qui proviendraient des racines postérieures ou des fibres de cordon, sans passer par les noyaux;

2° Des fibres descendantes, d'ailleurs peu nombreuses, qui, de l'écorce hémisphérique, iraient se terminer dans le noyau de Burdach, dans le noyau du cordon latéral et dans la substance réticulée.

D'autre part, le noyau du cordon latéral, dans lequel se termine une partie du faisceau de Gowers, enverrait des fibres ascendantes au cervelet.

3° **Faisceau olivaire.** — Depuis longtemps, des observations d'anatomie pathologique chez l'homme, et l'expérimentation chez les animaux, ont démontré les rapports croisés qui unissent l'olive et le cervelet. Elles ont lieu par le *faisceau olivaire* qui constitue la plus grosse part du corps restiforme. Les fibres naissent des cellules olivaires et aussi des parolives et du noyau arciforme, dont les dégénérations accompagnent celles de l'olive bulbaire. Quelques-unes paraissent être directes; mais la grande majorité sortant du hile se croise dans le raphé, dans la couche inter-oliv. (fibres arciformes antérieures) et monte dans la partie externe du corps restiforme. Elles aboutissent, non pas au corps dentelé, comme on l'a cru longtemps, mais, ainsi qu'il est de règle pour les fibres afférentes, dans l'écorce cérébelleuse. Le lobe médian et accessoirement les hémisphères reçoivent leurs arborisations.

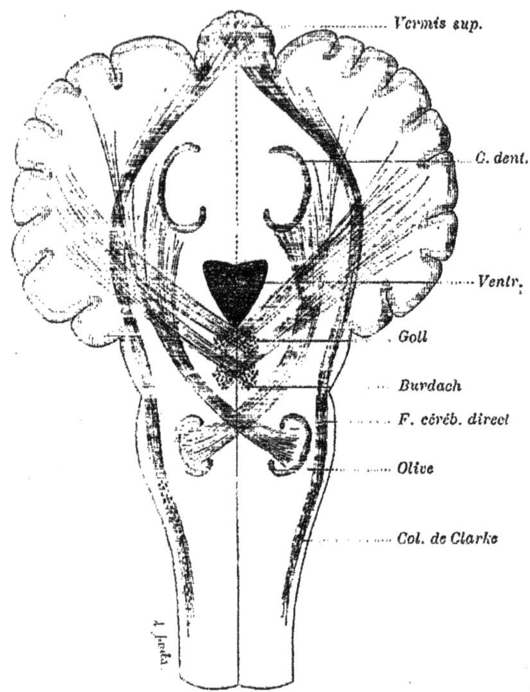

Fig. 307. — Les pédoncules cérébelleux inférieurs.
Figure schématique.

L'olive bulbaire, à son tour, est en connexion avec le cerveau; elle représente une station intermédiaire entre cet organe et le cervelet. On n'admet plus qu'elle soit unie à la moelle; on n'a pas retrouvé les faisceaux spinaux indiqués par Kœlliker et par Luys; toutefois, elle pourrait encore lui être indirectement reliée, s'il est vrai qu'elle reçoit des fibres des noyaux de Goll et de Burdach. On ne connaît d'une façon certaine que ses connexions avec des centres plus élevés, par le *faisceau central de la calotte* de Bechterew (faisceau olivaire cérébral de Luys), faisceau qui passe dans la calotte protubérantielle entre l'olive supérieure et le ruban de Reil, et que Bechterew et Flechsig auraient suivi jusque dans le noyau lenticulaire des corps striés, tandis que, suivant Déjerine, il se termine dans la capsule du noyau rouge, lui-même uni directement à l'écorce cérébrale. On a observé sa dégénération descendante.

4° **Faisceau vestibulaire.** — Ces fibres occupent dans le pédoncule inférieur une partie connue sous le nom de *segment interne du corps restiforme*, partie infiltrée de traînées de substance grise (noyaux ou ganglions restiformes) qui se rattachent, d'une part au noyau de Deiters et au noyau du toit, d'autre part aussi aux noyaux de Goll et de Burdach, car Van Gehuchten a constaté que les racines des deux premiers nerfs cervicaux remontaient jusqu'à ce niveau. Elles proviennent des noyaux dans lesquels se terminent le nerf vestibulaire, noyaux de Bechterew, de Deiters et noyau descendant de Roller. Un certain nombre, comme nous l'avons dit (p. 405), ne sont, d'après Cajal, qu'une branche de bifurcation du nerf vestibulaire et représentent, par suite, des fibres radiculaires directes, unies seulement par des collatérales aux noyaux précédents. Ces fibres montent sur la face interne du pédoncule et se terminent dans le cervelet. Leur aboutissant est mal déterminé ; on a indiqué les noyaux du toit, le corps dentelé et l'écorce cérébelleuse.

Ce faisceau contient en outre des fibres descendantes, dont l'origine précise et le croisement sont encore plus mal définis.

Le faisceau vestibulaire est le *faisceau cérébello-vestibulaire* de Thomas, le faisceau *cérébelleux acoustique* de Cajal, le faisceau *cérébelleux sensoriel d'Edinger*. Ce dernier auteur fait observer que chez les vertébrés inférieurs un faisceau puissant, issu du ganglion de Gasser, pénètre avec le trijumeau dans le pont et se rend directement dans le cervelet. Chez les vertébrés supérieurs, le faisceau direct n'est plus représenté que par les faisceaux vestibulaires que nous avons décrits, et peut-être par quelques fibres ascendantes du trijumeau (EDINGER, *Neurol. Centralblatt*, 1899).

III. — CONSTITUTION DU CERVELET

Comme on vient de le voir, il reste encore bien des incertitudes sur les connexions anatomiques du cervelet, et encore, pour conserver la clarté nécessaire à un livre d'enseignement général, avons-nous dû choisir les opinions les plus accréditées et laisser les autres dans l'ombre ; mais en réalité il n'est pas un seul faisceau dont l'origine, le trajet et la terminaison ne soient contestés.

Quelques données générales ont pu se dégager des faits que nous avons exposés plus haut :

1° Le cervelet est en connexion avec la totalité de l'axe cérébro-spinal. Il est uni directement aux noyaux ganglionnaires du pédoncule cérébral, de la protubérance et du bulbe ; directement ou indirectement au cerveau et à la moelle. Ces connexions sont à double voie, ascendante et descendante ; en d'autres termes, il y a des fibres centripètes qui vont au cervelet et des fibres centrifuges qui du cervelet vont à la moelle ou à l'encéphale. — 2° Le territoire cérébelleux est limité à l'axe cérébro-spinal. Toutes les fibres qu'il reçoit ou qu'il émet proviennent des centres nerveux ou y aboutissent ; il ne lui arrive aucune fibre nerveuse de la peau, des muqueuses, des muscles ou des viscères, et il ne leur en envoie aucune. Il reste un organe central dans toute l'étendue du mot. — 3° Ses fibres afférentes ou efférentes ne subissent qu'une semi-décussation ; elles appartiennent au type du chiasma. Les fibres croisées sont de beaucoup les plus nombreuses. Grâce au nouvel entre-croisement que subissent à leur tour les fibres cérébrales ou médullaires (faisceau pyramidal, etc.), chaque moitié du cervelet est en rapport avec les deux moitiés du corps, mais principalement avec la moitié correspondante ou homologue.

L'anatomie nous a montré que le cervelet est un organe appendiculaire et non intermédiaire, je veux dire par là qu'il n'est pas intercalé entre la moelle et le cerveau, mais surajouté et à distance. C'est un centre autonome, indépendant comme le cerveau, et, comme lui, il possède deux systèmes de fibres, un système d'association et un système de projection.

A. — SYSTÈME D'ASSOCIATION

Ce système comprend les fibres *intérieures* qui unissent entre elles les différentes parties du cervelet, pour en faire un organe solidaire, homogène. Elles sont de deux ordres, les fibres d'association proprement dites ou unilatérales, et les fibres commissurales.

1° Les *fibres propres d'association* unissent deux régions d'une même moitié du cervelet. Elles sont représentées par les *fibres arquées* ou *fibres en guirlande*, qui courent à la base de l'écorce en faisceaux assez épais (0 mm. 3 à 0 mm. 5), se moulant sur les sillons interlamellaires et interlobulaires. Elles relient les lamelles entre elles dans un même lobule ou d'un lobule à l'autre. Leurs cellules d'origine sont inconnues.

Les dégénérations révèlent en outre l'existence de fibres isolées qui, dans chaque hémisphère, relient les parties supérieure et inférieure, externe ou interne, quelquefois sur un long parcours, et de même dans le vermis (Déjerine).

Il est juste de ranger dans ce système, et à titre de fibres d'association intracorticales, celles qui, sous des formes diverses, s'étendent dans l'épaisseur de l'écorce. Ainsi, les cellules de Purkinje sont reliées entre elles par leurs propres collatérales, par les cylindre-axes des petites cellules isolées, par les fibres parallèles des grains. Ces relations comprennent tous les degrés en espace dans une même lamelle; les unes sont rapprochées, limitées à trois cellules contiguës, les autres sont éloignées et se prolongent d'un bout d'une circonvolution à l'autre.

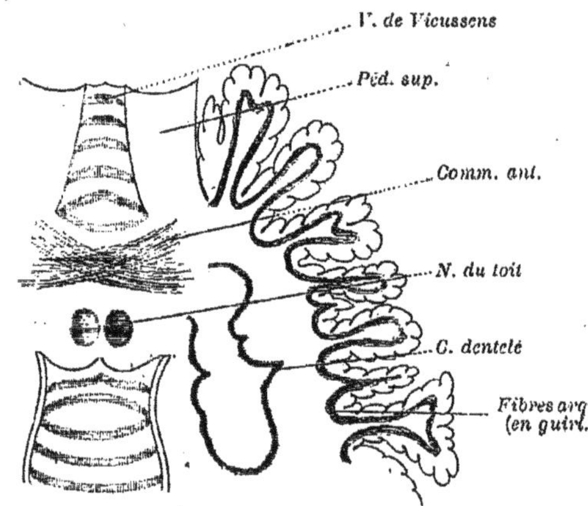

Fig. 308. — Fibres d'association et commissures du cervelet.
Commissure antérieure de Stilling et fibres arquées ou en guirlande, schématisées sur une coupe horizontale. — Côté droit.

2° Les *fibres commissurales* unissent deux moitiés symétriques ou non d'un centre. Elles sont puissamment développées dans le cerveau (corps calleux). Mais il faut observer que le cervelet n'est pas formé de deux moitiés séparées; bien au contraire, il se développe par un lobe médian, le vermis, auquel s'adjoignent ou non des masses latérales, les hémisphères. En tous cas, les fibres commissurales paraissent faire défaut ou être rares, car l'atrophie et l'extirpation d'une moitié de l'organe ne fait pas dégénérer l'autre moitié. L'union d'un côté à l'autre se fait par la continuité même de l'écorce; il semble que les vermis du lobe médian soient le centre de l'organe et le véritable lien entre les deux hémisphères.

Stilling a le premier décrit dans la substance blanche du vermis deux commissures ou croisements transversaux de fibres, séparées l'une de l'autre par le noyau du toit :

La *commissure antérieure*, plus grande, dont l'épaisseur peut atteindre 1 millimètre; elle est située en avant et au-dessus du corps dentelé et du noyau du toit, à la base de la lingula et du lobule central; — la *commissure postérieure*, plus petite, qui occupe la base de la branche horizontale dans le noyau blanc.

On considère aujourd'hui que ces commissures ne sont que des lieux de croisement pour les faisceaux pédonculaires.

B. — SYSTÈME DE PROJECTION

Ce système comprend toutes les fibres *extérieures*, celles qui, directement ou indirectement, sortent du cervelet pour entrer en relation avec les organes voisins.

Le cervelet est en rapport, à l'aide de ses fibres pédonculaires, en majeure partie croisées, avec le cerveau, le tronc cérébral et la moelle, et chacune de ces voies comprend, en proportion inégale pour chacune d'elles, des fibres d'aller et des fibres de retour.

1° **Connexions avec le cerveau.** — La voie d'aller, fibres efférentes du cervelet, emprunte exclusivement le chemin du pédoncule supérieur. Elle est coupée de relais et le chemin comprend de 2 à 4 neurones. Les cellules de Purkinje actionnent celles du corps dentelé qui, à leur tour, transmettent leur excitation au noyau rouge et à la couche optique, et de là au cerveau. Nous avons mentionné des trajets collatéraux plus directs.

La voie de retour, fibres afférentes, est également indirecte, discontinue. Elle se compose : 1° d'un très petit nombre de fibres centripètes contenues dans le pédoncule supérieur; 2° des fibres cérébrales qui, par le pied du pédoncule cérébral, aboutissent aux noyaux protubérantiels, eux-mêmes unis au cervelet par le pédoncule moyen. C'est là le contingent fondamental; et il faudrait y joindre les fibres du faisceau pyramidal qui, en traversant le pont de Varole, abandonnent à ses noyaux gris de nombreuses collatérales; 3° du faisceau central de la calotte, s'il est démontré qu'il s'étend du noyau lenticulaire à l'olive bulbaire, laquelle envoie ses cylindre-axes au cervelet par le pédoncule inférieur.

2° **Connexions avec le tronc cérébral.** — Elles sont considérables, puisqu'elles embrassent en somme la très grande majorité des fibres de projection; presque toutes les fibres cérébelleuses, alors même qu'elles sont destinées au cerveau ou à la moelle, s'arrêtent dans des centres intermédiaires. Nous pouvons les classer en deux catégories, celle des noyaux ganglionnaires et celle des nerfs crâniens.

Noyaux ganglionnaires. — Le noyau rouge du pédoncule supérieur, les noyaux gris de la protubérance, dans le bulbe : l'olive, le noyau arciforme et le noyau du cordon latéral, sont tous reliés au cervelet. Nous avons vu que les

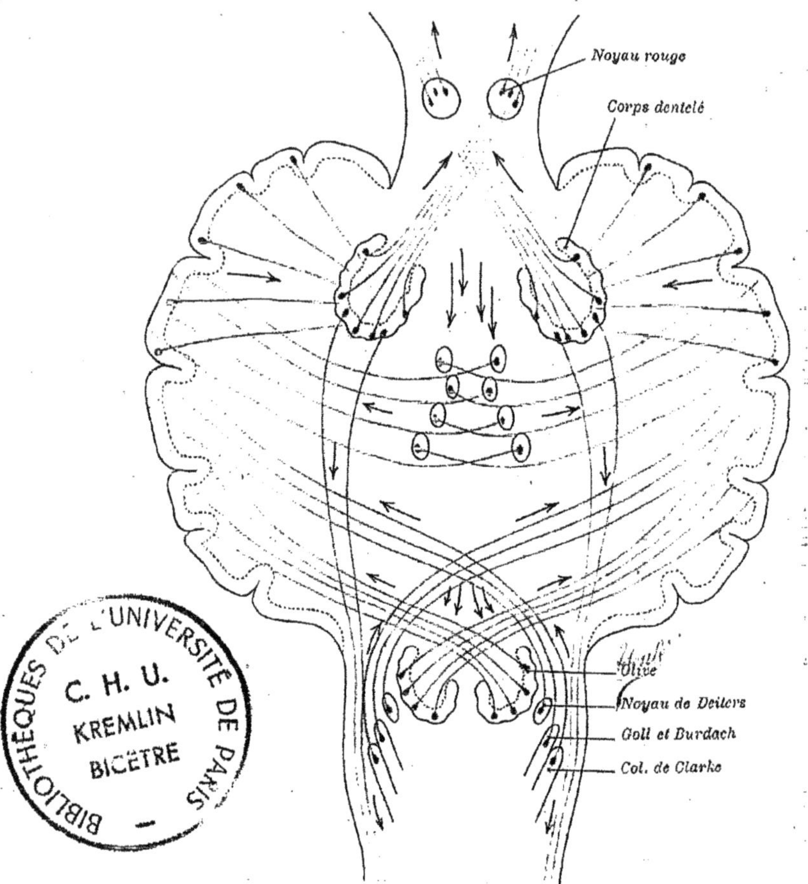

Fig. 309. — Connexions du cervelet, schéma.

Les fibres efférentes ou centrifuges en rouge; les fibres afférentes ou centripètes en bleu; les petits cercles, au centre du dessin, indiquent les noyaux protubérantiels.

fibres sont principalement efférentes pour la voie qui unit le cervelet au noyau rouge, afférentes au contraire pour les autres centres. On a considéré tous ces ganglions, disséminés sur le prolongement de la moelle, comme de petits *cervelets périphériques* (Luys), formations aberrantes détachées du corps principal et réparties sur sa frontière.

Nerfs crâniens. — Chez les vertébrés inférieurs, les poissons notamment, les nerfs crâniens sensitifs présentent avec le cervelet des relations directes qui rappellent celles des cordons postérieurs de la moelle; une partie de leurs fibres radiculaires pénètrent directement dans l'organe (Edinger). Chez les mammifères, chez l'homme, il n'y a plus que des rapports indirects ou à peu près. Les noyaux moteurs reçoivent des excitations cérébelleuses, par les collatérales ou les fibres terminales que leur abandonne le faisceau descendant de Cajal (branche descendante du pédoncule supérieur). Les noyaux sensitifs, trijumeau et nerfs mixtes, ont sans doute des connexions centripètes; elles nous sont inconnues. La seule relation précise est celle de la branche vestibulaire de l'acoustique, branche que nous savons issue d'un organe périphérique de l'équilibration, les canaux demi-circulaires de l'oreille interne. Le faisceau vestibulaire, composé en partie de fibres radiculaires de ce nerf, en partie de fibres du noyau de Deiters-Bechterew, dans lequel se termine le nerf vestibulaire, s'étend en direction ascendante du bulbe au cervelet et lui apporte les impressions labyrinthiques.

3° **Connexions avec la moelle.** — La voie ascendante prédomine ici. Elle comprend au moins trois catégories de fibres : le faisceau de Gowers, qui passe en majeure partie par le pédoncule supérieur, accessoirement par le pédoncule inférieur, en s'interrompant dans le noyau latéral; — le faisceau direct de Flechsig, qui monte par le corps restiforme; — les fibres des noyaux de Goll et de Burdach (eux-mêmes terminaison des cordons postérieurs), qui entrent directement, d'autres peut-être en passant par l'olive, dans ce même corps restiforme. Edinger et Thomas admettent même que les fibres des racines postérieures s'élèvent jusqu'au cervelet sans s'interrompre dans les noyaux.

En revanche, il est difficile d'indiquer la voie descendante, centrifuge, en tous cas bien réduite. Le faisceau descendant de Thomas, le faisceau en crochet de Russell, le faisceau de Cajal, toutes fibres qui descendent du pédoncule cérébelleux supérieur, sont encore bien mal précisés, et surtout n'ont pas été reconnus chez l'homme. Il reste cette donnée générale : que le cordon antéro-latéral de la moelle, et plus particulièrement le faisceau marginal du cordon antérieur, contient vraisemblablement des fibres d'origine cérébelleuse.

Sur le trajet des fibres du cervelet et sur sa physiologie, voy. : THOMAS, Le cervelet. *Thèse de Paris*, 1897, travail considérable fait dans le laboratoire de Déjerine. On a peu ajouté depuis aux recherches qu'il contient; ces additions sont indiquées dans Van Gehuchten et dans Bechterew.

Fonction du cervelet. — Le cervelet est un organe d'une importance considérable dans l'édifice nerveux. Il existe chez tous les vertébrés, présentant chez tous la même structure, et à mesure que l'on arrive aux types les plus élevés de l'embranchement, aux mammifères, on le voit s'accroître de plus en plus, suivant une marche parallèle à celle du cerveau, pour atteindre chez l'homme son point culminant; il pèse quatre fois plus que la moelle et égale le septième du poids cérébral. Il a des connexions multiples avec toutes les parties de l'axe cérébro-spinal, au sein duquel il plonge par mille racines, et cependant il garde son autonomie, il est un centre supérieur, comme le cerveau.

Cet organe important est un organe *moteur*, étranger à la vie psychique, à la vie sexuelle, aux phénomènes sensitifs proprement dits. C'est ainsi que, suivant les observations d'Édinger, il atteint un développement insolite chez les poissons fort nageurs et chez les reptiles aquatiques, comparés à ces mêmes animaux sédentaires; on a signalé aussi ses fortes cellules de Purkinje chez les oiseaux de haut vol, comme est l'aigle. Les cellules de Purkinje ont le type moteur; leur grande taille, leur long prolongement cylindraxile à direction centrifuge et n'émettant que de rares collatérales, la richesse de leur arborisation protoplasmique et ses connexions multiples, tout cela rappelle les grandes cellules motrices de la moelle et de l'écorce cérébrale. Leur développement à la naissance chez les divers animaux paraît aller de pair avec la faculté de la marche et de la station. Enfin les observations de lésion cérébelleuse, les atrophies précoces de l'organe, les ablations expérimentales, produisent toutes des troubles moteurs de vertige, de titubation, de déséquilibration dans les muscles volontaires du tronc, des membres (nerfs rachidiens) et de la tête (nerfs crâniens moteurs des yeux et de la langue).

Quel est le caractère de sa motricité ? pour les uns, il est coordinateur des mouvements; pour les autres, il est seulement un équilibrateur, les mouvements coordonnés existant chez les animaux sans cervelet ; pour d'autres enfin, il est, plus simplement encore, un accumulateur de force nerveuse, que Rolando avait déjà comparé à une pile voltaïque. Luciani, qui a le plus approfondi la question dans ces derniers temps, conclut que le cervelet communique, on pourrait dire injecte, aux autres centres nerveux une force lente, tranquille et continue. C'est au fond l'idée de Rolando, une source de force qui charge les appareils nerveux. Cette influence, dit Luciani, se manifeste de trois manières : par une action sthénique, qui augmente l'énergie potentielle dont disposent les appareils neuromusculaires; par une action tonique, qui accroît la tension de ces appareils pendant les pauses fonctionnelles ; par une action statique, équilibratrice, qui assure dans les éléments en action le rythme et la continuité.

Le cervelet paraît être un organe homogène, doué de l'unité anatomique et physiologique; on n'y a pas reconnu de territoires comme dans le cerveau. On trouve la même structure dans toutes ses régions; son système d'association relie tous les champs de l'écorce, et les faisceaux pédonculaires, contrairement à ce que croyait Stilling, semblent tous se distribuer, inégalement il est vrai, à la fois au lobe médian et aux hémisphères. Il présente cependant, au cours de son évolution, une variation inverse remarquable entre sa partie centrale et ses masses latérales. Le vermis ou lobe médian existe seul chez les amphibies, les poissons et les reptiles ; il apparaît aussi le premier sur le cerveau humain embryonnaire. Avec les oiseaux se montrent les hémisphères, et désormais ceux-ci grandissant toujours vont finir par étouffer chez l'homme le lobe médian et occuper la place principale. Le vermis ne fait pourtant jamais défaut chez l'homme, le cas cité par Rossi sur un nouveau-né paraît être d'ordre pathologique; mais son exagération, coïncidant ou non avec une fossette occipitale médiane, est un état réversif, qui s'observe surtout sur les cerveaux inférieurs (14 à 18 fois sur 100 chez les criminels-nés ou aliénés, 4 p. 100 chez les sujets normaux, *Lombroso*). Malgré cet amoindrissement du lobe médian, Bechterew le considère comme étant cependant plus important que les hémisphères; il reçoit et il émet la plupart des faisceaux pédonculaires, et ses lésions restent rarement silencieuses. Pour Luciani, son action est bilatérale, et s'exerce surtout sur les membres inférieurs ou train postérieur. Mais il est difficile d'admettre que les hémisphères cérébelleux avec leur développement colossal, leur vaste pont de Varole, leur accroissement parallèle à celui des hémisphères cérébraux, leurs noyaux ganglionnaires, ne soient qu'un département secondaire dans le territoire du cervelet.

Cervelet du nouveau-né. — Au moment de la naissance, le cervelet ne possède encore qu'une organisation très imparfaite, inférieure à celle de la moelle épinière. Ainsi la couche moléculaire est divisée en deux couches secondaires, une couche profonde qui a la structure de la couche moléculaire de l'adulte, et une superficielle formée d'éléments transitoires embryonnaires. Cette couche moléculaire superficielle ou couche des grains superficiels, située sous la membrane basale qui recouvre l'écorce du cervelet, possède de petites cellules polyédriques à signification douteuse, que Cajal présume être la forme épithélioïde et transitoire des petites cellules nerveuses de la zone moléculaire adulte. Elle disparaît en se transformant dans le cours du développement. — Les cellules de Purkinje ont un corps effilé; le cylindre-axe et ses collatérales sont hérissés de globules protoplasmiques; les ramifications dendritiques faiblement divisées ne s'étendent pas jusqu'à la surface de l'écorce et sont recouvertes par la couche moléculaire externe. Tant que les dendrites et leur panache terminal ne sont pas développés, les fibres grimpantes s'appliquent sur le corps cellulaire; à mesure que s'étendent les prolongements protoplasmiques, ces fibres montent avec eux et les enlacent, laissant ainsi libre le corps de la cellule qui contracte des rapports nouveaux avec les corbeilles des cellules d'association (Athias).

D'études comparatives portant sur l'homme, la brebis, le chien et les oiseaux, Lui a cru pouvoir conclure que l'écorce du cervelet n'atteignait son plein développement histologique qu'à l'époque où l'animal peut se tenir debout et marcher, époque variable suivant les animaux considérés.

Deux points méritent encore de fixer l'attention.

1° A la naissance et déjà plusieurs semaines avant, tous les éléments histologiques, cellules nerveuses et cellules névrogliques, existent, imparfaits sans doute et de petit volume, mais aussi nombreux que ceux de l'adulte, ainsi que le montrent les coupes comparatives portant sur des cervelets d'âges différents. Ce n'est donc pas le nombre des cellules qui augmente par la croissance de l'organe, mais uniquement leur volume et leur étendue.

Le cervelet de l'adulte pèse environ cinq fois plus que celui du nouveau-né; cet accroissement tient à la formation des gaines de myéline, à l'agrandissement des cellules névrogliques, à l'extension de leurs ramifications, aux vaisseaux plus larges qui les nourrissent. Pour le cervelet, comme pour les autres centres nerveux, les éléments apparaissent tous à la fois, dès la vie embryonnaire, puis cessent de se multiplier et ne font plus que s'accroître individuellement (V. Gehuchten).

2° Le corps dentelé se distingue par la précocité de son développement; ses cellules devancent celles de Purkinje et sont organisées bien avant la naissance, fait jusqu'à présent inexpliqué. D'autre part, Azoulay a observé que toutes les cellules de Purkinje ne sont pas à développement tardif; un certain nombre, mêlées aux autres, sont achevées au huitième mois fœtal, et destinées, présume-t-il, à quelque acte instinctif s'exerçant dès les premiers jours de la vie.

Voy. la Bibliographie dans Bechterew, p. 449, 1900.

Cervelet sénile. — Le cervelet se fait remarquer par sa résistance à l'atrophie que l'âge provoque dans les centres nerveux. Il maintient son accroissement plus longtemps que le cerveau, et sa déchéance sénile est moins forte, car il ne perd que les 4 centièmes de son poids, au lieu de 7 p. 100. « Les corpuscules amyloïdes qui, à un âge avancé, se montrent en masse en beaucoup d'endroits du système nerveux central, sont ici très rares. On les trouve principalement à la surface. Les cellules de Purkinje montrent moins de tendance aux processus de dégénérescence que les cellules de l'écorce du cerveau; les dégénérescences graisseuses et pigmentaires y sont extrêmement rares (Obersteiner) ».

Hétérotopies de substance grise. — Les hétérotopies de la substance grise sont plus communes dans le cervelet que partout ailleurs. Sur 107 observations recueillies par Otto en 1887, 80 concernaient le cervelet, 20 le cerveau, 6 la moelle et 1 la protubérance. Pfleger, qui a recherché systématiquement les hérétopies sur tous les cervelets, en a observé 75 cas sur 400 autopsies; la proportion de fréquence était la même chez les sujets sains d'esprit et chez ceux qui avaient succombé à une maladie mentale.

Ces anomalies se présentent sous la forme de foyers gris, du volume d'un grain de mil à un noyau de 1 cm. de longueur, siégeant ordinairement entre l'écorce et le corps dentelé. On y trouve des plexus de fibres à myéline, et des cellules nerveuses irrégulièrement disposées qui rappellent, soit les cellules des grains, soit celles de Purkinje. S'il est vrai, comme le soutient Lœwe, que primitivement et normalement c'est une même couche grise qui constitue l'écorce du cervelet et son noyau dentelé, et que ces deux parties sont séparées plus tard par l'envahissement des fibres nerveuses, on peut croire que les hétérotopies reconnaissent une même origine : des portions profondes de l'écorce seraient disjointes et refoulées à l'intérieur dans le cours du développement embryonnaire.

Voy. : Pfleger, *Centralblatt f. med. Wissensch.*, 1880; — Otto, Hyperplasie der Hirnrinde. *Virchow's Arch.*, 1887.

LIVRE SIXIÈME

STRUCTURE DU CERVEAU

Le cerveau proprement dit de l'anatomie descriptive comprend : d'une part, les couches optiques, centres nerveux du cerveau intermédiaire, avec la substance grise du troisième ventricule ; d'autre part, les grandes formations du cerveau antérieur, l'écorce cérébrale, le rhinencéphale et les corps striés. Sans nous astreindre à cet ordre embryologique, nous étudierons successivement les voies optiques, les voies olfactives, les couches optiques, les corps striés, enfin l'écorce cérébrale avec ses faisceaux d'association et de projection.

CHAPITRE PREMIER

VOIES OPTIQUES

NERF OPTIQUE, 3e paire. — CENTRES GANGLIONNAIRES. — CENTRE CORTICAL

On ne peut assimiler le nerf optique aux autres nerfs crâniens, car la rétine d'où il provient est déjà une partie cérébrale. En effet l'œil, dans sa partie sensorielle, dérive embryologiquement de la vésicule oculaire primitive, elle-même prolongement du cerveau antérieur primordial, et le nerf optique n'est que le pédicule qui unissait la vésicule oculaire à la vésicule cérébrale. Le nerf optique a la structure des faisceaux centraux, ses fibres possèdent une gaine de myéline sans gaine de Schwann ; son tissu interstitiel est névroglique ; sectionné, le nerf peut retrouver sa continuité anatomique, apparente au moins, mais non physiologique ; il ne conduit plus les impressions lumineuses.

Tout le système conducteur, depuis le globe oculaire, appartient donc aux *voies centrales* et non aux voies périphériques. Le *noyau d'origine* des fibres optiques doit être cherché dans la rétine, et spécialement dans la couche de cellules nerveuses la plus extérieure, cellules bipolaires comme celles des ganglions de l'oreille et des ganglions spinaux embryonnaires. Ces cellules, par leur prolongement protoplasmique, reçoivent les excitations lumineuses des cônes et des bâtonnets, et par leur prolongement nerveux les transmettent aux grandes cellules ganglionnaires des couches moyennes de la rétine. Toute la voie extérieure, le neurone périphérique sensitif, est ainsi réduite à quelques dixièmes de millimètre, alors que dans les autres nerfs elle mesure la longueur même des nerfs, acoustique, trijumeau, sciatique. — Le *noyau terminal* est représenté par la couche nerveuse profonde de la rétine, où sont les cellules ganglionnaires géantes, dont le prolongement cylindraxile sort du globe de l'œil en devenant fibre du nerf optique. Ainsi le nerf optique n'est assimilable ni à un nerf périphérique ni à une racine postérieure ; c'est un faisceau central détaché, projeté hors du cerveau.

Les voies optiques centrales, de la rétine où elles naissent jusqu'à l'écorce du cerveau où elles se terminent, comprennent deux parties différentes : 1° une partie *extra-cérébrale* ou antérieure, superficielle et libre, connue de tout temps, facile à voir, qui s'étend du globe de l'œil à la base du cerveau et dans laquelle se rangent le nerf optique, le chiasma, la bandelette optique et les centres ganglionnaires (pulvinar, corps genouillé externe et tubercule quadrijumeau antérieur); 2° une partie *intra-cérébrale* ou postérieure, profonde, de même longueur à peu près que la première et comme elle dirigée en sens antéro-postérieur; elle s'étend des centres ganglionnaires à l'écorce cérébrale et comprend les radiations optiques et le centre visuel cortical.

A. — PARTIE EXTRA-CÉRÉBRALE

La partie extra-cérébrale des voies optiques comprend, avons-nous dit, le nerf optique, le chiasma, la bandelette optique et les centres ganglionnaires.

1° **Le nerf optique** émerge en dedans du pôle postérieur de l'œil, le pôle étant occupé par la macula lutea, point de la vision parfaite alors que le nerf répond à une partie aveugle, le punctum cæcum. Tandis que les deux yeux de l'homme sont presque parallèles et ne divergent que sous un angle de 10°, les nerfs optiques qui en partent sont beaucoup plus obliques et convergent pour aboutir aux angles antérieurs du chiasma.

2° **Le chiasma**, masse blanche, quadrangulaire, à côtés curvilignes, repose sur la partie antérieure de la tente pituitaire; sa face antérieure ou ventrale est libre, sa face supérieure ou dorsale est adhérente au plancher du troisième ventricule et notamment à la lamelle grise optique ou lame terminale du cerveau intermédiaire. Les quatre angles se continuent avec les nerfs et les bandelettes optiques.

3° **La bandelette optique** ou *tractus optique* sort de l'angle postérieur du chiasma. Conformée en faisceau plat, large de 5 à 6 mm., libre par sa face inférieure, mais adhérant par sa face supérieure à la base du cerveau, elle se porte en arrière et en dehors entre l'espace perforé et le tuber cinereum, suit la grande fente de Bichat dont elle constitue en partie la lèvre interne, contourne en spirale le pédoncule cérébral et arrive aux corps genouillés. Dans la plus grande partie de ce trajet, la bandelette est sus-jacente à la cinquième circonvolution temporale qui la déborde et la masque, quand on regarde le cerveau par sa base (p. 282). Sur les côtés du pédoncule cérébral et de la partie postérieure de la couche optique, elle se divise en deux racines, l'une externe, l'autre interne.

4° **Les centres ganglionnaires**, *centres primaires, centres optiques inférieurs*, sont par ordre d'importance le corps genouillé externe, le pulvinar et le tubercule quadrijumeau antérieur.

Le *corps genouillé externe* est un petit ganglion, long de 8 à 10 mm., et large de 6, accolé à l'extrémité externe du pulvinar de la couche optique. Il a la forme d'un cœur dont le sommet regarde en dehors. Sa coupe montre un aspect strié, dû à l'alternance de couches grise et blanche enroulées. La substance blanche constitue sa capsule ou stratum zonale et les lames médullaires; la substance grise contient des cellules moyennes et petites.

Le *pulvinar* est ce tubercule postérieur de la couche optique qui proémine par-dessus les corps genouillés. Mal limité, variable dans sa forme et ses dimensions, tantôt régulièrement arrondi et tantôt conique à sommet mousse et à base antérieure, le pulvinar fait défaut ou reste rudimentaire chez la plupart des animaux ; il ne se dessine bien que chez les primates et atteint chez l'homme son plein développement (fig. 189 et 191). Il appartient par sa structure au noyau interne de la couche optique.

Les *tubercules quadrijumeaux antérieurs* ont été décrits plus haut (p. 258). Ils sont unis au corps genouillé externe par un bras conjonctival, dont une branche se porte à la bandelette optique, en traversant ou non le pulvinar.

Connexions de la bandelette avec les centres ganglionnaires. — La bandelette optique se divise en deux racines, l'une externe et l'autre interne.

1° La *racine externe* est de beaucoup la plus considérable. Elle se subdivise à son tour en deux branches. La branche antérieure est destinée au corps genouillé externe et au pulvinar ; elle enveloppe le premier de ces ganglions dans une capsule médullaire, tandis qu'elle le pénètre par ses fibres profondes et contribue à former ses lames médullaires. Une partie de ces deux espèces de fibres se poursuit au delà du corps genouillé et aboutit au pulvinar, à son stratum zonale et à ses couches profondes. — La branche postérieure (branche intermédiaire ou moyenne, Gratiolet et Stilling), grossie de quelques-unes des fibres précédentes, passe entre les deux corps genouillés et se continue dans le bras du tubercule quadrijumeau antérieur, par lui dans ce ganglion. Elle est petite chez l'homme et chez le singe, forte chez beaucoup d'animaux. Le tubercule antérieur reçoit donc des fibres optiques par deux voies, directement de la bandelette, indirectement de la nappe radiculaire qui rampe à la surface du pulvinar et du corps genouillé ; toutes lui arrivent par le bras antérieur.

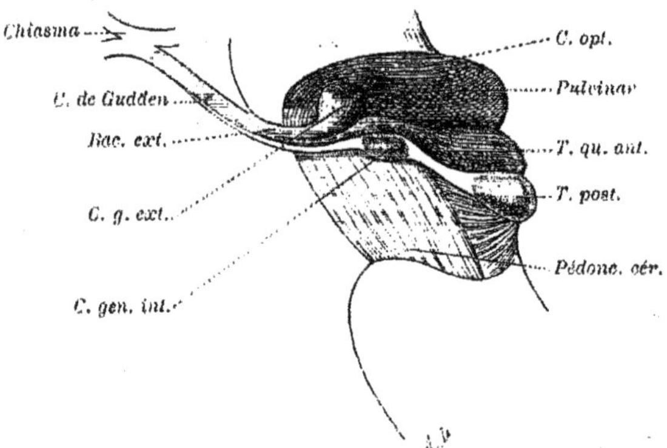

FIG. 310. — Racines et centres ganglionnaires optiques.
Face latérale gauche du tronc cérébral. — La partie optique est teintée en bleu.

2° La *racine interne*, bien moins développée, se rend ou paraît se rendre au corps genouillé interne, uni lui-même par un bras au tubercule quadrijumeau postérieur. Elle n'appartient pas aux voies optiques.

Telle est la description de nos classiques français. C'est aussi celle de Stilling (*Arch. f. micr. Anat.*, 1880). Mais les grandes variations individuelles que présente cette région chez l'homme ont conduit quelques auteurs à un exposé différent. Retzius, entre autres, après avoir revisé ce point d'anatomie, conclut qu'il y a deux racines : une racine antérieure, qui va au corps genouillé externe et à la couche optique (pulvinar) ; une racine postérieure, qui se rend au tubercule quadrijumeau antérieur. Cette dernière répond à notre racine interne et n'est pas destinée au corps genouillé homonyme (*Biolog. Untersuch.*, t. VIII, 1898, p. 65). — Ces divergences qui portent sur l'anatomie macroscopique, apparente, sont sans importance pour la structure réelle.

D'autres racines ont encore été indiquées, dont l'existence n'a pas été vérifiée chez l'homme ou qui se rapportent à d'autres systèmes. Telles sont : la *racine descendante* de Stilling qui par la voie du pédoncule se prolongerait jusqu'au bulbe; — la *racine basale*, composée de fibres qui vont du chiasma ou de la bandelette à la substance grise du troisième ventricule et que l'on a attribuée aux fibres pupillaires réflexes; — enfin le *tractus pédonculaire transverse* de Gudden, que l'on a tour à tour rapporté aux voies optiques, aux racines du moteur oculaire commun, aux fibres aberrantes du pédoncule cérébral (voy. p. 257).

Trajet des fibres rétiniennes. — Le nerf optique et la bandelette qui le prolonge contiennent environ 450 000 fibres, les unes fines, les autres très fines. Elles appartiennent probablement toutes à l'appareil visuel. Un certain nombre d'animaux possèdent, plus ou moins fusionné avec le chiasma et le tractus optique, un système de fibres connu sous le nom de *commissure de Gudden* et dépendant des corps genouillés internes, sans relation aucune avec la vision. Déjerine, se fondant sur des observations où l'atrophie des yeux a entraîné la dégénérescence totale de la bandelette, pense que, chez l'homme, celle-ci et le chiasma sont entièrement affectés aux voies rétiniennes; la commissure de Gudden serait représentée par des fibres noyées dans le plancher du troisième ventricule.

Nous étudierons successivement la terminaison des fibres optiques dans les ganglions, leur entre-croisement, leur groupement en faisceaux et leur position topographique.

1° ***Terminaison des fibres optiques dans les ganglions centraux.*** — Ces fibres, nous l'avons dit, sont les cylindre-axes des grandes cellules ganglionnaires qui occupent la couche la plus interne de la rétine et dont les dendrites s'entrelacent à leur tour avec le prolongement central des cellules bipolaires; ces dernières sont elles-mêmes unies aux cellules visuelles des cônes et des bâtonnets. A leur autre extrémité, les fibres rétiniennes, pénétrant dans les ganglions centraux, leur abandonnent d'abord des collatérales, puis s'y terminent par de vastes arborisations qui se juxtaposent aux ramifications dendritiques des cellules nerveuses.

Les ganglions reçoivent toutes les fibres rétiniennes; il ne semble pas exister, chez l'homme, de fibres directes allant sans interruption du globe oculaire à l'écorce cérébrale; ils sont les noyaux terminaux du premier neurone. Mais il s'en faut qu'ils aient tous les trois la même valeur.

Le *corps genouillé externe* est le centre principal. Cruveilhier a depuis longtemps consigné dans son Anatomie la remarque suivante : « Un fait important, c'est que dans un grand nombre de cas d'atrophie des nerfs optiques que j'ai eu l'occasion d'examiner chez l'homme, l'atrophie portait sur le corps genouillé externe, et nullement sur les tubercules quadrijumeaux antérieurs. » Les observations récentes rapportées par Henschen confirment celles de Cruveilhier. V. Monakow estime que le corps genouillé externe reçoit 80 pour 100 des fibres optiques.

Le *pulvinar* vient en seconde ligne; son contingent de fibres est très réduit, 20 pour 100 des fibres visuelles, d'après V. Monakow.

Quant au *tubercule quadrijumeau antérieur*, si important chez les vertébrés inférieurs dont il est le centre optique fondamental (lobes optiques), il diminue à mesure que les autres centres s'accroissent, et n'est plus chez l'homme qu'un organe rétrogradé, affecté en partie à l'appareil oculaire, en partie aux voies acoustiques. Il peut être lésé, sans provoquer de trouble visuel, ce qui n'est jamais le cas du corps genouillé, et l'atrophie de l'œil le laisse souvent indemne. On le considère aujourd'hui comme étant le *centre réflexe* des mouvements pupillaires et accommodateurs, et accessoirement un centre de transmission des impressions lumineuses aux noyaux gris de la protubérance et du bulbe.

Fibres rétiniennes centrifuges. — L'immense majorité des fibres optiques sont des fibres centripètes, afférentes aux ganglions. Il existe toutefois un nombre fort restreint de fibres centrifuges, que Cajal a découvertes et qu'il a observées chez tous les vertébrés. Elles naissent des ganglions et se terminent dans la couche profonde de la rétine autour des spongioblastes. Leur action est énigmatique. Quelques-unes sont probablement des fibres sympathiques, issues du ganglion ciliaire et du ganglion cervical supérieur.

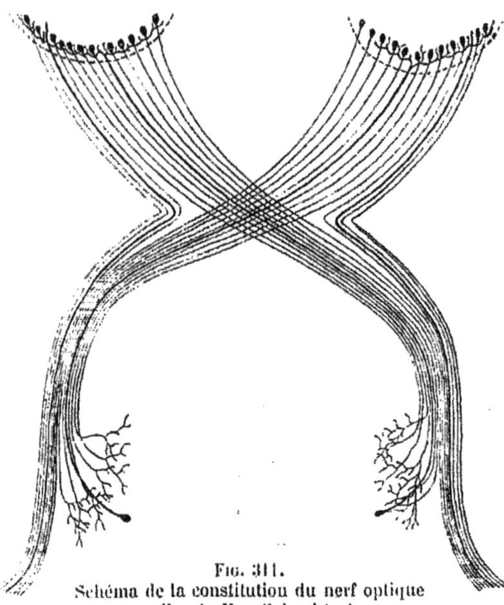

FIG. 311.
Schéma de la constitution du nerf optique (d'après Van Gehuchten).

2° **Entre-croisement.** — Conformément à la loi générale d'après laquelle, chez les vertébrés supérieurs, les faisceaux des centres nerveux sont composés de deux espèces de fibres, des fibres croisées prédominantes et des fibres directes moins nombreuses, les fibres du nerf optique subissent dans le chiasma un entre-croisement partiel. Il y a pour chaque œil un faisceau croisé, et un faisceau direct qui représente au plus le tiers de celui-ci. Cet *entre-croisement* ou *décussation*, déjà établi par Cruveilhier d'après des observations de dégénération consécutive à la perte du globe oculaire, est aujourd'hui définitivement confirmé par l'anatomie pathologique, par la méthode expérimentale et aussi par les observations directes.

L'entre-croisement est total chez les vertébrés non mammifères, oiseaux, reptiles, poissons; tout le nerf optique d'un côté passe dans la bandelette opposée. Il est partiel au contraire chez la plupart des mammifères, c'est-à-dire qu'ils possèdent un faisceau direct, souvent très grêle comme chez les rongeurs, plus gros chez le chat et le singe, et surtout chez l'homme. Gudden avait pensé que le croisement total est lié à la vision monoculaire, tandis que la vision binoculaire, dans laquelle les champs visuels se superposent quand on fixe un objet, comporterait un croisement seulement partiel; l'homme a la vision binoculaire la plus parfaite, puisque ses deux yeux sont presque parallèles. Mais cette explication ne s'accorde guère avec les différences que l'on observe chez les animaux très voisins, ni avec ce fait que des oiseaux à vision binoculaire, tels que la chouette, ont pourtant une décussation complète.

La décussation se fait sur un plan vertical; elle est dorso-ventrale. Un grand nombre de fibres, au lieu de suivre la diagonale du rectangle, décrivent des *anses* qui pénètrent jusque dans le nerf optique opposé et simulent des fibres arquées.

Outre ces deux espèces de cylindre-axes à trajet univoque, le chiasma contient un certain nombre de fibres bifurquées, dont une branche est directe tandis que l'autre passe du côté opposé. On ignore la signification de ces fibres découvertes par Cajal. Hannover avait en outre décrit des fibres *arquées antérieures* ou fibres commissurales, qui allaient d'un œil à l'autre en passant par le chiasma; elles sont encore admises par quelques observateurs récents, qui leur font jouer un rôle dans l'ophtalmie sympathique.

3° ***Groupement en faisceaux.*** — D'après leur origine dans le champ de la rétine, les fibres optiques se divisent en fibres périphériques et fibres centrales; les premières se subdivisent en fibres temporales et fibres nasales. De là trois faisceaux : le faisceau temporal, le faisceau nasal et le faisceau central ou maculaire (macula lutea).

Le *faisceau temporal* ou *direct* est composé uniquement de fibres directes. Il a pour territoire d'origine la partie externe ou temporale de la rétine, partie moins étendue que le segment interne, car le plan de séparation est un méridien vertical qui passe par la macula lutea, à plusieurs millimètres en dehors de la papille.

Le *faisceau nasal* ou *croisé* ne comprend que des fibres croisées. Il naît de la moitié interne ou nasale de la rétine dont la surface est sensiblement plus grande que la précédente.

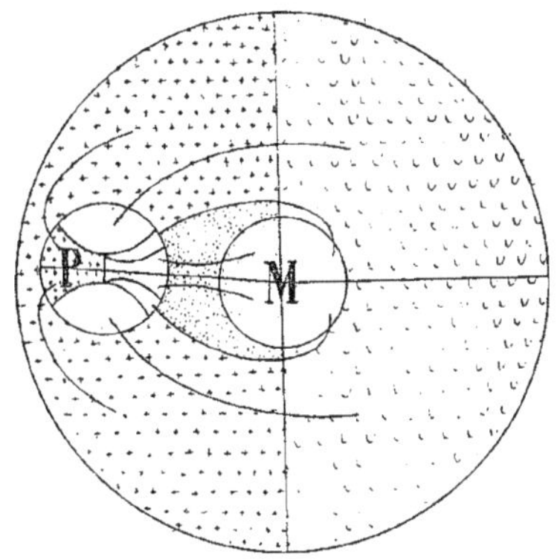

Fig. 312. — Situation des faisceaux dans la rétine, œil gauche. — M, macula lutea. P, papille (d'après Henschen).

Les lignes courbes indiquent que le faisceau temporal (en bleu à droite) vient se placer dans les parties supérieure et inférieure de la papille; le faisceau nasal (en rouge, à gauche), dans la partie interne; le faisceau maculaire (pointillé rouge et bleu), dans la partie externe.

Le *faisceau maculaire* ou *f. central*, constitué aux dépens des deux moitiés de la rétine, contient par suite des fibres directes et des fibres croisées. Son origine est dans la tache jaune ou *macula lutea*, point central de la vision, situé au pôle postérieur de l'œil, en dehors de la papille. Cette région possède une structure spéciale : elle n'a que des cônes et pas de bâtonnets; les cellules ganglionnaires s'accumulent sur sa périphérie. Son importance fonctionnelle est considérable, car elle est le centre de fixation et de la vision distincte; sa lésion se traduit par un scotome central. Le faisceau maculaire occupe la macula et l'espace qui la sépare du nerf optique; les fibres croisées et directes qui le constituent ne paraissent pas nettement séparées dans la rétine et chaque moitié de la macula possède une innervation bilatérale. Dans les voies optiques, il représente un peu plus du quart du champ total.

4° ***Situation homologue des faisceaux.*** — Henschen a fait voir, par l'analyse d'un grand nombre d'observations, que les faisceaux conservent le long des voies optiques une situation semblable à celle qu'ils avaient dans la rétine. Les schémas suivants que nous lui empruntons et que l'on comparera avec celui des champs rétiniens (fig. 312) nous montrent cet ordre de position.

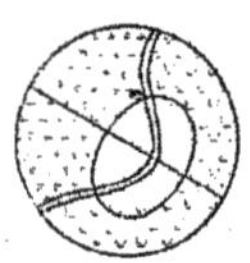

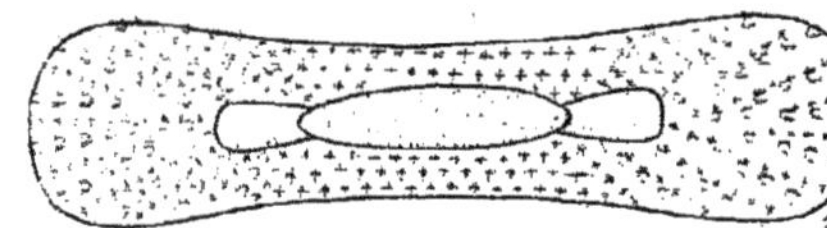

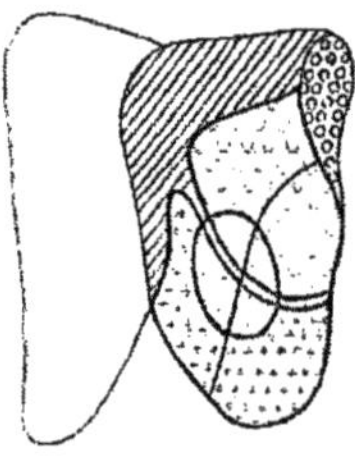

Fig. 313. — Situation respective des faisceaux dans le nerf optique, le chiasma et la bandelette optique (d'après Henschen).

Le faisceau temporal en bleu, le faisceau nasal en rouge: le faisceau maculaire, au centre, en pointillé bleu et rouge. — Nerf optique gauche, tranche postérieure. — Chiasma. — Bandelette gauche. On voit en haut la coupe de la commissure de Gudden.

Le faisceau temporal occupe la partie externe du nerf optique, la partie supéro-externe de la bandelette. Le faisceau nasal est au côté interne du nerf, inféro-interne de la bandelette; comme il est croisé, c'est le faisceau du nerf optique droit que l'on voit sur cette coupe de la bandelette gauche. Le faisceau maculaire garde la position centrale et, seul dans la bandelette, comprend encore deux espèces de fibres, directes et croisées.

L'étude de la coupe vertico-transversale du chiasma est intéressante. Elle nous montre : au centre le faisceau maculaire avec ses deux parties temporale ou directe, nasale ou croisée; — au milieu, dans les segments supérieur et inférieur, la partie principale des fibres nasales seules; — sur les côtés, des couches horizontales feuilletées contenant les fibres temporales ou directes et la partie la plus externe des fibres nasales. La décussation se fait donc sur un plan vertical.

Henschen conclut de ces faits que les faisceaux optiques gardent leur individualité et leur position respective non seulement jusqu'au corps genouillé, mais, comme nous le verrons, jusqu'à l'écorce occipitale; la rétine, c'est-à-dire le champ visuel périphérique, se projette verticalement dans ses centres cérébraux, et chacun de ses quadrants, supérieur, inférieur, externe, interne, est représenté par un segment homonyme auquel le relie un conducteur isolé.

Ainsi le segment dorsal du corps genouillé externe correspond au segment dorsal de la rétine (quadrants supérieurs) et ce territoire reçoit les fibres mêlées des deux moitiés supérieures de cette membrane ; il est probable que chaque secteur de ce ganglion représente un secteur des deux rétines de situation symétrique.

Fibres pupillaires. — Les voies optiques contiennent, outre les fibres visuelles, des fibres dites *pupillaires*, fibres centripètes, sensitives, qui transmettent au noyau du moteur oculaire commun l'excitation lumineuse et provoquent la contraction réflexe de la pupille. Le trajet de ces fibres est tout à fait incertain. Henschen présume qu'elles occupent les bords latéraux du chiasma et la partie supéro-externe de la bandelette ; Bechterew dit qu'elles sont partiellement croisées et affirme qu'elles abandonnent le tractus un peu avant le corps genouillé, pour s'enfoncer dans la base du cerveau. Quelques auteurs les conduisent directement au noyau du moteur commun, au noyau secondaire qui préside aux mouvements de la pupille et de l'accommodation, mais la plupart pensent, avec V. Monakow, que les fibres pupillaires se terminent dans les tubercules quadrijumeaux antérieurs, dont elles représentent l'unique contingent oculaire ; ces ganglions à leur tour sont reliés par des fibres descendantes aux noyaux du moteur commun et des nerfs moteurs de la face. Ils sont les centres réflexes des mouvements que détermine l'impression lumineuse.

B. — PARTIE INTRA-CÉRÉBRALE.

Ce segment postérieur se compose des radiations optiques et du centre visuel cortical.

1° **Radiations optiques.** — On appelle ainsi les faisceaux de fibres qui relient les centres ganglionnaires à l'écorce cérébrale. Gratiolet, qui leur donna ce nom, avait reconnu en effet que les nerfs optiques ne s'arrêtent point définitivement dans leurs centres inférieurs, mais qu'ils envoient des expansions cérébrales aux centres supérieurs de l'hémisphère ; seulement il croyait que ces expansions se distribuaient à la totalité de l'écorce et il en avait déduit des conséquences philosophiques qui ne peuvent plus se maintenir. On sait aujourd'hui que les radiations ont pour territoire terminal le lobe occipital seul, et encore uniquement dans sa face interne.

Les radiations optiques émanent : 1° principalement du corps genouillé externe, de sa face inférieure, d'où elles se placent profondément au-dessous des expansions du pulvinar ; 2° du pulvinar, des deux mêmes couches qui marquent l'arrivée des fibres rétiniennes, c'est-à-dire du stratum zonale superficiel et de la lame médullaire profonde ; 3° des tubercules quadr. antérieurs, pour les auteurs qui admettent l'existence de fibres centripètes fournies par ces ganglions.

L'entre-croisement des radiations du pulvinar avec celles du corps genouillé externe produit une masse compacte de fibres qui enveloppent en corne d'abondance la partie externe du pulvinar et du corps genouillé ; c'est le *champ de Wernicke* (Déjerine).

Pour arriver du bord externe de la couche optique au lobe occipital, les radiations optiques, éparses à leur origine, puis ramassées en un faisceau qui constitue le *pédoncule postérieur* de la couche optique, traversent d'abord le bras postérieur de la capsule interne. Elles occupent dans celui-ci la partie la plus reculée (*segment rétro-lenticulaire*), puis s'engagent dans le centre ovale du lobe occipital qu'elles parcourent d'avant en arrière, en décrivant autour de la corne occipitale du ventricule latéral une courbe à concavité interne. Le centre ovale du lobe occipital est constitué sur sa périphérie, au-dessous de l'écorce grise, par des fibres d'association, et dans son centre par une couche médullaire à direction antéro-postérieure que Wernicke a nommée la *substance sagittale*. Celle-ci se voit très bien sur des pièces un peu durcies. On y reconnait trois faisceaux également à direction sagittale : 1° autour de la corne ventriculaire, immédiatement sous l'épendyme, le *tapetum* du corps calleux qui revêt en couche mince les deux faces externe et interne du ventricule, et présente deux renforcements (forceps) le long de la face interne, au-dessus et au-dessous de l'ergot de Morand; — 2° en dehors du tapetum, les *radiations optiques*, sous forme d'un large faisceau blanc, haut de 1 centimètre, qui contourne la face externe du ventricule, puis son extrémité postérieure pour aborder la pointe du lobe occipital et la face interne de ce même lobe. Dans la partie postérieure de la corne, une mince nappe de fibres optiques (*voile sagittal interne*, de Sachs) passe sur la face interne du ventricule; — 3° en dehors du faisceau optique et reconnaissable à sa teinte légèrement grise, le *faisceau longitudinal inférieur*, qui s'étend du lobe occipital aux lobes antérieurs.

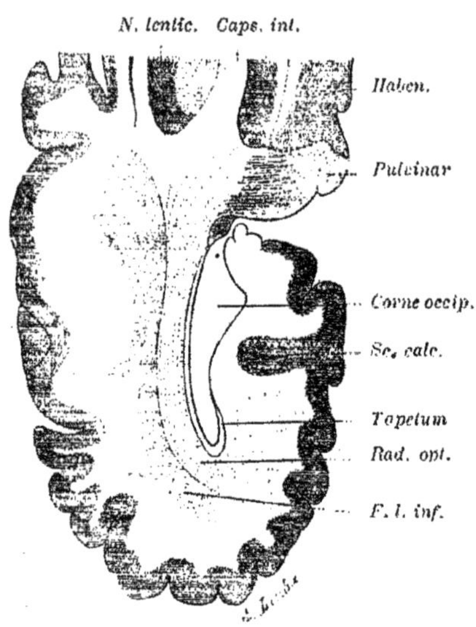

FIG. 314. — Radiations optiques.
Coupe horizontale de l'hémisphère gauche.

2° **Centre visuel cortical.** — Ce centre est situé sur la face interne du lobe occipital et son foyer d'irradiation est la *scissure calcarine*. Cette scissure est d'un développement précoce; elle a une grande superficie, une longueur de 45 mm. sur 2 centimètres de profondeur; la surface de ses deux lèvres supérieure et inférieure étalées mesure 18 centimètres carrés d'après Henschen, alors que la surface de la rétine est de 750 mm. carrés. Une artère importante, l'*artère calcarine*, branche de la cérébrale postérieure, lui est destinée. Pour Henschen, le centre visuel serait presque uniquement localisé à l'écorce calcarine, mais la plupart des observateurs admettent que le territoire optique s'étend au delà, sur le cuneus O^6 et sur le lobule lingual O^5. La participation du lobule fusiforme O^4 est très douteuse. Il n'en est pas moins remarquable que la scissure soit le centre du centre, comme celle de Rolando pour la sphère tactile.

L'écorce calcarine présente une structure spéciale (p. 518). Les cellules s'accumulent sur 8 ou 9 couches, et présentent des formes étoilées à dendrites horizontales qui remplacent en grande partie les cellules pyramidales; les fibres rétiniennes se déploient en vastes arborisations, *plexus optique* de Cajal, lequel constitue la majeure partie du ruban rayé de Vicq d'Azyr. Celui-ci atteint dans cette région son plus grand développement. Les fibres centripètes des radiations optiques ont achevé leur myélinisation avant la naissance et bien avant les fibres centrifuges.

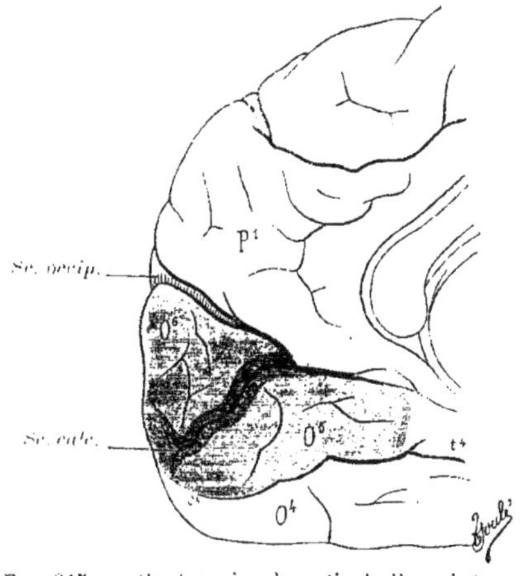

Fig. 315. — Centre visuel cortical. Face interne de l'hémisphère gauche.

La teinte plus foncée de la scissure calcarine indique le siège principal du centre visuel.

La terminaison des faisceaux n'est pas bien établie. Faut-il croire avec Henschen que la projection verticale des fibres optiques se poursuit jusque dans l'écorce, que la partie supérieure de la rétine a pour aboutissant la lèvre supérieure de la scissure calcarine, et que le faisceau maculaire est limité à sa partie centrale et antérieure? ou bien au contraire, les fibres sont-elles plus ou moins mêlées, et les fibres maculaires n'ont-elles pas un vaste champ d'irradiation en rapport avec leur valeur fonctionnelle, la fonction de la vision distincte? On a pu croire aussi qu'il y avait un centre distinct pour la *vision des couleurs*, on l'avait même localisé dans le lobule fusiforme; on est presque unanime aujourd'hui à admettre que la vision de la lumière et celle des couleurs ont un seul et même centre, leur champ cortical se recouvrant complètement.

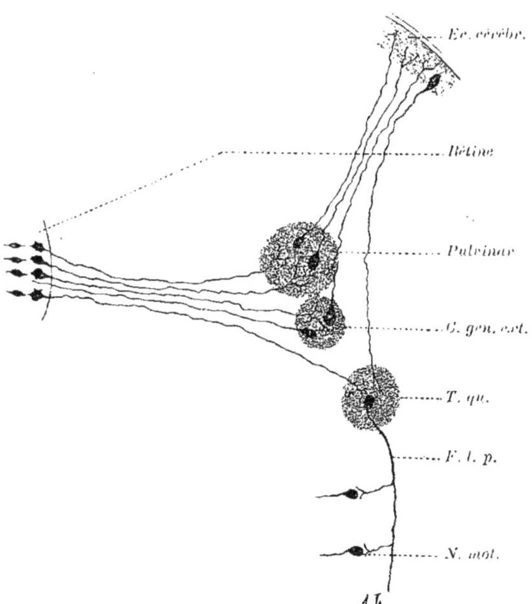

Fig. 316. — Voies optiques ganglionnaires (schéma).

Connexions du centre visuel. — Le centre visuel occipital est uni par des fibres de projection aux centres optiques ganglionnaires, par des fibres d'association et des fibres commissurales aux autres centres de l'écorce cérébrale.

Fibres de projection. — Elles comprennent des fibres centripètes et des fibres centrifuges, et constituent les radiations optiques.

1° Le centre cortical reçoit, des centres ganglionnaires, des *fibres centripètes* ou afférentes que représentent le faisceau temporal ou direct de la rétine homolatérale, le faisceau nasal croisé de l'autre rétine et le faisceau maculaire à fibres mixtes, en partie directes en partie croisées, provenant des deux rétines. Toutes se sont interrompues dans les ganglions. Les fibres émanées des tubercules quadr. antérieurs ne sont pas des fibres visuelles, leur existence n'est même pas tout à fait certaine.

2° Il émet des *fibres centrifuges* ou afférentes qui vont à ces mêmes ganglions, et dont la signification est problématique. Les mieux établies sont celles qui se rendent aux tubercules quadr. antérieurs, lesquels sont eux-mêmes unis d'une part à la rétine par d'autres fibres centrifuges, d'autre part aux noyaux moteurs des nerfs crâniens, en particulier au moteur oculaire commun. Nous avons indiqué leur rôle probable de centre pupillaire.

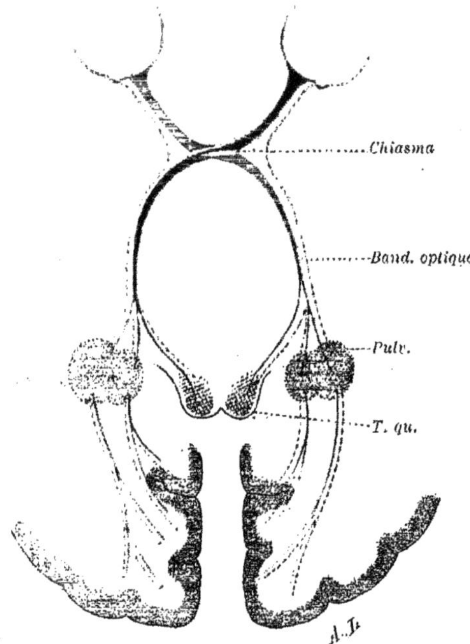

Fig. 317. — Disposition d'ensemble des voies optiques (schéma).

Le faisceau temporal est indiqué en pointillé, le faisceau nasal par un trait plein ; le faisceau maculaire n'est pas figuré.

Fibres commissurales et fibres d'association. — Le corps calleux relie l'écorce calcarine d'un côté à celle du côté symétrique opposé. Les fibres d'association, c'est-à-dire homolatérales, constituent des groupes importants qui se rendent à la face externe du lobe occipital par le faisceau du cuneus et le faisceau transverse du lobule lingual, au centre de la vision verbale (pli courbe) et aux centres moteurs du langage par le faisceau longitudinal inférieur.

Les connexions avec les circonvolutions externes du lobe occipital sont les plus considérables. Wilbrand a cru pouvoir localiser dans cette face externe le *centre des souvenirs visuels*, c'est-à-dire l'emmagasinement des images conservées par la mémoire.

La destruction de ce centre produirait la *cécité psychique*, c'est-à-dire que le sujet a conservé la perception des objets, il les voit, mais il ne les reconnaît plus, et les choses les plus familières lui paraissent complètement nouvelles et étrangères. Dans cette hypothèse, la face interne, le centre cortical visuel, ne serait qu'un centre de perception brute, sans association d'idée et de souvenir.

Hémianopsie. — D'après cet exposé, et en consultant la figure 317, il est facile de comprendre que chaque centre cortical recevant les fibres de deux moitiés rétiniennes, de la portion externe de la rétine homolatérale et de la portion interne de la rétine opposée, sa destruction provoquera une *hémianopsie homonyme*. Hémianopsie, cécité de la moitié d'un œil, hémiplégie ou hémianesthésie visuelle; homonyme, c'est-à-dire portant sur les moitiés de même nom des rétines, les deux moitiés droites ou les deux moitiés gauches. Il en serait de même avec une lésion des radiations optiques, du corps genouillé ou de la bandelette. En règle générale, dans l'hémianopsie homonyme, la vision centrale est conservée; on explique ce fait par la constitution mixte du faisceau maculaire, qui se distribue par ses fibres directes au centre cortical d'un côté et par ses fibres croisées à l'autre côté, en sorte que son innervation est bilatérale.

Pour produire la cécité complète d'origine corticale, il faut une lésion bilatérale détruisant les deux centres droit et gauche ou leurs conducteurs.

Bibliographie. — Sur les voies optiques, consulter les deux travaux importants suivants : Vialet. Les centres cérébraux de la vision. *Thèse de Paris*, 1893. — Henschen. Rapport sur le centre cortical de la vision. Traduction Dor. 13e *Congrès internat. de médecine*. Paris, 1900.

CHAPITRE DEUXIÈME

VOIES OLFACTIVES OU RHINENCÉPHALE

Nerf olfactif. — Centres primaires. — Centre olfactif cortical.

Broca le premier avait reconnu dans l'hémisphère cérébral et décrit sous le nom de *grand lobe limbique* une région olfactive, en forme d'anneau ou de raquette, composée du bulbe olfactif, de son pédoncule et du lobe limbique (p. 329). Turner lui donna le nom de *rhinencéphale*. His montra que l'embryologie confirmait pleinement cette conception fournie par l'anatomie comparée, le rhinencéphale commençant dès le 2e mois embryonnaire à se séparer du cerveau hémisphérique. On distingue donc dans l'hémisphère (cerveau terminal ou antérieur, télencéphale) deux parties : le manteau ou pallium et le rhinencéphale ou cerveau olfactif, qui n'est au fond qu'un pallium basal, séparé du premier par la scissure limbique ou rhinique.

Le rhinencéphale est la partie du cerveau la plus anciennement différenciée et ses circonvolutions sont les premières qui se dessinent dans la série animale. Les centres olfactifs devancent les autres dans leur apparition corticale; l'écorce primitive, qui se montre avec les amphibiens, reçoit seulement les irradiations des nerfs olfactifs. C'est le sens de l'odorat qui a été l'initiateur du développement de l'écorce cérébrale et par elle de l'activité psychique supérieure (Edinger).

Chez les animaux dont l'odorat est bien développé (osmatiques de Broca, macrosmatiques de Turner), le rhinencéphale a des limites anatomiques précises (fig. 228). Son anneau est continu et la scissure limbique le sépare nettement des autres circonvolutions. Mais chez ceux dont l'odorat est faible, anosmatiques ou microsmatiques des auteurs précédents, c'est-à-dire chez les cétacés, chez les singes et chez l'homme, il n'en est plus de même. Non seulement tout cet appareil est atrophié, mais encore il est discontinu et la plus grande partie est certainement affectée à d'autres fonctions. Aussi les auteurs ne sont-ils pas d'accord sur ce qu'il faut entendre par rhinencéphale chez l'homme ou plutôt sur les formations nerveuses, centres et faisceaux, qui doivent lui être rapportées. La partie périphérique, bulbe olfactif, pédoncule et racines, est seule bien distincte.

Nous distinguerons dans le cerveau olfactif une partie extra-cérébrale ou antérieure, comprenant les centres primaires où se font les premiers relais de la conduction olfactive, et une partie intra-cérébrale ou postérieure, composée des centres corticaux supérieurs. Cette disposition offre la plus grande analogie avec celle des voies optiques.

Ces deux portions réunies représentent les *voies centrales olfactives*; les *voies périphériques* sont les nerfs olfactifs qui se rendent de la muqueuse nasale au bulbe ethmoïdal; ce dernier est le point de jonction des deux voies.

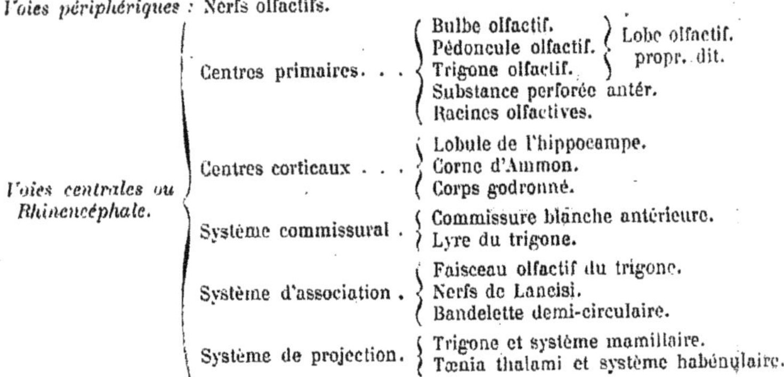

Voies périphériques : Nerfs olfactifs.			
Voies centrales ou Rhinencéphale.	Centres primaires. . .	Bulbe olfactif.	Lobe olfactif propr. dit.
		Pédoncule olfactif.	
		Trigone olfactif.	
		Substance perforée antér.	
		Racines olfactives.	
	Centres corticaux . . .	Lobule de l'hippocampe.	
		Corne d'Ammon.	
		Corps godronné.	
	Système commissural .	Commissure blanche antérieure.	
		Lyre du trigone.	
	Système d'association .	Faisceau olfactif du trigone.	
		Nerfs de Lancisi.	
		Bandelette demi-circulaire.	
	Système de projection.	Trigone et système mamillaire.	
		Tænia thalami et système habénulaire.	

I. — VOIES PÉRIPHÉRIQUES. — NERF OLFACTIF. — 1re paire.

Les nerfs *olfactifs*, nerfs de la première paire, sont les nerfs sensoriels de l'olfaction. Seuls ils constituent une émanation du cerveau lui-même, et non du tronc cérébral ou des prolongements de la substance grise de la moelle.

Ces nerfs naissent dans la muqueuse spéciale qui revêt la partie supérieure des cornets et de la cloison et traversent les trous de la lame criblée ethmoïdale, pour pénétrer dans le bulbe olfactif par sa face inférieure. Comme les fibres rétiniennes et les fibres acoustiques, les fibres olfactives ont pour origine des cellules nerveuses bipolaires situées à la périphérie de l'organe sensoriel. Ces *cellules olfactives* sont intercalées entre les cellules épithéliales qui leur servent de soutien et d'isolateur. Leur prolongement périphérique protoplasmique très court se divise en deux ou trois cils, qui flottent librement à la surface de la muqueuse; leur prolongement central cylindraxile descend dans les couches profondes de la muqueuse, puis se coude pour remonter vers la voûte des fosses nasales et se terminer dans le bulbe. C'est ce prolongement central qui, enveloppé d'une gaine de Schwann, sans myéline, à l'état par conséquent de fibre de Remak, constitue, en s'unissant à d'autres semblables, les nerfs olfactifs (fila olfactoria) qu'on voit ramper entre la muqueuse et la paroi osseuse (Névrologie, p. 775).

L'*origine* des nerfs olfactifs est donc dans la muqueuse, où sont placées leurs cellules sensitives, et ces nerfs sont assimilables à une racine postérieure. Les nerfs optique et acoustique présentent une disposition analogue ; mais les nerfs olfactifs se distinguent par ce fait que leurs cellules d'origine ne sont pas groupées en couches ou en ganglions (couches nerveuses rétiniennes, ganglion de Scarpa), elles sont disséminées, et de plus elles sont tout à fait périphériques, en contact avec l'air extérieur, comme les cellules cutanées sensitives d'un grand nombre d'invertébrés.

II. — VOIES CENTRALES. — RHINENCÉPHALE

A. Centres primaires ou périphériques.

La partie extra-cérébrale ou antérieure du rhinencéphale se compose de plusieurs formations nerveuses qui sont d'avant en arrière : le bulbe, le pédoncule, le tubercule ou trigone olfactif, l'espace perforé antérieur et les deux racines olfactives.

1° **Bulbe olfactif.** Le *bulbe olfactif*, bulbe ethmoïdal, est un renflement ovale d'aspect ganglionnaire, qui par sa face supérieure s'enchâsse dans le sillon olfactif, un peu en arrière de l'extrémité de ce sillon, et par sa face inférieure repose sur la lame criblée de l'ethmoïde. L'apophyse crista-galli le sépare du bulbe opposé ; l'arachnoïde lui forme un manchon complet et se prolonge sur les nerfs olfactifs qui, au nombre de 15 à 20 de chaque côté, naissent de la face inférieure ; sa partie antérieure est séparée du lobe frontal par un repli dural inconstant, la *tente olfactive*. Sa couleur est gris jaunâtre, sa consistance très molle ; sa longueur est de 8 à 9 mm. sur 3 à 4 en largeur (voy. fig. 320).

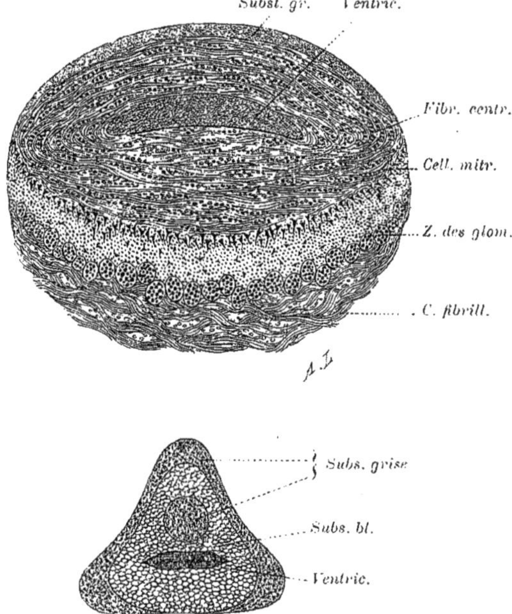

Fig. 318. — Bulbe et pédoncule olfactifs.

En haut, coupe transversale du bulbe olfactif ; en bas, coupe du pédoncule. nouveau-né. — Le bulbe, en partie, d'après Schwalbe. — Le ventricule est déjà oblitéré.

Le bulbe olfactif est composé d'un certain nombre de couches qui, chez les animaux dont le bulbe est bien développé, sont circulaires et concentriques autour d'une cavité centrale, mais qui chez l'homme n'existent qu'au-dessous de cette cavité et sont disposées en bandes parallèles, la partie dorsale étant occupée uniquement par une couche de substance blanche que cache à peine une écorce rudimentaire. Avec Van Gehuchten nous distinguerons trois couches, qui sont de dehors en dedans : la couche externe ou des fibres périphériques, la couche moyenne ou des cellules mitrales, et la couche interne ou des fibres centrales. Tout autour, le bulbe est revêtu par la pie-mère et en reçoit de nombreux vaisseaux ; à son centre, chez l'homme, au-dessus de la troisième couche, il contient la cavité du ventricule olfactif.

1° **Couche des fibres périphériques, couche fibrillaire.** — Superficielle, très mince, très molle, de couleur grisâtre, elle est constituée par les fibres olfactives qui se réunissent sur la face inférieure du bulbe, s'entre-croisent, se subdi-

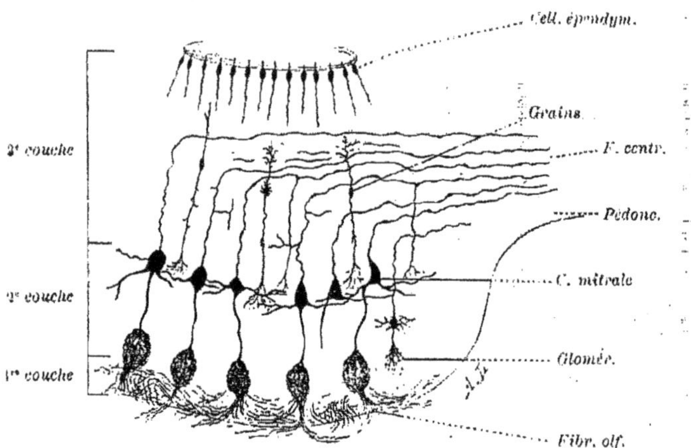

Fig. 319. — Structure du bulbe olfactif.

Coupe longitudinale. Figure schématique.

visent, et forment un plexus serré avant de pénétrer dans leurs glomérules terminaux.

2° **Couche des cellules mitrales.** — Cette couche est ainsi nommée de ses éléments principaux ; mais elle se décompose en trois zones bien différentes, une zone supérieure ou profonde qui contient les cellules mitrales, une zone inférieure périphérique caractérisée par les glomérules, et une zone intermédiaire polymorphe.

Les *cellules mitrales*, décrites par Golgi, occupent la limite entre la couche moyenne et la couche interne. Ce sont des cellules nerveuses géantes de 30 à 50 µ, en forme de triangle ou de mitre, disposées en série continue et sur une seule ligne, comme les cellules de Purkinje. Du sommet de la mitre ou pôle supérieur, qui regarde le centre du bulbe, émane un prolongement cylindraxile qui monte d'abord verticalement, puis se coude à angle droit pour devenir fibre constitutive du pédoncule olfactif et suivre comme lui une direction sagittale. Chemin faisant, ce prolongement nerveux émet de nombreuses collatérales dont les unes sont descendantes et vont se terminer entre les cellules mitrales, tandis que les autres entrent en relation avec les grains de la couche profonde, et avec l'écorce grise du pédoncule olfactif. Les prolongements protoplasmiques sont de deux ordres : les uns, latéraux, multiples, partent des angles de la cellule et se dirigent horizontalement pour aller, quelquefois jusqu'à de grandes distances, s'entrelacer avec les expansions semblables des cellules voisines ; l'autre, descendant ou basal, unique, volumineux, traverse toute l'épaisseur de la zone intermédiaire et se termine en panache ou en bouquet dans un glomérule de la zone externe.

Les *glomérules*, papilles de Broca, sont des masses sphéroïdales, d'aspect finement granuleux, épaisses de 0 mm. 1 (0,3 à 0,05), disposées en double ou triple rangée sur la limite de la couche fibrillaire. Des vaisseaux importants les entourent et les pénètrent. Ces corps sont des pelotes de fibres nerveuses, ou, pour mieux dire, ils représentent l'entrelacement de deux arborisations compliquées, de l'arborisation terminale et nerveuse des fibres des nerfs olfactifs, et de l'arborisation initiale et protoplasmique des cellules mitrales. C'est donc là que la fibre olfactive, prolongement d'une cellule bipolaire de la muqueuse nasale, rencontre l'expansion que lui envoie la cellule mitrale sous forme de son prolongement protoplasmique descendant. Le glomérule est l'articulation entre ces deux cellules nerveuses.

A la surface des pelotons sont appliquées des cellules dites *périglomérulaires*, dont les dendrites se répandent dans le glomérule correspondant, tandis que leur axone horizontal se ramifie par ses branches collatérales et terminales dans les glomérules voisins. Ce sont probablement des cellules d'association.

La zone intermédiaire qui sépare la rangée des cellules mitrales de la rangée des glomérules est finement grenue (*couche moléculaire* de Cajal). On y trouve, outre les prolongements descendants des cellules mitrales, des cellules nerveuses éparses, en général de petite taille, qui se comportent comme des cellules mitrales, c'est-à-dire que leur cylindre-axe passe dans le tractus olfactif et que leur principale expansion protoplasmique se termine dans un glomérule.

3° **Couche des fibres centrales.** — Cette couche, la plus profonde et la plus épaisse, s'étend de la zone des cellules mitrales à la cavité ventriculaire. Elle renferme deux éléments bien différents, d'abord des fibres myélinées, prolongements des cellules mitrales, ainsi que leurs collatérales ; puis les *grains*, cellules petites, très nombreuses, douées d'un double prolongement, l'un central, l'autre périphérique ; enfin quelques cellules nerveuses étoilées de grande taille, à cylindre-axe court. La nature des grains est incertaine ; on ne leur connaît pas de cylindre-axe. Cajal les assimile aux spongioblastes de la rétine ; comme eux, ils recevraient la terminaison des fibres olfactives centrifuges et transmettraient leur excitation aux prolongements protoplasmique des cellules centrales.

Cavité ventriculaire. — Au-dessus de ces trois couches, au-dessous d'une couche de substance blanche, est la cavité centrale, émanation du ventricule latéral. Cette cavité est réelle chez le nouveau-né, et persiste toute la vie chez beaucoup d'animaux, le mouton notamment. Chez l'homme adulte et chez un certain nombre de mammifères, elle est comblée par du tissu gélatineux.

2° **Pédoncule olfactif.** — Le *pédoncule olfactif*, tractus olfactif, ruban olfactif, s'étend en direction sagittale, un peu oblique toutefois en arrière et en dehors, le long de la face inférieure du cerveau ; il est logé dans le sillon olfactif, contre lequel il est appliqué par l'arachnoïde qui ne lui forme un manchon qu'au voisinage du bulbe ethmoïdal. Sa longueur est de 30 à 35 mm.; sa couleur, blanche sur la face inférieure, est plus ou moins grisâtre dans la partie dorsale. En l'écartant du sillon olfactif, on voit qu'il n'a pas la forme d'un ruban plat, mais celle d'un prisme triangulaire dont l'arête et les deux faces sont juxtaposées aux lèvres du sillon, tandis que la base est libre extérieurement. Cette base ou face inférieure est cannelée; un sillon longitudinal, qui commence vers sa partie moyenne, la divise en deux stries qui s'écartent au niveau du trigone olfactif et paraissent se continuer avec les racines externe et interne.

Dans sa forme normale, chez presque tous les quadrupèdes, le pédoncule olfactif est un cylindre régulier de substance cérébrale; il comprend au centre la cavité ventriculaire, autour d'elle une couche de substance blanche, et autour de celle-ci un manchon de substance grise corticale. Chez l'homme, l'écorce atrophiée ne fournit plus qu'une enveloppe très mince, disparaissant même par place ou au contraire présentant des renflements partiels; elle ne forme une masse un peu notable, à cellules nerveuses petites, disséminées, que dans l'arête du tractus olfactif, au-dessus de la cavité ventriculaire. La cavité centrale est oblitérée après la naissance; le noyau gélatineux qui la remplace est entouré par une couche de substance blanche, elle-même revêtue par l'écorce extérieure, et dans laquelle est enfoui un cordon de substance grise. Cette substance médullaire est formée par les fibres nerveuses émanées des cellules mitrales, des petites cellules nerveuses de la zone intermédiaire et des rares cellules de la substance grise du pédoncule.

3° **Trigone olfactif.** — Le *trigone* ou *tubercule olfactif* (tuber olfactorium, tubérosité ou caroncule olfactive; on confond aujourd'hui sous le même nom le trigone et le tubercule, le terme de trigone était autrefois réservé à la face inférieure de ce dernier) est une petite saillie conique ou plus exactement une pyramide triangulaire, à laquelle aboutit le pédoncule. Elle s'élève sur le bord antérieur de l'espace perforé, par conséquent sur la partie terminale de la troisième circonvolution frontale; une légère gouttière la sépare en arrière de l'espace perforé, tandis qu'en avant le sillon olfactif se termine par une dépression plus profonde, la *fossette olfactive*. Son sommet reçoit le pédoncule olfactif; sa base est implantée dans l'écorce orbitaire. Sa face supérieure ou dorsale, qu'on ne voit qu'en rabattant le pédoncule, est couverte d'une couche de substance grise, prolongement de l'écorce frontale sur l'arête du pédoncule. Sa face inférieure, que l'on aperçoit extérieurement sans préparation, a une couleur presque blanche, gris jaunâtre, qu'elle doit à une extension de l'écorce de l'espace perforé; elle est bordée de chaque côté par les racines olfactives externe et interne, nées de la divergence des stries inférieures du pédoncule.

Le trigone olfactif représente l'origine de l'évagination du lobe olfactif sur le plancher de l'hémisphère; il est creux chez le nouveau-né et laisse passer le diverticule olfactif du ventricule latéral; chez l'adulte, sa base pleine n'est séparée de la partie déclive du ventricule latéral (corne frontale) que par un espace de 5 mm.

Le trigone olfactif possède une écorce cérébrale imparfaitement développée. Ses cellules pyramidales de tailles diverses sont réunies dans une même couche, et dans cette couche elles se groupent en amas ou îlots. Leurs cylindre-axes passent en direction horizontale à travers l'espace perforé. Les cellules elles-mêmes sont entourées par des arborisations terminales de fibres qui viennent probablement du bulbe olfactif.

4° **Racines olfactives.** — De la tubérosité émanent les *racines olfactives* (*stries olfactives* des auteurs étrangers). Le terme de racine serait évidemment impropre, si on l'entendait dans le sens qu'on lui donnait autrefois, d'origine cérébrale des nerfs olfactifs, analogue aux racines des nerfs crâniens ordinaires; mais il est justifié, s'il doit signifier les insertions du lobe olfactif sur le cerveau. C'est par ces prolongements en effet, restes bien amoindris chez l'homme et comme décortiqués de la jonction du lobe olfactif avec le lobe limbique chez les quadrupèdes, que l'appareil ganglionnaire du bulbe et du pédoncule entre en relation avec le manteau de l'hémisphère.

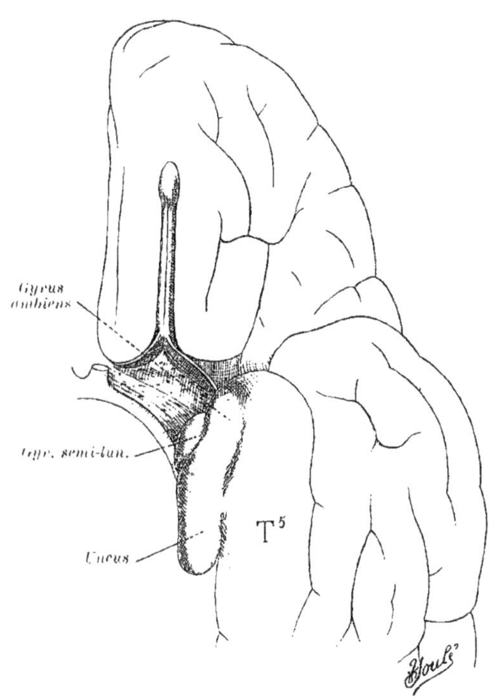

Fig. 320. — Racines olfactives et gyri du lobule de l'hippocampe.
Face inférieure de l'hémisphère gauche.

On distingue deux racines principales, l'une externe et l'autre interne.

Racine externe; strie olfactive latérale. — La racine externe ou latérale est la racine fondamentale, parce que seule elle est constante, et que le centre auquel elle aboutit est le seul centre trophique et fonctionnel qui soit pour le moment déterminé dans l'appareil olfactif. Sa couleur est blanche, le manchon cortical qu'elle possède chez les animaux osmatiques ayant disparu chez l'homme; sa longueur est de 15 à 20 mm. (racine longue); elle est forte et ses fibres sont de gros calibre. Elle part de l'angle externe du trigone olfactif, se dirige en arrière et en dehors en décrivant un trajet curviligne à concavité interne, parallèle à la bandelette optique; elle contourne le pli falciforme qui sépare l'espace perforé du pôle de l'insula, tantôt à découvert, tantôt sous une très mince couche de substance grise, et aboutit au lobule de l'hippocampe. Assez souvent un ou deux faisceaux secondaires, situés en dedans du faisceau principal, se perdent dans l'espace perforé.

Racine interne; strie olfactive médiane. — La *racine interne* est une racine blanche, grêle, courte, de 5 à 6 mm. de trajet, qui se détache de l'angle interne du trigone olfactif, se dirige en dedans et un peu en arrière dans la gouttière qui sépare le pôle frontal de l'espace perforé, puis disparaît dans l'angle antéro-interne de cet espace. Avec la racine externe, elle forme les deux côtés du trigone olfactif et toutes deux se continuent dans les stries du pédoncule. Souvent elle est à peine apparente. Sa terminaison est incertaine. On a indiqué en effet comme son aboutissant l'extrémité antérieure du lobe calleux (Broca), la commissure blanche antérieure (Bechterew, Obersteiner), le tractus gris de Lancisi et le faisceau olfactif de la voûte à trois piliers (Zuckerkandl).

Racines olfactives. — Quelques auteurs, Mihalkovics, Guldberg, Retzius, considèrent ces racines comme de véritables circonvolutions. Retzius dit qu'elles sont bien apparentes chez l'embryon du 4e mois.

A cette époque, la racine externe, *circonvolution olfactive externe*, se porte transversalement en dehors, puis se coude à angle droit pour se porter en arrière dans le lobule de l'hippocampe; ce coude sépare nettement la scissure de Sylvius de l'espace perforé. Chez l'adulte, la partie antérieure ou transversale de cette circonvolution (gyrus transversus insulæ, d'Eberstaller) est séparée de la substance perforée, en arrière, par un sillon arqué, et bordée en avant par la portion orbitaire de F^3 avec laquelle elle s'anastomose. La racine blanche parcourt son bord postérieur et plonge ensuite dans l'espace perforé. — Sa branche postérieure très courte, coudée à angle aigu, s'enfonce dans l'hippocampe. Quant au coude, atrophié et coupé par l'artère sylvienne, il devient le pli falciforme ou limen insulæ.

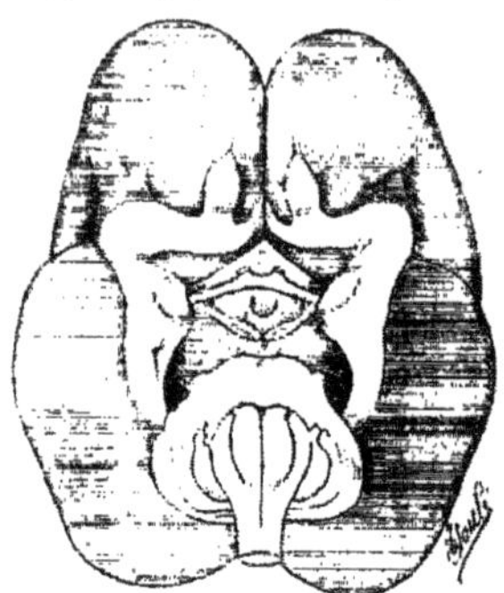

Fig. 321. — Rhinencéphale du fœtus au début du 5e mois. Grandeur nature (d'après Retzius).

A cette époque les racines olfactives sont de véritables circonvolutions.

La *circonvolution olfactive interne*, transversale, très courte, se perd dans la face interne de l'hémisphère; la racine blanche interne la parcourt et s'y irradie. Elle est bordée en avant par le sillon parolfactif antérieur, peu marqué, qui commence en avant du trigone, en arrière par le *sillon parolfactif postérieur*. Elle constitue le champ parolfactif ou champ de Broca (area parolfactoria Brocæ de la *Nomenclature anatomique*), le carrefour de Broca des auteurs français.

Racines accessoires. — On a décrit aussi une racine moyenne et une racine supérieure.

La *racine moyenne*, également blanche, naît de la base du trigone entre les racines externe et interne. Elle se compose d'un ou plusieurs filets superficiels, très grêles, qui échappent souvent à l'observation, et de nombreux filets profonds, déjà connus de Scarpa, que l'on ne voit bien qu'en faisant tomber un filet d'eau sur l'espace perforé; ils se répandent en divergeant ou en série parallèle (formation pectinée de Trolard) dans cet espace perforé et peuvent être suivis, d'après Cruveilhier, jusqu'à la commissure blanche antérieure.

Sous l'écorce grise de la face supérieure du trigone, la substance blanche dorsale du pédoncule se continue avec celle de l'écorce frontale; Broca a donné à cette jonction des deux couches médullaires le nom de *racine olfactive supérieure*.

5° **Substance perforée antérieure.** — Cette substance, volumineuse chez les animaux osmatiques et renflée chez eux sur son côté interne en un tubercule bien apparent, qu'on a quelque peine chez l'homme à reconnaître en arrière du trigone, est parcouru par la bandelette diagonale. Zuckerkandl considère cette bandelette comme une véritable circonvolution (gyrus subcallosus de la *Nomencl. anat.* — gyrus diagonalis de Retzius), car ses fibres sont incorporées à une couche grise corticale plus ou moins apparente à la surface.

L'écorce atrophiée de la substance perforée se rapproche par sa structure du noyau lenticulaire avec lequel elle se continue.

B. Centres corticaux.

Les centres corticaux sont localisés chez l'homme à la cinquième circonvolution temporale ; ils comprennent dans cette circonvolution le lobule de l'hippocampe, le corps godronné et la corne d'Ammon.

Outre ce centre temporal, Broca admettait, sous le nom de *centre antérieur*, un centre frontal ou orbitaire représenté par la portion terminale de la troisième circonvolution frontale, en arrière du trigone olfactif et du sillon en H, et, sous le nom de *centre supérieur*, l'extrémité antérieure de la circonvolution du corps calleux, dans laquelle semble se terminer la racine interne olfactive. Ces conjectures anatomiques n'ont pas encore été vérifiées par des faits précis.

I. ***Lobule de l'hippocampe.*** — Ce renflement, qui termine en avant la cinquième temporale et que le sillon limbique sépare de la quatrième, est formé, comme nous l'avons vu (p. 318) d'une branche directe, *tête* de la circonvolution, et d'une branche réfléchie dite *uncus* ou crochet; un genou à convexité antérieure unit ces deux parties. La partie interne de ce genou présente, d'après Retzius, des particularités bien nettes chez les animaux et chez le fœtus humain, presque toujours reconnaissables encore chez l'adulte. Elle est divisée en deux saillies : un tubercule interne, blanchâtre, appliqué sur la bandelette optique, le *gyrus semilunaris* ; une saillie externe, le *gyrus ambiens*, entourant en demi-cercle la première, dont elle est séparée par le *sillon semi-annulaire*, et se détachant elle-même de la partie externe du lobule par un sillon assez inconstant et superficiel, le *sillon inférieur* du rhinencéphale. Le pli ambiant se continue en arrière avec l'uncus (fig. 320).

La racine olfactive externe pénètre dans la partie interne du lobule de l'hippocampe; elle semble se diviser en deux branches : l'une interne, plus petite, qui aboutit au pli semi-lunaire, l'autre externe, principale, qui pénètre dans le pli ambiant et par lui dans l'uncus. Dans la série animale, racine et lobule croissent et décroissent proportionnellement. Gudden a montré que le lobule de l'hippocampe s'atrophie après l'extirpation du bulbe olfactif, et quelques faits tendent à prouver que son excitation ou sa destruction provoquent la sensation d'odeurs ou la disparition de l'odorat. Ce lobule est relativement plus petit chez l'homme; il l'est même absolument, comparé au lobule de la plupart des animaux osmatiques. La forme infléchie en crochet, qui caractérise les animaux à faible odorat, tient probablement à la rétrogradation de la corne d'Ammon (Zuckerkandl).

Dans le lobule de l'hippocampe, dans son genou et son crochet, est enfoui le *noyau amygdalien*, masse corticale aberrante, où sont disséminées des cellules fusiformes et des cellules pyramidales. Son attribution au système olfactif est incertaine. Tandis que Kœlliker le considère comme un centre de l'olfaction, d'autres soutiennent que la racine externe ne lui fournit aucune fibre et Zuckerkandl fait observer que ce noyau persiste chez des animaux, tels que le dauphin, dont l'appareil olfactif est complètement atrophié.

II. ***Corne d'Ammon.*** — La corne d'Ammon et le corps godronné qui lui est superposé constituent deux circonvolutions cérébrales, simplifiées dans leurs couches profondes; leurs couches superficielles se regardent à travers le sillon de l'hippocampe (M. Duval).

Le sillon qui les sépare renferme un prolongement unique de la pie-mère. Il diffère des sillons ordinaires par sa profondeur, son enroulement en haut et en dedans, et surtout par la disposition des nombreux vaisseaux que contient le feuillet pie-mérien. Ceux-ci empiètent sur les couches superficielles des deux circonvolutions adjacentes et déterminent entre elles une adhérence qui peut aller jusqu'à la soudure.

La corne d'Ammon comprend trois couches cellulaires qui sont, de la surface à la profondeur, la couche moléculaire, la couche des cellules pyramidales

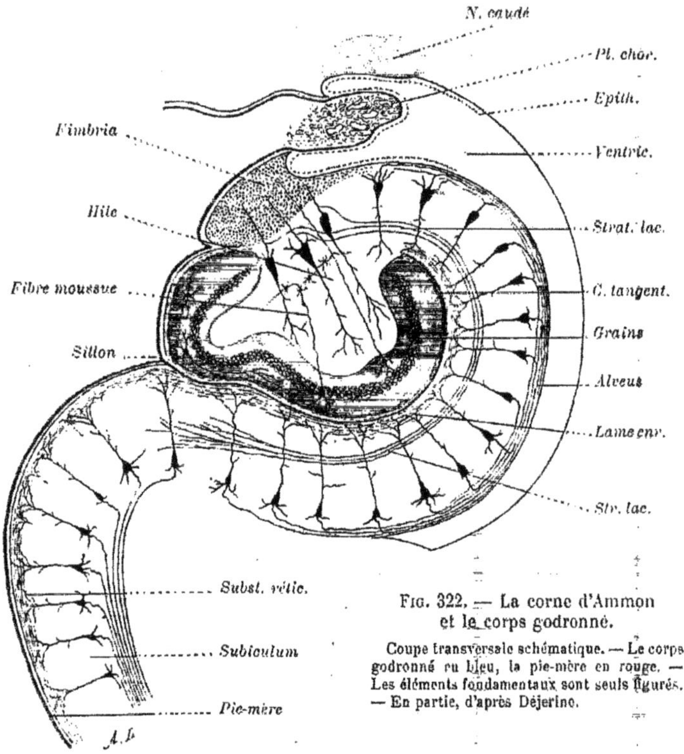

FIG. 322. — La corne d'Ammon et le corps godronné.

Coupe transversale schématique. — Le corps godronné en bleu, la pie-mère en rouge. — Les éléments fondamentaux sont seuls figurés. — En partie, d'après Déjerine.

et la couche des cellules polymorphes, — et une couche blanche profonde (alveus).

1° **Couche moléculaire.** — Cette couche superficielle regarde le sillon de l'hippocampe. Elle est remarquable par son épaisseur et sa complexité. Les cellules de Cajal ou cellules pluripolaires y sont rares; mais on y rencontre un grand nombre de cellules de Golgi, cellules à cylindre-axe court qui s'épuise sur place; toutes possèdent des expansions protoplasmiques qui sont les unes ascendantes, destinées aux zones supérieures, les autres descendantes pour la couche des cellules pyramidales et des éléments polymorphes.

On observe dans la couche moléculaire trois plexus ou bandes plexiformes superposées qui permettent de la diviser en trois zones : 1° la zone superficielle ou *lame médullaire enroulée*, en contact avec la pie-mère du sillon; elle correspond aux fibres tangentielles superficielles de l'écorce ou réseau d'Exner; — 2° le *stratum lacunosum*, constitué par les grosses collatérales horizontales des cellules pyramidales sous-jacentes. Elle doit son nom à un épais réseau d'espaces lymphatiques périvasculaires; — 3° le *stratum radiatum*, dont les stries verticales ne sont autres que les tiges ascendantes des grandes cellules pyramidales traversant un épais feutrage fibrillaire.

2° **Couche des cellules pyramidales.** — Cette couche renferme des cellules pyramidales de grosseur variée ; mais en général elle est dépourvue des petites pyramides de l'écorce typique ; au voisinage du corps godronné, les cellules atteignent une grande taille et deviennent des cellules géantes. Comme dans l'écorce cérébrale, elles émettent une tige ascendante qui traverse le stratum radiatum et se termine en bouquet épineux dans le stratum lacunosum ; de leur corps partent des prolongements descendants, en forme de racine. Le cylindre-axe descend à travers la couche des cellules polymorphes à laquelle il abandonne quelques collatérales et, arrivé dans la substance blanche de l'alveus, s'y coude pour se continuer avec les fibres nerveuses de cette région. Quelquefois il se bifurque et peut-être une des deux branches de bifurcation, la plus ténue, est-elle destinée à la commissure de la lyre (Cajal).

La zone qui est immédiatement au-dessus des corps cellulaires est le *stratum lucidum* de quelques auteurs.

3° **Couche des cellules polymorphes.** — On y rencontre d'abord des cellules fusiformes dont le cylindre-axe sort de l'écorce pour passer dans les fibres de l'alveus, puis des cellules de Golgi dont le cylindre-axe se ramifie sur place, et des cellules à cylindre-axe ascendant analogues à celles de Martinotti. Les prolongements nerveux des pyramides, en traversant cette couche, lui abandonnent des collatérales dont l'ensemble forme un plexus connu sous le nom de *stratum oriens.*

Alveus. — L'alveus, interposé entre la couche profonde de l'écorce ammonienne et l'épendyme du ventricule latéral, est la substance blanche sous-corticale. Les fibres qui le constituent sont les cylindre-axes des cellules pyramidales et de quelques cellules de la couche polymorphe; elles se rendent les unes dans la fimbria et par elle dans le pilier postérieur du trigone, les autres dans la substance blanche de la circonvolution de l'hippocampe.

En résumé, la corne d'Ammon possède comme éléments fondamentaux les mêmes cellules pyramidales ou fusiformes que l'écorce ordinaire, ici moins nombreuses et plus simplement disposées ; leurs prolongements nerveux, fibres de projection, et aussi fibres d'association et fibres commissurales, se rassemblent dans l'alveus avant de se répandre par le trigone et la cinquième temporale dans leurs territoires terminaux. Les éléments d'association rapprochée se font remarquer au contraire par leur nombre et leur variété de forme ; de là cette grande richesse en fibres tangentielles et ces bandes ou stratum qui s'échelonnent sur toute la hauteur.

Régions de transition. — La corne d'Ammon est reliée en deux points à la masse générale de l'écorce cérébrale; par son bord inférieur elle se continue sans démarcation avec la cinquième temporale et par son extrémité antérieure avec le bord externe du lobule de l'hippocampe. Dans ces deux points l'écorce présente des caractères de transition.

La partie de la circonvolution de l'hippocampe, T^5, qui se relève sur la face interne de l'hémisphère et se recourbe comme pour loger la corne d'Ammon porte le nom de *subiculum* (lit de la corne). Déjà s'y manifestent la diminution des cellules pyramidales de petite et de moyenne taille, et l'augmentation des fibres tangentielles. Celles-ci, très épaissies à la surface et bien visibles à l'œil nu, constituent la *substance réticulée d'Arnold* qui couvre de son feutrage blanc la partie la plus interne de T^5, et n'est que le plexus d'Exner épaissi. L'aspect réticulé est dû à ce que cette couche est terminée sur sa face profonde par une ligne festonnée, dont les dents se continuent avec les faisceaux des fibres radiaires. La substance réticulée se continue avec les faisceaux des fibres radiaires. La substance réticulée s'unit avec la lame médullaire enroulée de la corne d'Ammon. La substance blanche profonde, sous-corticale, du subiculum contient des fibres fines qui sont destinées à former la commissure de la lyre et occupent le voisinage du ventricule, et des fibres épaisses nées des cellules pyramidales ; ces dernières fibres appartiennent principalement au faisceau d'association du cingulum.

III. ***Corps godronné et fascia dentata.*** — La petite circonvolution du corps godronné est comme enclavée dans la concavité de la corne d'Ammon. Sa face superficielle se juxtapose à celle de la corne d'Ammon dans le sillon de l'hippocampe et n'est séparée d'elle que par le mince prolongement de la pie-mère; sa face profonde, au lieu de répondre à la substance blanche, est recouverte par la face profonde de la corne. La circonvolution godronnée figure donc une sorte de bourse froncée dont le hile, ouvert en haut, reçoit l'extrémité supérieure interne de la corne ammonienne (Déjerine).

Elle possède trois couches qui sont de la surface, c'est-à-dire du sillon de l'hippocampe, à la profondeur : la couche moléculaire, la couche des grains et la couche des éléments polymorphes.

1° **Couche moléculaire.** — Semblable à la zone homonyme de la corne d'Ammon, cette couche contient surtout des cellules à cylindre-axe court et quelques cellules pyramidales déplacées de la couche sous-jacente. Les panaches des grains viennent s'y épanouir. On y observe deux plexus : un plexus tout à fait superficiel, en mince lame, constitué par les fibres tangentielles qui forment le *stratum marginal*; un plexus beaucoup plus épais, situé dans la profondeur et fourni par les collatérales des cylindre-axes des grains.

2° **Couche des grains** ou des *cellules pyramidales (stratum granulosum)*. — Cette couche est l'analogue de la couche des cellules pyramidales de l'écorce ordinaire, car elle renferme un petit nombre de pyramides typiques et un très grand nombre de petites cellules ou grains que l'on peut assimiler à des cellules pyramidales modifiées. Les *grains* sont de petites cellules ovoïdes, que l'on avait prises autrefois pour des noyaux névrogliques ou des cellules embryonnaires; leurs expansions protoplasmiques émanent en bouquet du corps cellulaire, sans présenter de tige unique ascendante et vont s'étaler dans la couche moléculaire, rappelant ainsi le panache terminal des pyramides vraies; leur cylindre-axe descendant traverse les couches profondes en émettant des collatérales qui s'unissent en plexus autour des grains et autour des éléments polymorphes; parvenu dans l'écorce ammonienne, il s'y résout en arborisation terminale. Quelques auteurs pensent que ces cylindre-axes vont plus loin et font partie de la substance blanche de l'alveus et de la fimbria; mais Cajal affirme qu'ils se terminent autour de la tige du corps des grandes cellules pyramidales ammoniennes, et qu'ils représentent par conséquent un système d'association. Ces prolongements cylindraxiles des grains offrent une particularité remarquable; dans la zone ammonienne, ils se transforment en *fibres moussues*, c'est-à-dire qu'ils possèdent de distance en distance des renflements ou nodosités (fibres noueuses) formés par de petits amas protoplasmiques disposés en rosace. C'est le seul point de l'écorce cérébrale où se rencontrent ces fibres moussues, que nous avons déjà signalées dans l'écorce du cervelet.

3° **Couche des cellules polymorphes.** — Cette couche est analogue à celle de la corne d'Ammon. Celles des cellules dont le cylindre-axe ne se termine pas sur place envoient leur prolongement nerveux à l'alveus et à la fimbria, en traversant l'écorce ammonienne qui sépare le corps godronné de la substance blanche.

De très nombreux travaux ont été publiés sur la structure de la corne d'Ammon et du corps godronné. Pour la période antérieure aux découvertes de Golgi, nous nous contenterons de renvoyer à Mathias Duval : La corne d'Ammon, *Arch. de neurologie*, 1881 et 1882; — Giacomini, Fascia dentata, *Arch. ital. de Biologie*, 1884; — et Obersteiner, *Anatomie des centres nerveux*, 1893.

L'application de la méthode de Golgi a transformé nos connaissances sur la nature et la disposition des couches cellulaires. Golgi, *Sulla fina anatomia...*, 1886; — Schæffer, Beitrag zur Histologie der Ammonshornformation, *Arch. f. micr. Anat.*, 1892; — Cajal, Résumé de ses travaux, dans *Nouvelles idées sur la structure du système nerveux*, 1894.

Voy. aussi Sala, *Zeitschr. f. wiss. Zool.*, 1891; — Azoulay, *Soc. Biol.*, 1894; — Kœlliker, *Gewebelehre*, 1896.

C. Trajet des fibres olfactives.

Le cerveau olfactif possède comme le reste de l'écorce des fibres de projection, des fibres d'association et des fibres commissurales. Si l'on en excepte les premières voies qui aboutissent au bulbe olfactif et qui en émanent, le trajet de ces fibres est compliqué et incertain; beaucoup de notions acquises sur des animaux dont l'appareil olfactif cérébral est bien développé, le chien, le lapin, peuvent ne s'appliquer qu'en partie à l'homme, chez lequel ces organes sont ou réduits ou disparus ou adaptés à une autre fonction.

I. ***Fibres de projection.*** — Ces fibres comprennent la double voie centripète et centrifuge par laquelle les centres corticaux sont reliés aux organes extérieurs.

Voie afférente ou centripète. — Les fibres afférentes étant contenues dans l'épaisseur du rhinencéphale, puisque le bulbe olfactif est une dépendance du cerveau hémisphérique, on peut leur contester leur titre de fibres de projection et les ranger parmi les fibres d'association. Mais le bulbe et le trigone ne sont chez l'homme que des centres ganglionnaires inférieurs, analogues aux centres optiques primaires et c'est seulement sur le centre cortical de l'hippocampe que se fait la projection définitive et consciente des impressions olfactives.

Le trajet de ces impressions le long des premières voies présente une grande simplicité et une grande netteté. L'impression suit d'abord la voie périphérique, c'est-à-dire les cils périphériques de la cellule olfactive intra-épithéliale, le corps cellulaire et le prolongement cylindraxile (nerf olfactif) qui l'amène dans le glomérule; là elle rencontre l'arborisation du prolongement protoplasmique descendant d'une cellule mitrale, parcourt ce prolongement, puis la cellule mitrale elle-même et passe dans le filament cylindraxile qui, à travers le pédoncule olfactif et la racine externe, la conduit dans l'écorce du lobule de l'hippocampe, au contact des grandes cellules pyramidales.

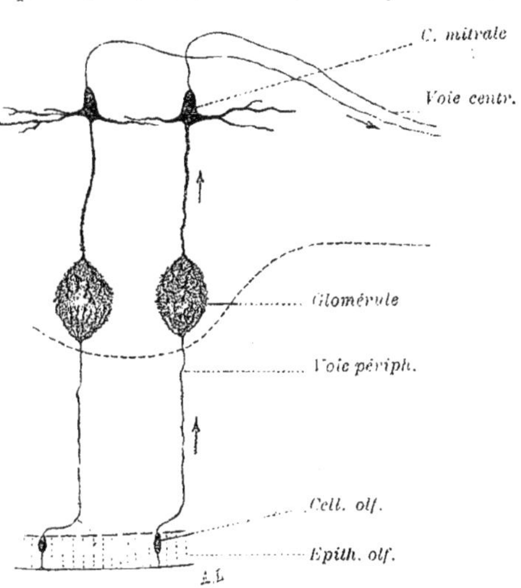

FIG. 323. — Trajet de la voie olfactive.
Voies périphérique et centrale. Figure schématique.

Ce long trajet est formé de deux neurones accouplés, un neurone périphérique, la cellule bipolaire de la muqueuse nasale, un neurone cérébral, la cellule mitrale. L'articulation se fait dans le glomérule, et comme à ce niveau la fibre nerveuse olfactive n'entre en contact qu'avec le prolongement protoplasmique de la cellule mitrale située très loin, on est là en présence d'un exemple typique du mode d'agencement des éléments nerveux; on a la preuve que les prolongements protoplasmiques ont une fonction nerveuse et non pas seulement nutritive et que leur conduction est cellulipète. Cajal a souvent cité cet exemple à l'appui de sa théorie de la polarisation dynamique. Quant aux prolongements latéraux, il est vraisemblable qu'ils servent à associer entre elles les différentes cellules mitrales.

Les cellules mitrales représentent la voie principale; mais il existe des voies secondaires, collatérales, par les petites cellules de la zone intermédiaire, qui elles aussi plongent par une de leurs expansions dans le glomérule, tandis que par l'autre elles prennent part au tractus olfactif. Grandes et petites cellules représentent le *noyau terminal sensitif* des nerfs olfactifs, analogue aux noyaux terminaux bulbaires du trijumeau ou des nerfs mixtes.

Van Gehuchten a observé que l'union intra-glomérulaire des deux neurones sensitifs se fait suivant deux types différents. Chez la plupart des mammifères étudiés, le glomérule reçoit les cylindre-axes de plusieurs cellules olfactives bipolaires (8 à 10), et le prolongement protoplasmique d'une seule cellule mitrale; le neurone central conduit donc les impressions perçues par plusieurs points de la muqueuse. Chez les oiseaux, chaque cellule mitrale possède un grand nombre de prolongements descendants qui se ramifient dans autant de glomérules, et par eux se relient à une soixantaine de cellules olfactives. Chez le chien, une seule cellule olfactive aboutit par son cylindre-axe à un seul glomérule; mais celui-ci entre en relation avec plusieurs cellules mitrales; dans ce cas, il y a plusieurs neurones centraux pour transporter l'excitation d'un seul point de la muqueuse. On n'a pas étudié assez d'animaux pour savoir s'il existe un rapport entre ces dispositifs anatomiques et la perfection de l'odorat.

Les fibres qui suivent le pédoncule constituent les *radiations olfactives*. Elles sont courtes ou longues. Les longues sont celles que nous venons de décrire; elles vont sans arrêt du bulbe au lobule de l'hippocampe, et le trajet sensoriel total ne comprend que deux neurones, la cellule olfactive bipolaire et la cellule mitrale ou son équivalent. Les courtes sont les plus nombreuses. Elles se terminent dans le trigone olfactif, dont les cellules à leur tour envoient leurs cylindraxes à toute la région olfactive située en arrière, au lobule de l'hippocampe, à la substance perforée, et même au tuber cinereum et au tubercule mamillaire.

Quant à la *racine interne*, si atrophiée chez l'homme, la plupart des auteurs pensent qu'elle contient des fibres qui, nées dans les cellules du trigone olfactif, se rendent dans le faisceau olfactif du trigone cérébral, et par lui à la corne d'Ammon et au corps godronné.

On remarquera que la voie sensorielle est directe, contrairement à ce que nous savons pour tous les autres nerfs sensitifs. S'il y a un croisement, il doit se faire au delà, dans les voies d'association. En second lieu, ses fibres ne passent pas par la capsule interne; il en est de même pour les fibres gustatives.

Voie efférente ou centrifuge. — Ses fibres sont de deux ordres :

1° Les fibres sensorielles centrifuges, que l'on constate dans tous les organes des sens, dans la rétine notamment. Leur origine est inconnue. Nous avons indiqué leur arborisation terminale autour des grains du bulbe olfactif, assimilés eux-mêmes aux spongioblastes de la rétine. On présume qu'elles jouent un rôle dans le phénomène de l'attention.

2° Les fibres réflexes médullaires, qui se dirigent vers le tronc cérébral et la moelle. Elles mettent en communication les centres olfactifs avec les origines des nerfs crâniens et permettent les mouvements réflexes ou même volontaires consécutifs aux perceptions des odeurs.

Dans cette catégorie rentrent :

Le *système mamillaire*. — Le trigone cérébral, qui provient de la corne d'Ammon, se termine en grande partie dans le tubercule mamillaire. Celui-ci est uni à la couche optique par le faisceau de Vicq d'Azyr, à la substance réticulée de la protubérance par le faisceau de la calotte de Gudden et par le pédoncule mamillaire.

Le *système habénulaire*. — Le ganglion de l'habénula est intercalé entre le champ olfactif de l'espace perforé antérieur, dont il reçoit les fibres par le tænia thalami (pédoncule pinéal), et les noyaux gris de l'espace perforé postérieur et de la calotte pédonculaire, avec lesquels il communique par le faisceau rétroflexe de Meynert.

II. ***Fibres d'association.*** — Ces fibres unissent les centres olfactifs entre eux ou à d'autres centres corticaux, dans une même moitié du cerveau.

Les centres olfactifs sont reliés entre eux par le faisceau olfactif du trigone,

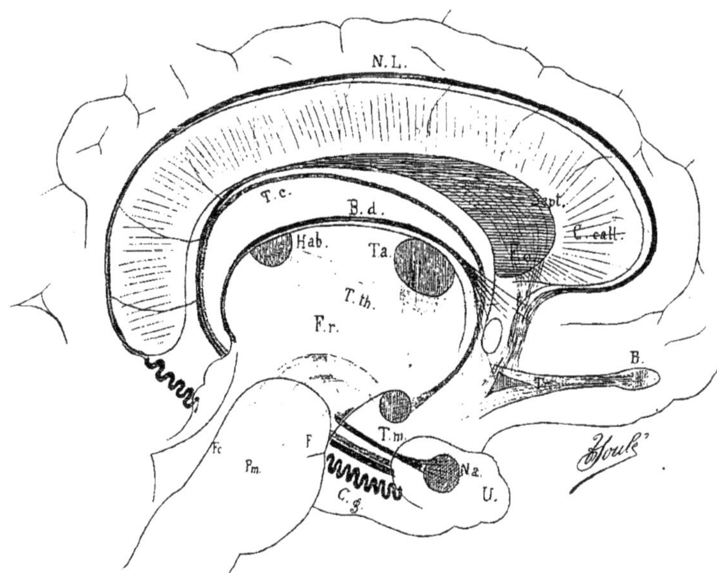

Fig. 324. — Fibres de projection et d'association du rhinencéphale (schéma).

Les fibres d'association en bleu, les fibres de projection en rouge.

B., bulbe olfactif. — *B. d.*, bandelette demi-circulaire. — *C. g.*, corps godronné. — *F.*, fimbria. — *F. c.*, faisceau de la calotte. — *F. o.*, faisceau olfactif. — *F. r.*, faisceau rétroflexe. — *Hab.*, habenula. — *N. a.*, noyau amygdalien. — *N. L.*, nerfs de Lancisi. — *P. m.*, pédoncule mamillaire. — *T. a.*, tubercule antérieur. — *T. c.*, trigone cérébral. — *T. m.*, tubercule mamillaire. — *T. r.*, trigone olfactif. — *T. th.*, tænia thalami. — *U.*, uncus. — Le faisceau qui va de *Tm* à *Ta* est le f. de Vicq d'Azyr.

les nerfs de Lancisi et la bandelette diagonale qui s'étendent des centres primaires à la corne d'Ammon et au corps godronné; — par la bandelette demi-circulaire, qui va de ce même territoire olfactif au noyau amygdalien et à l'uncus. Ils sont en outre rattachés à la plus grande partie de la surface corticale par le faisceau longitudinal inférieur, le faisceau unciforme et le cingulum dont nous parlerons plus loin.

III. ***Fibres commissurales.*** — Ces fibres interhémisphériques réunissent, d'un côté à l'autre, les centres symétriques et assurent leur bilatéralité.

Les centres primaires ont pour moyen d'union la partie dite olfactive de la commissure blanche antérieure. Ces fibres naissent du trigone olfactif et de l'écorce du pédoncule, et se terminent dans des régions analogues du côté opposé. Un très petit nombre seulement paraît arriver jusqu'au bulbe ethmoïdal.

Les centres corticaux sont doublement commissurés : en avant, par cette même commissure antérieure, dont une partie, dite hémisphérique ou temporale, relie les deux noyaux amygdaliens et les lobules de l'hippocampe; — en arrière, par les fibres de la lyre, qui se rendent d'une corne d'Ammon à l'autre en suivant la fimbria, le pilier postérieur du trigone et le bec postérieur du corps calleux (commissure ammonienne).

Sur ces commissures, voy. p. 500.

Système mamillaire. — Les tubercules mamillaires se composent de deux noyaux cellulaires, l'un externe plus petit, à grandes cellules, l'autre interne plus volumineux, à cellules plus petites; quelquefois un léger sillon les sépare et permet de les distinguer extérieurement. Il existe en outre des *tubercules accessoires* ou latéraux, situés en dehors des premiers. Bien développés chez beaucoup d'animaux, ils paraissent constants chez l'homme, mais ne sont apparents à l'extérieur que dans 10 pour 100 des cas (d'après Staurenghi).

Le *noyau externe* reçoit des fibres olfactives profondes, qui lui arrivent directement du trigone olfactif à travers l'espace perforé. Il est surtout, avec le tubercule accessoire, l'aboutissant du trigone cérébral dont le pilier antérieur vient s'y terminer presque en entier, c'est ce qu'ont montré les recherches de Gudden et de v. Monakow. Aussi est-il sous la dépendance trophique de la corne d'Ammon et de l'uncus. Le point de pénétration du trigone constitue le *bras* du tubercule mamillaire. A son tour le noyau externe émet un faisceau de fibres, *pédoncule du t. mamillaire*, qui se dirige en arrière dans l'espace perforé postérieur, puis sur le bord interne du locus niger et sous le noyau rouge et se termine dans la substance réticulée de la calotte protubérantielle.

Le *noyau interne* donne naissance à deux faisceaux qui sortent d'abord par un tronc commun (*faisceau mamillaire principal*), puis se séparent pour former le faisceau de Vicq d'Azyr et le faisceau de la calotte de Gudden.

Le *faisceau de Vicq d'Azyr*, épais et compact, monte verticalement à travers la couche optique (fig. 246) et se termine dans son tubercule antérieur. Le *faisceau de la calotte* de Gudden se porte en arrière, dans la calotte pédonculaire, au-dessus du noyau rouge, et finit en arrière de ce ganglion dans la substance réticulée. Gudden a signalé chez les animaux deux centres cellulaires, *ganglions profonds de la calotte* ou de Gudden, qui sont sans doute représentés chez l'homme par le noyau central supérieur de la formation réticulée (Déjerine). Ils reçoivent les fibres du pédoncule mamillaire et du faisceau de la calotte, et par les fibres du faisceau de Schütz (p. 375) établissent des connexions avec les origines des nerfs crâniens.

Système habénulaire. — Le ganglion de l'habénula, formation constante chez les vertébrés, est composé de deux noyaux : un noyau interne à petites cellules, qui semble dépendre plus particulièrement de l'appareil olfactif, un noyau externe à grosses cellules qui a plutôt des affinités avec la couche optique. Dans ce ganglion se termine la plus grande partie des fibres du *tænia thalami* (strie médullaire des auteurs allemands, pédoncule de la glande pinéale des Français, p. 273). Le tænia thalami naît dans le champ olfactif, dans l'espace perforé antérieur et le septum lucidum; il reçoi les fibres de leurs cellules et les radiations olfactives profondes qui émanent du trigone olfactif et du pédoncule. Il contourne la couche optique et finit dans le ganglion de l'habénula, ainsi que dans la partie voisine de la couche optique. Une portion de ses fibres est directe; l'autre se croise dans la *commissure interhabénulaire* (commissure des pédoncules, décussation dorsale du thalamus) qui relie les deux ganglions.

La voie efférente du centre habénulaire est le *faisceau rétroflexe* de Meynert, dont les fibres sont les axones des cellules de l'habenula. Ce faisceau descend presque verticalement à travers la couche optique et se termine en partie dans le *ganglion interpédonculaire*, bien marqué chez les mammifères non primates, rudimentaire chez l'homme, en partie dans la substance grise de l'espace perforé postérieur. Les cellules de ce ganglion émettent des fibres (faisceau du ganglion interpédonculaire) qui se dirigent en arrière et, comme nous l'avons dit, se rendent à la formation réticulée de la protubérance.

C'est Edinger qui a bien mis en lumière le caractère olfactif du système habénulaire. Son opinion a été contestée par Lotheissen (*Anat. Hefte*, 1894).

Bandelette demi-circulaire; *tænia semi-circularis*. — L'origine et la terminaison de cette bandelette que nous avons décrite (p. 367) sont interprétées différemment par les auteurs et leurs observations ne s'appliquent guère qu'aux animaux. Elle contient des fibres centripètes et des fibres centrifuges. L'une des extrémités s'irradie dans le territoire olfactif primaire, substance perforée antérieure, septum lucidum; l'autre, dans le lobule de l'hippocampe, c'est-à-dire dans le noyau amygdalien, l'écorce de l'uncus et l'avant-mur de l'insula. Déjerine lui a reconnu des connexions avec la partie postérieure de la couche optique.

Faisceau olfactif du trigone ou de la corne d'Ammon et Nerfs de Lancisi. — Le faisceau olfactif de Zuckerkandl provient, en arrière, de la corne d'Ammon par la fimbria et l'alveus, se confond avec le trigone cérébral dont il suit le trajet et ne s'en sépare qu'au niveau du septum lucidum. Il traverse le septum, forme son *pédoncule*, et émergeant à la surface devient partie intégrante du pédoncule du corps calleux. Les nerfs de Lancisi ont une origine extra-ammonienne, car ils continuent le corps godronné et la bandelette cendrée qui lui fait suite.

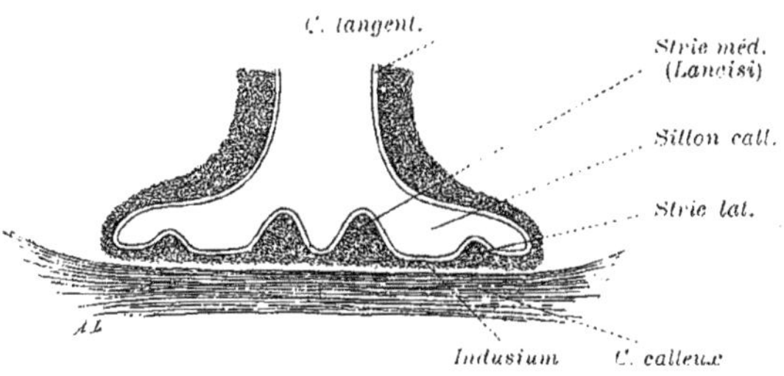

Fig. 325. — L'écorce lancisienne.

Coupe transversale par le corps calleux. — Figure schématique.

Ils se réunissent en avant au faisceau olfactif pour constituer le pédoncule du corps calleux (*gyrus subcallosus*); celui-ci forme à son tour la bandelette diagonale de Broca et se termine dans le champ olfactif antérieur, c'est-à-dire dans le trigone olfactif par la racine olfactive interne, dans l'espace perforé et le sommet du lobule de l'hippocampe par la bande diagonale.

On voit que le corps calleux est intercalé entre deux voies olfactives concentriques, l'une supérieure ou dorsale, nerfs de Lancisi, l'autre inférieure, le faisceau olfactif. Ce sont les *arcs marginaux* externe et interne de Zuckerkandl.

Les fibres blanches de Lancisi naissent du corps godronné et de la bandelette cendrée et aussi des cellules nerveuses de l'indusium. Celui-ci revêt le corps calleux d'une écorce grise avortée, très mince, qui se renfle en certains points et se continue par ses bords avec l'écorce de la circonvolution du corps calleux. Sa couche médullaire superficielle, couche de fibres tangentielles, se continue avec la substance réticulée d'Arnold qui couvre la 5e temporale. La couche blanche profonde contient des cylindre-axes à direction antéro-postérieure.

Toutes les fibres lancisiennes ne passent pas en avant du genou du corps calleux. Un grand nombre sont des *fibres perforantes*, qui traversent de haut en bas le corps calleux sur toute son étendue, principalement au niveau du bourrelet, et contribuent à lui donner un aspect strié. Elles se réunissent en un petit faisceau qui occupe la partie supéro-interne du trigone, chemine avec lui et se réunit au faisceau olfactif pour partager sa terminaison. Ces fibres perforantes représentent chez l'homme un faisceau compact du trigone, décrit chez les animaux macrosmatiques par Forel et Honegger sous le nom de *fornix longus*.

1 Sur les connexions olfactives : Edinger, *Vorlesungen*, édition 1896. — Kœlliker, *Gewebelehre*, 1896. — M. et Mme Déjerine, *Anatomie des centres nerveux*, t. II, 1901.

CHAPITRE TROISIÈME

COUCHE OPTIQUE ET CORPS STRIÉS

ARTICLE PREMIER

COUCHE OPTIQUE

La couche optique montre à l'œil nu un mélange de substance blanche et de substance grise, dont on se rendra compte à l'aide d'une coupe horizontale un peu superficielle.

Substance blanche. — La substance blanche se présente sous la forme du stratum zonale et des lames médullaires.

1° Le *stratum zonale* (couche en ceinture) recouvre la face postérieure ou base et la face supérieure, sur une épaisseur un peu inférieure à 1 mm. Sa plus grande minceur est au niveau du tubercule antérieur. Les fibres affectent surtout une direction sagittale; elles proviennent des radiations optiques (faisceau sagittal du lobe occipital) dont une partie superficielle recouvre le pulvinar, et du pédoncule inférieur de la couche optique qui émerge le long du bord interne.

2° Les lames médullaires sont l'une externe et l'autre interne. La *lame médullaire externe*, mal limitée chez l'homme, sépare la face externe du thalamus d'une mince coque de substance grise appelée *couche réticulée*.

3° La *lame médullaire interne* est dirigée en sens antéro-postérieur et divise la couche optique en deux noyaux externe et interne; elle se bifurque en avant et circonscrit le noyau antérieur; en arrière, elle est à peine apparente.

Sur sa face interne, la couche optique se prolonge dans la substance grise du troisième ventricule; par places seulement, le faisceau rétroflexe de Meynert et le pédoncule du thalamus établissent une démarcation.

Substance grise. — La coupe horizontale superficielle dont nous avons parlé révèle l'existence de trois masses grises, noyaux cendrés de Burdach, incomplètement séparés par la lame médullaire interne, et fusionnés sur une partie de leur surface : ce sont les noyaux antérieur, externe et interne, auxquels on peut ajouter le pulvinar.

1° **Noyau antérieur.** — Ce noyau occupe le sommet de la couche optique et produit le renflement très variable du *tubercule antérieur* (corpus subrotondum). Il est encapsulé par la bifurcation de la lame médullaire interne en arrière et par le stratum zonale en avant. Sur sa face inférieure s'irradie la terminaison du faisceau de Vicq d'Azyr, qui vient du tubercule mamillaire. Il présente sur la coupe horizontale une forme en coin, à renflement antérieur ou tête, à queue dirigée en arrière, qui l'a fait comparer à un noyau caudé en miniature. La tête reçoit des fibres rayonnantes corticales qui lui arrivent par le bras antérieur de la capsule interne.

2° **Noyau externe.** Le noyau externe est situé entre la couche réticulée et la lame médullaire interne. Il est plus long que le noyau interne qu'il déborde en avant et en arrière; il s'en distingue encore par sa teinte claire, sa couleur rougeâtre et par les stries blanches transversales qui émanent de toute la longueur de la couche réticulée. Ces *fibres radiées* sont le prolongement des fibres de la couronne rayonnante; le plus grand nombre pénètrent par l'extrémité postérieure (pédoncule postérieur).

Déjerine rattache au noyau externe : le *noyau en coupe* ou noyau semi-lunaire de Flechsig, situé entre le centre médian de Luys et les radiations du noyau rouge, et la *zone réticulée* ou *grillagée*, mince lamelle grise, appliquée sur la face externe de la couche optique et pénétrée par le passage des fibres cortico-thalamiques.

3° **Noyau interne.** — Le noyau interne est beaucoup plus court, d'une couleur plus sombre; on n'y voit pas à l'œil nu de stries transversales. Il se continue par places en dehors avec le noyau externe, en dedans avec la substance grise ventriculaire. Dans sa partie inférieure et postérieure, une lame blanche incomplète, lame *médullaire moyenne*, isole avec la lame médullaire externe un petit noyau gris de 5 à 6 mm. de diamètre, placé entre les deux noyaux précédents et le pulvinar; c'est le *centre médian* de Luys.

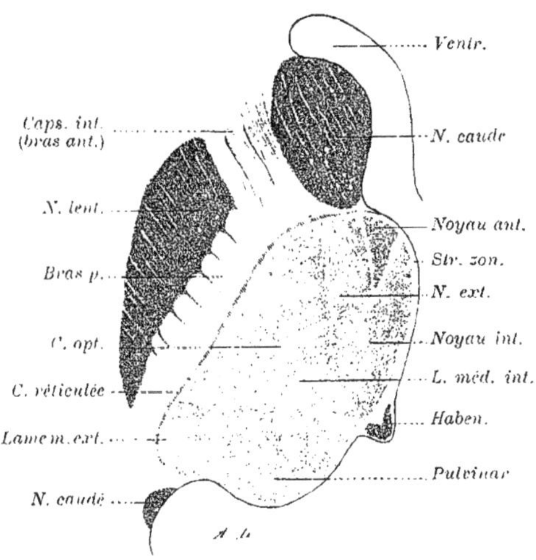

FIG. 326. — Noyaux et lames médullaires de la couche optique.

Coupe horizontale superficielle. — Côté gauche.

4° **Pulvinar.** — Le pulvinar ou tubercule postérieur n'est bien développé que chez l'homme. On le rattache tantôt au noyau externe tantôt au noyau interne. Il présente des fibres radiées qui proviennent soit de la bandelette optique soit des fibres destinées au lobe occipital.

Cellules nerveuses. — Les cellules nerveuses de la couche optique, de taille et de forme variées, sont multipolaires. La plupart sont à cylindre-axe long, quelques-unes, en nombre discuté, à cylindre-axe court épuisé sur place. Le prolongement nerveux suit une direction indéterminée.

Elles sont irrégulièrement disséminées et ne sont pas réunies en centres anatomiques. Celles du noyau externe sont en général plus petites.

Connexions de la couche optique.

Radiations thalamiques.

Placée comme une station intermédiaire entre le tronc cérébral qu'elle termine et le cerveau antérieur qu'elle précède, la couche optique est en rapport avec ces deux segments nerveux par de nombreux et puissants faisceaux.

[CHARPY.]

1° ***Connexions avec le tronc cérébral, le cervelet et la moelle.*** — Ces connexions sont assurées par les *irradiations de la calotte* du pédoncule cérébral, car aucune fibre ne passe par le pied du pédoncule, et presque toutes sont des fibres afférentes. Dans cette catégorie rentrent :

Le ruban de Reil ou faisceau sensitif qui des noyaux de Goll et de Burdach se rend au noyau externe et au centre médian de la couche optique;

Les radiations du noyau rouge, suite du pédoncule cérébelleux supérieur, qui associent le cervelet au thalamus;

La *commissure blanche postérieure.* Cette commissure est située transversalement au-dessus de l'orifice supérieur de l'aqueduc de Sylvius. Elle est sur la limite du cerveau intermédiaire et du cerveau moyen. On l'observe chez tous les vertébrés. Elle paraît être composée de fibres entre-croisées à court trajet dont les unes relient la couche optique à la substance réticulée du pédoncule cérébral, tandis que les autres établissent peut-être une commissure interthalamique. Leur origine principale est dans le pulvinar et la partie voisine du noyau externe.

2° ***Connexions avec les centres sensoriels.*** — Comme la sensibilité générale (ruban de Reil), les sens de la vue, de l'audition et de l'olfaction ont des rapports anatomiques avec la couche optique.

Celle-ci en effet, par son pulvinar et le corps genouillé externe adjacent, reçoit la racine externe de la bandelette optique; par le corps genouillé interne qu'on peut lui rattacher, les fibres auditives de la voie centrale; et celles du cerveau olfactif par les fibres de projection du rhinencéphale que nous avons étudiées plus haut : le faisceau de Vicq d'Azyr, le tænia thalami, la bandelette demi-circulaire.

3° ***Connexions avec les corps striés.*** — Chez tous les vertébrés, d'après Edinger, ces ganglions sont étroitement associés, surtout au niveau de leur base.

On distingue des *fibres strio-thalamiques, latérales,* disséminées, mais très nombreuses, qui nées du noyau caudé, mais principalement du noyau lenticulaire, traversent horizontalement le genou et le bras postérieur de la capsule interne qu'elles découpent en segments rectangulaires et pénètrent la couche optique par sa face externe, après avoir traversé sa zone réticulée et sa lame médullaire externe. Ce sont des sortes de ponts jetés d'un ganglion à l'autre; — et des fibres *strio-thalamiques inférieures* qui occupent la base du thalamus et du cerveau. Elles se groupent en faisceaux (anse lenticulaire) que nous décrirons avec le corps strié.

4° ***Connexions avec l'écorce cérébrale.*** — La couche optique est reliée à toute la surface corticale de l'hémisphère par d'innombrables fibres de projection qui constituent la *couronne rayonnante optique,* laquelle se mêle intimement dans le centre ovale à la couronne rayonnante du pédoncule cérébral. Ces fibres sont de deux ordres : les unes, *fibres cortico-thalamiques,* sont corticifuges, les autres, en nombre presque égal (Déjerine), *fibres thalamo-corticales,* sont corticipètes. Les connexions sont donc assurées dans les deux sens. Ces fibres émergent de la face externe (ou y pénètrent) et de la couche réticulée de la couche optique et se dispersent en tous sens. Au point de leur émergence thalamique, elles sont unies en groupes plus ou moins apparents que l'on a désignés sous le nom de pédoncules.

On distingue : 1° les fibres *frontales* qui proviennent du lobe de même nom et forment le *pédoncule antérieur*. Celui-ci, dirigé horizontalement en arrière et en dedans, occupe à lui seul la plus grande partie du bras antérieur de la capsule interne ; — 2° les fibres *pariétales*, verticales, dont le *pédoncule supérieur* est mal limité ; — 3° les fibres *occipitales*, avec leur *pédoncule postérieur* ; celles de la face interne constituent les radiations optiques qui émergent du pulvinar et passent par le segment le plus reculé du bras postérieur de la

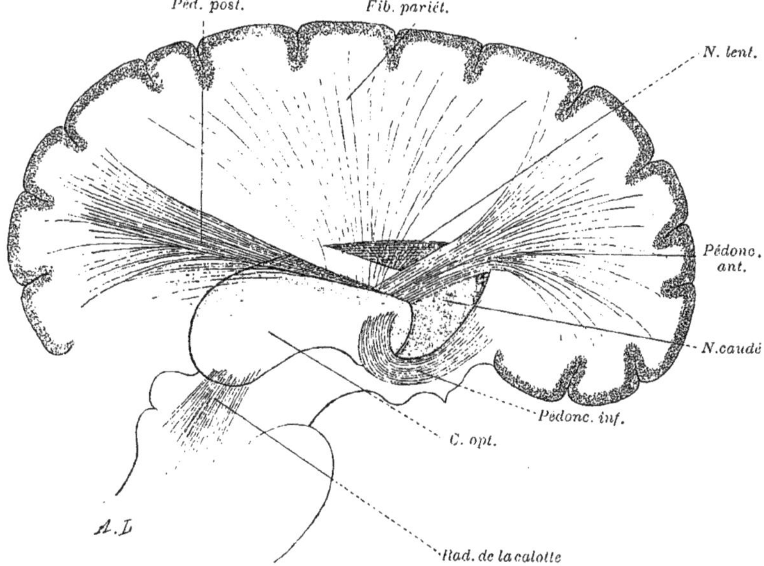

Fig. 327. — Couronne rayonnante de la couche optique.
Les corps striés en rouge, la couche optique en bleu. — Figure schématique.

capsule interne ; — 4° les fibres *temporales*, dont le *pédoncule inférieur* fait partie de l'anse pédonculaire de Gratiolet et contourne le bord antérieur du pédoncule cérébral.

A la couche optique se rattachent la région sous-optique et les commissures de la base.

A. RÉGION SOUS-OPTIQUE

La *région sous-optique* ou *sous-thalamique* est la calotte du cerveau intermédiaire, ou si l'on veut la partie basale et postérieure de ce segment des centres nerveux. Elle continue et termine la région de la calotte du pédoncule cérébral. L'étude de cette petite région est des plus importantes et des plus difficiles dans les recherches de laboratoire, car elle représente la jonction du tronc cérébral au cerveau, une sorte de point nodal où les faisceaux nombreux de l'étage supérieur du pédoncule cérébral, eux-mêmes continuation de ceux de la protubérance et du bulbe, se croisent et s'orientent en divers sens pour s'unir à la couche optique, à la capsule interne, au corps strié. L'intercalation de ganglions nouveaux, comme le corps de Luys, augmente encore cette complication.

[CHARPY.]

FOREL, Untersuchungen über die Haubenregion, in *Arch. f. Psych.*, 1877. — M. et Mme DEJERINE, *Anatomie*, t. II.

Cette région, de forme quadrilatère, a pour limites : en haut, la face inférieure de la couche optique; en bas, le locus niger de Sœmmering; en dehors, le pied du pédoncule cérébral qui se prolonge dans la capsule interne; en dedans, la substance grise du troisième ventricule. Elle se continue en arrière avec la calotte des pédoncules cérébraux, en avant dans la partie postérieure de l'espace perforé antérieur ou substance innominée de Reichert.

On trouve dans la région sous-optique : des faisceaux médullaires, un noyau gris particulier, le corps de Luys, et la partie supérieure, terminale, de deux centres cellulaires du cerveau moyen, du noyau rouge et du locus niger.

Corps de Luys. — Luys a découvert en 1865 ce petit ganglion qui occupe la partie postérieure de la région. Le corps de Luys a la forme d'une lentille biconvexe à faces supé-

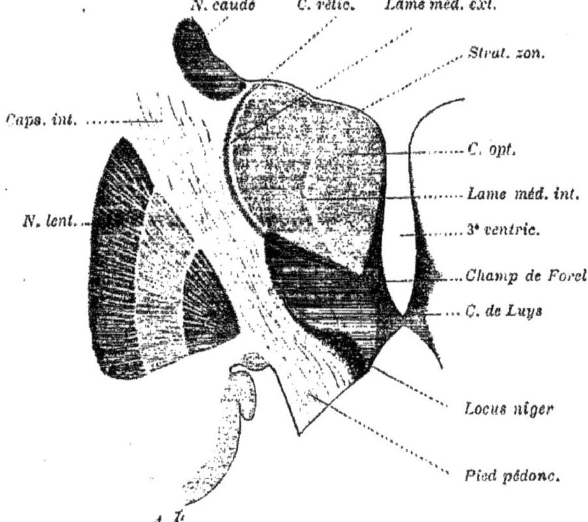

FIG. 328. — Région sous-optique (bleue).
Vue en coupe vertico-transversale.

rieure et inférieure, mesurant 7 mm. en largeur, 10 à 12 en sens transversal, 3 à 4 en épaisseur; sa plus grande circonférence répond au plan transversal qui passe immédiatement en dessous des tubercules mamillaires. Sa couleur est café au lait.

Il est bien limité chez l'homme et chez les singes, mais n'est représenté chez les autres mammifères que par des îlots cellulaires diffus. Une mince capsule médullaire l'entoure de toute part, sauf en dedans. Les cellules nerveuses qui constituent le ganglion sont grandes, multipolaires, pigmentées. Elles sont disséminées dans un plexus extrêmement compliqué de fibres nerveuses très fines. Le réseau capillaire est remarquable par ses mailles très serrées et ses vaisseaux contournés en tous sens.

Le corps de Luys est principalement uni en haut au corps strié soit par l'anse lenticulaire, soit par des fibres qu'il reçoit, directement ou après croisement, du membre interne du globus pallidus (*radiations strio-luysiennes*); en bas au pédoncule cérébelleux supérieur. Ces relations lui donnent une certaine analogie avec le noyau rouge qu'il semble continuer en avant. On admet aussi qu'il abandonne des fibres à l'espace perforé postérieur; quelques autres lui arriveraient de l'écorce cérébrale. Les fibres de l'espace perforé se croisent dans la voûte de substance grise qui remplit cet espace et vont au corps de Luys opposé; elles constituent la *commissure de Forel*.

B. COMMISSURES DE LA BASE

Le troisième ventricule est tapissé d'une couche peu épaisse de substance grise, *substance ventriculaire* ou *centrale*. Elle fait défaut sur la voûte qui n'est qu'un feuillet épithélial appliqué sur la toile choroïdienne; sur les parois latérales, elle recouvre la face interne de la couche optique: elle est d'abord mince et confondue avec le noyau interne du thalamus, puis elle s'épaissit au-dessous du sillon de Monro et forme ensuite le plancher du ventricule. Elle se continue en arrière avec celle qui entoure l'aqueduc de Sylvius.

Outre la membrane épendymaire avec ses cellules cylindriques vibratiles, elle contient des cellules et des fibres nerveuses. Les cellules sont disséminées et ne se groupent que dans quelques points : dans l'embouchure du canal de Sylvius (noyau de la commissure ou de Darkschewitsch) et dans l'épaisseur du plancher. C'est dans ce dernier qu'elles constituent les petits ganglions que nous avons plusieurs fois mentionnés : les ganglions interpédonculaires de l'espace perforé postérieur, les tubercules mamillaires avec leurs accessoires, les

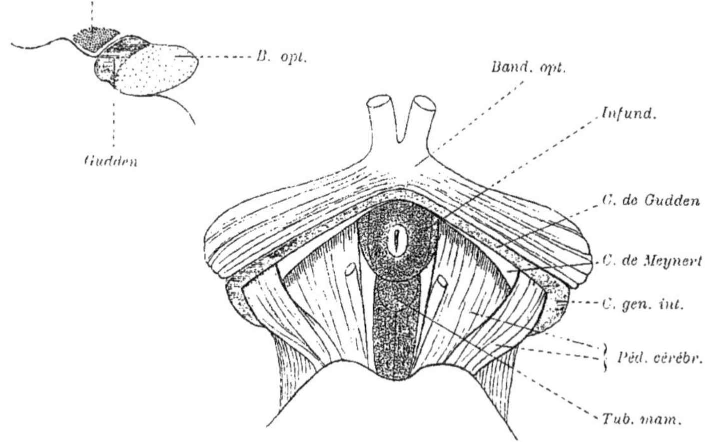

Fig. 329. — Commissures de Gudden et de Meynert, chez le lapin (d'après Gudden et Déjerine).

La commissure de Gudden en bleu. — En haut et à gauche, rapport des commissures sur la coupe transversale.

éminences latérales de Retzius, enfin les deux ou trois noyaux du tuber cinereum décrits par Lenhossek, et dont le plus antérieur, situé en avant du chiasma, est le noyau sus-optique.

La substance grise du plancher est traversée ou côtoyée par des fibres transversales qui forment les *commissures de la base*, à savoir : la commissure de Forel, la commissure de Meynert et la commissure de Gudden.

1° **Commissure de Forel.** — La commissure de Forel ou *décussation sous-thalamique postérieure* occupe la région sous-optique, en arrière et au-dessus des tubercules mamillaires, à la base de l'espace perforé postérieur. Elle est composée principalement de fibres qui unissent les deux corps de Luys (commissure inter-luysienne); des fibres mamillaires ou des irradiations du noyau rouge viennent s'y croiser.

2° **Commissure de Meynert.** — La commissure de Meynert est un faisceau de substance blanche situé au-dessus du chiasma et des bandelettes optiques. Ses fibres, croisées au-dessus du chiasma, se dirigent en arrière et en dehors, en décrivant un arc à concavité postérieure, et s'enfoncent dans la face inférieure du pédoncule cérébral pour gagner sa partie dorsale. Chez l'homme cette commissure est profonde, complètement enfouie dans la substance grise, et par conséquent séparée par une lame grise soit du chiasma, soit de la bandelette optique sur lesquels elle repose, mais avec lesquels elle n'a aucun rapport de constitution. Chez les animaux, elle est libre, à découvert, bien que séparée encore des voies optiques par une mince couche grise; c'est elle qu'on a appelée la *commissure arquée postérieure* du chiasma.

Elle unit certainement entre eux les noyaux lenticulaires du corps strié (commissure interlenticulaire); peut-être a-t-elle des connexions avec le ruban de Reil et le corps de Luys.

3° **Commissure de Gudden ou commissure inférieure.** — Gudden a décrit chez le lapin une commissure formée par un faisceau arqué à concavité postérieure, qui contourne en dedans le chiasma et la bandelette optique et unit d'un côté à l'autre les corps genouillés internes. Elle n'appartient pas aux voies optiques, car elle existe chez la taupe chez laquelle manquent ces organes; on la rattache aux voies acoustiques.

Chez l'homme et chez la plupart des mammifères, elle est tellement fusionnée à la bandelette optique que seules les dégénérations la mettent en évidence. Nous avons dit plus haut (p. 453) que Déjerine conteste formellement son existence chez l'homme.

ARTICLE DEUXIÈME

CORPS STRIÉS

La signification des corps striés nous échappe entièrement. Ce sont pourtant des ganglions volumineux qui existent chez tous les vertébrés. C'est la première portion qui se différencie dans le cerveau antérieur; les poissons ont un corps strié (ganglion basal) et pas d'écorce cérébrale, la vésicule hémisphérique n'ayant pour voûte qu'une simple lame épithéliale (fig. 334). Le noyau caudé et le putamen du noyau lenticulaire sont des formations corticales de la base enfouies dans l'hémisphère et superficielles seulement sur les côtés de l'espace perforé antérieur (fig. 255).

Le *noyau caudé* ou intra-ventriculaire est tapissé sur sa face libre par l'épendyme du ventricule latéral. Sa substance grise est traversée, dans sa partie externe, par des stries blanches, à direction sagittale, qui représentent la pénétration de faisceaux médullaires arrivant de la capsule interne. Elle envoie sur la face externe du septum lucidum un prolongement, qui l'entoure en gouttière sur une hauteur de quelques millimètres (*noyau du septum*, de Meynert).

Le noyau lenticulaire est divisé en deux noyaux, le putamen en dehors, qui ressemble par sa couleur gris rougeâtre et par sa structure au noyau caudé, et le globus pallidus, de teinte ambrée, lui-même subdivisé en deux portions; il y a donc en tout trois segments, striés chacun par des *fibres radiées* transversales qui courent de dehors en dedans, et séparés par les *lames médullaires* externe et interne (fig. 254).

Les cellules nerveuses des corps striés sont de deux espèces : les unes, cellules ordinaires, du type de Deiters, de taille et de forme diverses, à cylindre-axe long; les autres, extrêmement abondantes, cellules de Golgi à cylindre-axe court. Ces dernières présentent des aspects variés, elles ont ordinairement des dendrites velues; il en est qui sont de vraies cellules géantes. Les éléments du globus pallidus sont un peu différents, et en général de petite taille. — Les fibres nerveuses sont : ou les cylindre-axes des cellules locales, ou des fibres de passage, très nombreuses, qui abandonnent seulement des collatérales au noyau qu'elles traversent.

Connexions du corps strié. — Elles sont en somme réduites, si l'on n'admet ni les fibres pédonculaires ni les fibres corticales, et consistent presque exclusivement dans les faisceaux d'union avec la couche optique, fibres strio-thalamiques. Déjerine considère comme douteuses les relations du corps strié avec le locus niger de Sœmmering, indiquées par Edinger; il croit que le locus reçoit directement ses fibres de projection de l'écorce cérébrale.

1° **Connexions inter-striées.** Les deux noyaux, caudé et lenticulaire, sont unis entre eux par des *fibres lenticulo-caudées* qui traversent la capsule interne. Ces fibres sont beaucoup moins nombreuses qu'on ne le croirait à première vue, car la plupart de celles que l'on voit se rendre d'un noyau à l'autre sont des fibres de passage, qui ne s'arrêtent pas dans le noyau lenticulaire et sont destinées à la couche optique.

2° **Connexions corticales.** — Les corps striés, écorce basale, ne sont pas unis au reste de l'écorce, ou ne le sont que par des fibres très rares. C'est ce qu'ont

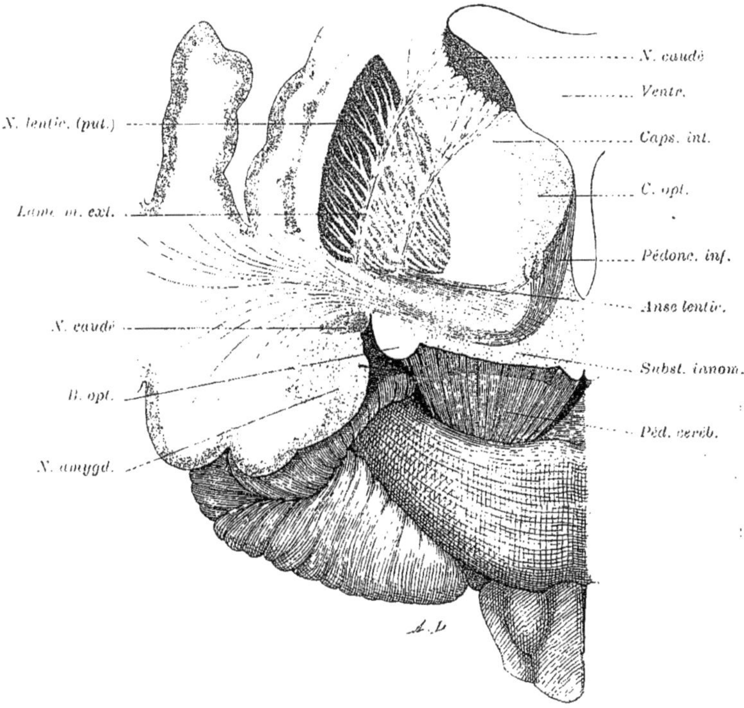

Fig. 330. — L'anse pédonculaire.

Une coupe frontale, un peu oblique en dehors, montre dans l'anse pédonculaire la superposition en partie schématisée : du pédoncule inférieur optique, de l'anse lenticulaire et de la substance innommée de Reichert.

établi un grand nombre de recherches anatomiques et expérimentales. L'extirpation de l'écorce hémisphérique chez les animaux jeunes n'entraîne pas l'atrophie des ganglions striés; il en est de même chez l'homme des foyers les plus étendus et les plus anciens de la surface cérébrale. Cajal a constaté que les axones des cellules striées sont tous descendants et s'éloignent de l'écorce. Il est probable que les faibles dégénérations observées dans les noyaux striés par quelques auteurs et notamment par Marinesco, à la suite de destruction du lobe frontal, portaient sur des fibres de passage ou sur les collatérales que les fibres abandonnent aux ganglions.

Il faut faire une exception pour le globus pallidus, qui d'ailleurs se distingue

[CHARPY.]

du putamen par son origine et par sa structure. Il reçoit quelques fibres corticales.

3° **Connexions thalamiques.** — Ce sont les vraies connexions du corps strié. Nous avons vu plus haut que ces *fibres strio-thalamiques* sont de deux ordres : les unes, latérales, unissent les faces adjacentes de la couche optique et du noyau lenticulaire en traversant horizontalement la capsule interne ; la plupart de celles du noyau caudé passent par le globus pallidus avant d'aborder la couche optique ; — les autres, inférieures, situées à la base du cerveau, se groupent en faisceau et constituent le faisceau lenticulaire de Forel, les radiations strio-luysiennes et l'anse lenticulaire.

1° **Faisceau lenticulaire de Forel.** — Ce faisceau relie le noyau lenticulaire à la partie antéro-inférieure de la couche optique. Il traverse la région sous-optique au-dessus du corps de Luys (fig. 328).

2° **Radiations strio-luysiennes** (Déjerine). — Situées au-dessous des fibres précédentes, elles unissent le corps strié au corps de Luys.

3° **Anse lenticulaire et anse pédonculaire de Gratiolet.** — Quand, étudiant un cerveau par sa base, on enlève avec précaution la bandelette optique, on met à nu l'extrémité supérieure du pédoncule cérébral, et l'on voit qu'au point où il pénètre dans le cerveau pour devenir la capsule interne, représentée ici par son bras postérieur seul, le pédoncule est embrassé par une ceinture de substance grise et blanche, large de 5 mm. environ. Cette ceinture ou écharpe est l'*anse pédonculaire* de Gratiolet. Elle croise les fibres du pédoncule, et sa direction est oblique en bas, en dehors et en arrière; son extrémité interne s'enfonce entre le bord interne du pédoncule et le tuber cinereum et se dirige vers l'extrémité antérieure de la couche optique : son extrémité externe contourne le bord externe du pédoncule et se fond dans la face inférieure du noyau lenticulaire.

L'anse pédonculaire est formée de plusieurs couches étagées qui sont de haut en bas : une couche blanche, l'*anse lenticulaire*, une couche grise, le *ganglion de l'anse pédonculaire* ; une nouvelle couche blanche, le pédoncule inférieur de la couche optique qui appartient aux radiations thalamo-corticales, enfin l'écorce basale qui se continue avec l'espace perforé antérieur. La substance grise dans laquelle sont plongés ces faisceaux est la *substance innominée de Reichert*.

L'anse lenticulaire, partie la plus dorsale de l'anse pédonculaire, a son origine dans le noyau lenticulaire, dans ses lames médullaires et dans ses fibres radiées ; elle se termine dans la couche optique et dans le noyau rouge. Déjerine pense qu'elle n'envoie aucune fibre au ruban de Reil ni à la calotte du pédoncule cérébral.

CHAPITRE CINQUIÈME

STRUCTURE ET CONNEXIONS DE L'ÉCORCE CÉRÉBRALE

ARTICLE PREMIER

STRUCTURE DE L'ÉCORCE CÉRÉBRALE

L'écorce cérébrale est cette lame de substance grise qui chez tous les vertébrés supérieurs recouvre les hémisphères cérébraux. Chez les poissons, elle fait défaut; le manteau est constitué uniquement par un feuillet épithélial.

Son *épaisseur* varie entre 2 et 3 millimètres. Conti a montré, par des recherches précises, qu'elle atteint son maximum sur la crête des circonvolutions, son minimum au fond des sillons ; qu'elle est le plus considérable dans la partie supérieure des circonvolutions rolandiques et du lobe pariétal, et le moins marquée dans le lobe occipital ; qu'elle est plus grande chez l'homme que chez la femme; enfin qu'elle diminue dans la vieillesse. Cajal a observé de son côté que toutes les couches de l'écorce, à l'exception de la première, sont plus épaisses et plus riches en cellules dans la partie convexe des circonvolutions rolandiques que dans leur partie plane ou concave.

Sa *couleur* n'est pas uniforme. Déjà Gennari et Vicq d'Azyr avaient noté que, dans la face interne du lobe occipital, la substance grise est divisée en deux moitiés par une couche blanche interposée (*ruban de Vicq d'Azyr*). Baillarger a pu distinguer à l'œil nu six couches blanches et grises régulièrement alternantes, bien que d'inégale épaisseur : la première, qui est la plus superficielle, étant une couche blanche, et la dernière, la plus profonde, celle qui repose sur le centre ovale, une couche grise ou mieux gris jaunâtre. Ces *stries de Baillarger* ne sont bien apparentes que sur la face interne de la première frontale, sur la frontale ascendante ou sur la face convexe du lobe occipital, et encore ne sont-elles pas également manifestes sur tous les sujets. Elles ne peuvent servir à une classification des couches de l'écorce, soit à cause de leur inconstance, soit parce que la plus importante, la strie blanche moyenne, tombe au milieu de la couche homogène des grandes cellules pyramidales. Mais elles nous montrent qu'il faut distinguer dans la structure de l'écorce, outre son tissu de soutien, deux espèces d'éléments groupés, en partie juxtaposés, en partie enchevêtrés, les cellules et les fibres nerveuses.

Nous adopterons comme base de la classification la disposition des cellules nerveuses, éléments nobles par excellence, et nous décrirons successivement : les cellules nerveuses, les plexus médullaires, le tissu de soutien.

COUCHES CELLULAIRES DE L'ÉCORCE CÉRÉBRALE

Meynert a décrit un type classique à cinq couches ; avec Schwalbe et Cajal, nous le réduirons à quatre, en réunissant en une seule les deux dernières zones de Meynert. Ce type élémentaire ne se rencontre d'ailleurs que dans quelques régions corticales ; dans les zones motrices et sensorielles, il se complique par l'adjonction de nouvelles assises. De là les couches suivantes, comptées de la surface à la profondeur :

Couche moléculaire ou plexiforme ;
Couche des petites cellules pyramidales ;
Couche des grandes cellules pyramidales ;
Couche des cellules polymorphes.

1° **Couche moléculaire ou plexiforme.** — La couche moléculaire, la plus superficielle, située immédiatement au-dessous de la névroglie marginale, présente dans sa substance fondamentale un aspect finement granuleux, auquel elle doit son nom. On y rencontre deux espèces d'éléments, les cellules polygonales et les cellules de Cajal ; toutes deux possèdent ce caractère commun que leurs ramifications protoplasmiques ou nerveuses restent limitées à la couche elle-même, sans descendre dans les zones sous-jacentes. Les branches qui portent ces ramifications sont horizontales, parallèles au plan de l'écorce et peuvent s'étendre à de grandes distances, rappelant ainsi les fibres parallèles que nous avons décrites dans l'écorce du cervelet.

Les *cellules polygonales* occupent de préférence la partie externe de la couche moléculaire, dans laquelle se trouve un riche système de fibres horizontales ou plexus d'Exner. Elles sont de moyenne grosseur. Elles possèdent cinq ou six rameaux protoplasmiques et un prolongement nerveux qui s'étend en direction

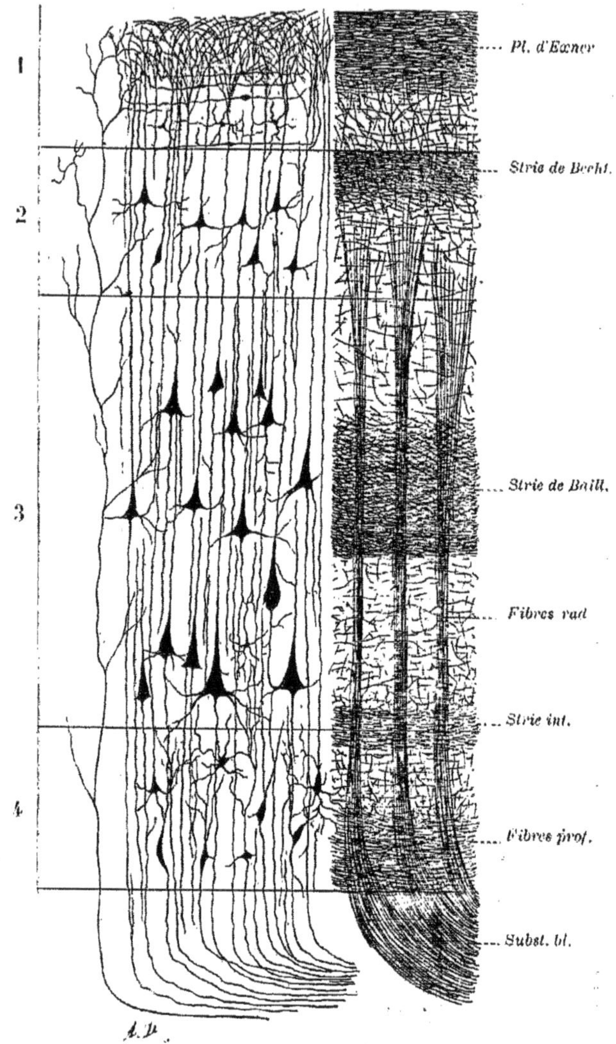

Fig. 331. — Écorce cérébrale.

Coupe schématique. — A gauche, les couches cellulaires ; à droite les systèmes de fibres. Tout à fait à gauche, une fibre ascendante (sensitive ou calleuse ?)

horizontale et se décompose en ramuscules très longs, lesquels restent parallèles à l'écorce.

Les *cellules de Cajal*, découvertes par cet anatomiste, ont pour caractéristique d'être pluripolaires au point de vue nerveux, c'est-à-dire que toutes leurs expansions sont nerveuses, cylindraxiles, ce qui les rapproche des spongioblastes de la rétine. Elles se rattachent à deux types : le type *fusiforme* dans lequel le corps, allongé parallèlement à la surface, émet deux longues tiges polaires également horizontales, qui se ramifient et finissent par des branches ascendantes; elles émettent tout le long de leur trajet des collatérales ascendantes; — le type *triangulaire*, qui diffèrent du type fusiforme, en ce que les cellules possèdent, au lieu de deux tiges, trois ou plusieurs branches qui se ramifient de même dans le plan horizontal et fournissent semblablement des collatérales ascendantes.

Ces cellules spéciales ou autochtones occupent de préférence la partie profonde de la couche moléculaire.

2° **Couche des petites cellules pyramidales.** — Cette couche présente de nombreuses cellules de forme pyramidale, de 10 à 12 μ de hauteur. A mesure qu'on descend, ces cellules augmentent de taille ; une zone de transition, composée de pyramides moyennes, les relie aux grandes cellules pyramidales. Au reste les grandes et les petites pyramides ne diffèrent que par la taille ; leur configuration et leur disposition sont les mêmes.

3° **Couche des grandes cellules pyramidales.** — La couche des grandes pyramides atteint un millimètre de hauteur. Les cellules qu'elle renferme ont de 20 à 30 μ et sont situées à des niveaux différents.

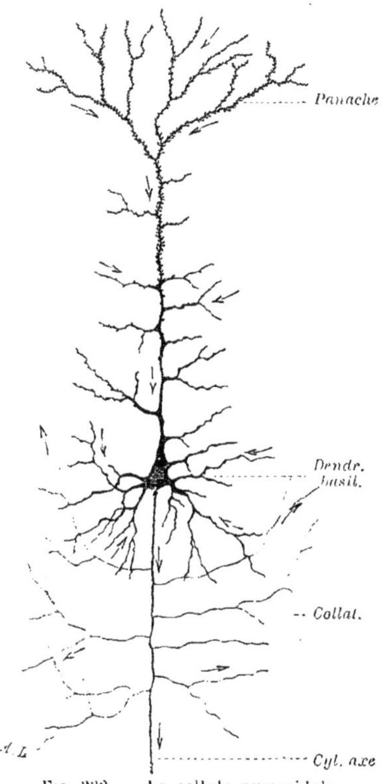

Fig. 332. — La cellule pyramidale.

Qu'elle soit petite ou grande, la *cellule pyramidale* ou *cellule psychique* présente toujours la même organisation. Elle a la forme d'un cône ou d'une pyramide, dont la base regarde le centre ovale et le sommet la surface de l'écorce. Le corps renferme un protoplasma finement granulé ou strié, avec du pigment jaune clair, un noyau ovalaire et un nucléole brillant. Il émet des prolongements protoplasmiques et un prolongement nerveux.

Les prolongements protoplasmiques ou dendrites, à surface épineuse, comprennent eux-mêmes la tige ascendante et les expansions basilaires.

La *tige ascendante* part du sommet de la pyramide et s'élève en ligne droite jusqu'à la couche moléculaire, dans laquelle elle se termine par un bouquet d'arborisations ou *panache*, aux branches finement épineuses, entrelacées avec les arborisations des cellules voisines ; ainsi se forme un véritable plexus protoplasmique qui contribue à donner à la couche superficielle son aspect granuleux ou moléculaire. De la tige émanent des *expansions latérales* qui se répandent sur les côtés en se dichotomisant. — Les *expansions basilaires* naissent du corps cellulaire, de tout son contour, et s'épanouissent en tous sens comme le chevelu d'une racine. La tige est l'expansion fondamentale, car elle apparaît la première soit chez l'embryon, soit chez les vertébrés inférieurs.

Le *prolongement nerveux* ou axone a pour origine la base de la cellule ou un des gros rameaux basilaires; il descend vers la profondeur, en sens inverse de la tige, et traverse toute l'écorce sous-jacente pour atteindre le centre ovale. Il émet à angle droit, dans l'épaisseur de l'écorce, 6 à 10 collatérales myélinées, longues et fines, qui se terminent librement sans s'arboriser; quelques-unes peuvent remonter jusque dans la couche moléculaire. Lui-même, arrivé dans la substance blanche, peut ou se bifurquer ou émettre une collatérale considérable; cette collatérale ou une des branches de bifurcation devient ordinairement fibre constitutive du corps calleux.

C'est dans la partie supérieure des circonvolutions rolandiques et dans le lobule paracentral qu'on observe les plus grandes cellules pyramidales; elles atteignent 65 μ en longueur et même au delà, et portent le nom de *cellules géantes* ou *cellules de Betz*. Certaines de leurs dendrites basilaires ont jusqu'à 1 mm. de long. Cajal admet que la taille des cellules pyramidales est indépendante de la richesse des expansions protoplasmiques, qu'elle est surtout en rapport avec le volume de l'animal, et aussi avec la surface cutanée ou musculaire à laquelle la cellule se distribue. Mais il est bien probable que, pour le cerveau comme pour la moelle, il y a une certaine relation entre le volume de l'élément cellulaire et la longueur de son cylindre-axe; c'est ainsi que les cellules géantes occupent surtout les centres moteurs des membres inférieurs, ce qui suppose pour leur cylindre-axe un long trajet à parcourir, depuis le bord sagittal de l'hémisphère jusqu'à la partie inférieure de la moelle. Les plus petites cellules sont dans les centres moteurs de la face.

Les cellules pyramidales sont-elles contractiles? Leurs prolongements protoplasmiques possèdent-ils des mouvements amiboïdes susceptibles de faire varier leur forme et leurs connexions? Cette question de l'*amiboïsme nerveux*, soulevée en 1894 par Mathias Duval, a suscité de nombreux travaux dont on trouvera l'analyse dans van Gehuchten (3ᵉ édit., tome I, p. 273); elle n'est pas encore résolue. M. Duval supposait que les extrémités des dendrites pouvaient s'allonger ou se rétracter, et par là établir, augmenter ou interrompre leurs contacts avec les dendrites des cellules voisines. La cessation des contacts, l'isolement de la cellule rétractée expliqueraient le sommeil naturel ou provoqué par l'anesthésie (*théorie du sommeil* de M. Duval), les paralysies hystériques qui débutent et disparaissent subitement (Lépine), et d'une manière générale le relâchement ou le resserrement des relations inter-cellulaires interviendrait dans de nombreux phénomènes d'ordre psychique, la fatigue, l'association des idées et des émotions, l'excitation ou la dépression cérébrale. Les recherches expérimentales, pratiquées sur des animaux que l'on sacrifie après une longue exposition à la lumière ou à l'obscurité, à l'état de veille ou de sommeil, etc... ont eu pour but de vérifier l'état des éléments qui servent au contact. Les cellules pyramidales présentent constamment des *épines* ou dents qui hérissent les petites branches protoplasmiques, mais font défaut sur les gros troncs, le corps de la cellule et son prolongement nerveux. Ces appendices varient de forme chez le même animal et sont tantôt rétractés, tantôt allongés. C'est par eux, comme par des disques tactiles, que s'opèrent les contacts avec les terminaisons arborisées et renflées des cellules voisines. Van Gehuchten, discutant les résultats souvent contradictoires obtenus jusqu'ici, conclut que l'on peut admettre à titre provisoire les données suivantes : 1° Dans la cellule au repos, les dendrites ont un contour lisse, les épines allongées et cylindriques sont à l'*état filiforme* ; 2° dans un premier degré de rétraction, ces appendices deviennent plus courts et d'aspect ovoïde, *état piriforme* ; 3° dans la rétraction complète, ils disparaissent et les dendrites prennent un aspect noueux ou variqueux, *état moniliforme* (état perlé de Renaut). On ne peut dire si ces changements sont dus à des variations nutritives ou à des mouvements amiboïdes.

(Voy. aussi Deyber. *Th. de Paris*. 1898.)

4° **Couche des cellules polymorphes.** — Cette couche, la plus profonde de toutes, renferme des éléments variés dans leur forme et leur disposition.

Tandis que les cellules des couches précédentes présentaient une orientation définie, horizontale pour celles de la première zone, verticale pour les pyramides grandes ou petites, les éléments en question sont irrégulièrement arrangés. On trouve dans cette zone : 1° des cellules pyramidales éparses, ordinairement de grande taille : — 2° des cellules multiformes, ovoïdes, triangulaires, polygonales ou fusiformes. Leurs prolongements protoplasmiques, avec ou sans tige périphérique, ne remontent jamais jusqu'à la couche moléculaire ; leur cylindre-axe descendant émet deux ou trois collatérales et passe dans la substance blanche du centre ovale. Les cellules fusiformes abondent surtout dans la zone la plus inférieure et sont dirigées ordinairement en sens vertical ; Meynert en avait fait sa cinquième couche ; — 3° des cellules à cylindre-axe court ou *cellules de Golgi*. Ces cellules sont étoilées ; elles donnent de nombreuses expansions protoplasmiques et un cylindre-axe qui s'épuise sur place à peu de distance du corps cellulaire. Golgi les a décrites à tort comme *cellules sensitives* de l'écorce cérébrale. On les rencontre aussi dans les couches supérieures ; — 4° les cellules à cylindre-axe ascendant, découvertes par Martinotti. Ces éléments habitent aussi dans la zone des cellules pyramidales, mais sont plus nombreux dans la couche des cellules polymorphes. Ils sont fusiformes ou triangulaires, pourvus d'expansions protoplasmiques variées, et caractérisés par la direction de leur cylindre-axe qui est ascendant ; en effet, le prolongement nerveux monte en ligne droite jusqu'à la zone moléculaire, s'y divise en deux grosses branches et se termine par une vaste arborisation étalée en sens horizontal.

Signification des éléments cellulaires. — Les éléments variés que nous venons de décrire, et dont Thompson (*J. of comp. Neurol.*, 1898) a fixé le nombre approximatif à 9 milliards, sont tous au fond ou des éléments d'association qui relient entre elles les cellules corticales par des voies directes ou croisées, ou des éléments de projection qui agissent sur des centres inférieurs placés hors de l'hémisphère, tels que la couche optique, le bulbe, la moelle. Mais cette classification est plutôt physiologique, car chez tous les vertébrés le cylindre-axe issu d'une cellule unique peut par ses divisions prendre part à des systèmes de fibres très différents. On ne peut faire actuellement qu'une distinction anatomique, suivant que le prolongement nerveux ou axone de la cellule reste dans l'écorce cérébrale ou qu'il en sort pour pénétrer dans le centre ovale et réaliser des connexions éloignées.

1° *Cellules à axone intra-cortical.* — Ce sont des éléments d'association intra-corticale qui unissent entre elles les cellules pyramidales, soit dans le sens latéral, sur la face horizontale d'une même couche, soit dans le sens de la hauteur, d'une couche cellulaire à l'autre. Telles sont, dans le plan horizontal, les cellules autochtones de la couche moléculaire qui relient les panaches terminaux des cellules pyramidales, et dans le plan vertical, les cellules à cylindre-axe ascendant de Martinotti. Les cellules de Golgi, à cylindre-axe court, réalisent des associations plus rapprochées. Il ne faut pas oublier non plus que, par leurs collatérales nerveuses et par leurs expansions protoplasmiques basilaires ou axiales, les pyramides complètent dans les deux sens ce système d'union intercellulaire.

2° *Cellules à axone extra-cortical.* — Ces autres éléments ont une importance bien plus grande, puisque seuls ils projettent leur expansion nerveuse hors de l'écorce où ils sont placés; les premiers ne sont que leurs auxiliaires ou accessoires. Ces éléments fondamentaux sont les cellules pyramidales et un certain nombre de cellules polymorphes. Leur cylindre-axe qui passe dans le centre ovale y devient fibre de projection, ou d'association intra-hémisphérique, ou fibre commissurale, c'est-à-dire qu'après un long trajet elle aboutit à la moelle, au bulbe, à la couche optique, ou bien à un autre territoire de l'écorce cérébrale. Il ne paraît pas y avoir de cellules spéciales pour chacune de ces catégories de fibres; une cellule pyramidale peut donner naissance à une fibre calleuse comme à une fibre du faisceau moteur, ou même à toutes deux à la fois par une bifurcation de son cylindre-axe. Toutefois, d'une manière générale, les fibres du corps calleux et celles des faisceaux d'association naissent surtout des petites cellules pyramidales et des éléments polymorphes, tandis que les grandes pyramides sont la principale origine des fibres de projection qui ont un plus long chemin à parcourir pour atteindre leur station terminale.

Si nous admettons, avec Cajal et Van Gehuchten, qu'ici comme ailleurs le sens du courant est cellulipète dans les expansions protoplasmiques, cellulifuge dans les expansions nerveuses, nous comprendrons que la cellule psychique reçoit par tous les rameaux de son vaste panache, par toutes ses dendrites axiales et basilaires, des impressions périphériques qu'elle centralise dans son corps cellulaire et qu'elle retransmet à son tour par son cylindre-axe et ses collatérales. De ces connexions les plus importantes sont celles qui se réalisent dans la couche plexiforme superficielle où s'étale le panache des pyramides, et dans la couche moyenne où les fibres sensitives et sensorielles se terminent en plexus d'une extrême richesse. C'est cette dernière région, occupée par des cellules pyramidales de taille moyenne, autour desquelles s'étend le plexus des fibres afférentes, que Cajal tend aujourd'hui à considérer comme le siège principal de la sensibilité et son substratum anatomique.

Variations régionales. — Il importe d'ailleurs d'observer que nous avons décrit un type général schématique, qui se réalise chez les petits mammifères et dans certaines régions du cerveau humain dont les fonctions ne sont pas encore nettement spécialisées. Mais l'écorce cérébrale n'est pas un organe unique, c'est un agrégat de centres distincts, et partout à la division du travail correspond une différenciation anatomique. D'après Cajal, chaque centre a sa structure propre, spécifique. Le nombre des couches s'élève à sept dans l'écorce motrice, à neuf dans l'écorce visuelle. Nous indiquerons les principaux types morphologiques, en étudiant les centres corticaux.

A côté de ces formes hautement différenciées, il en est d'atrophiques que nous avons rencontrées presque uniquement dans la sphère olfactive : le septum lucidum, l'indusium de Lancisi, la substance perforée antérieure.

(Sur l'écorce cérébrale : Cajal. *Studien über die Hirnrinde des Menschen*, 1900.)

PLEXUS MÉDULLAIRES CORTICAUX

L'écorce cérébrale renferme une quantité considérable de fibres, les unes fasciculées ou isolées, les autres disposées en plexus. Leur abondance est en rapport beaucoup moins avec le nombre des cellules qu'avec la richesse de leurs expansions protoplasmiques; aussi acquièrent-elles leur plein développement chez l'homme, et chez celui-ci à l'âge adulte. Plus ces fibres sont nombreuses, plus les cellules sont espacées pour leur livrer passage. Toutes sont myélinées, à l'exception des arborisations terminales (Voy. fig. 331).

Suivant leur direction, on les distingue en fibres radiaires et fibres tangentielles.

1° **Fibres radiaires.** — Ces fibres sont disposées en sens perpendiculaire à la surface ou très faiblement oblique. Elles abondent surtout dans la partie centrale ou axiale des circonvolutions, car elles s'épanouissent dans sa crête ou partie libre, tandis que les parois et le fond des sillons renferment principalement des fibres transversales. On les voit nettement dans les deux couches inférieures, la couche des éléments polymorphes et celle des grandes cellules pyramidales, qu'elles traversent réunies en fascicules parallèles. Au-dessus elles s'éparpillent, et dans la couche des petites pyramides, ainsi que dans la zone moléculaire, elles sont à l'état disséminé, noyées dans le feutrage compliqué de ces régions. Les fibres radiaires sont constituées : 1° par les fibres qui entrent dans l'écorce ou qui en émanent. — 2° par les cylindre-axes ascendants de certains éléments polymorphes et par les collatérales également ascendantes ou descendantes que présentent un grand nombre de fibres, surtout celles des cellules pyramidales.

2° **Fibres tangentielles.** — Les fibres tangentielles sont ainsi nommées parce qu'elles sont transversales, parallèles au plan de l'écorce, tangentes en quelque sorte à la convexité de l'hémisphère. Elles occupent toute l'épaisseur de l'écorce cérébrale, mais elles présentent en des points déterminés des condensations qui les font apparaître sous forme de bandes ou de stries, qui peuvent être visibles à l'œil nu.

On distingue de la surface à la profondeur :

1° ***Le réseau*** ou ***plexus d'Exner*** ou ***couche tangentielle proprement dite.*** — Cette couche épaisse occupe la moitié externe de la couche moléculaire; elle est formée par les terminaisons cylindraxiles des cellules de cette couche, et par les collatérales des cellules plus profondes, ainsi que par les prolongements nerveux des cellules de Martinotti.

2° ***La strie de Bechterew.*** — Située dans la couche des petites pyramides, et particulièrement développée dans la partie postérieure de l'hémisphère, elle est composée de fibres qui courent parallèlement au grand axe des circonvolutions et qui sont par conséquent coupées perpendiculairement dans les sections transversales des circonvolutions. Elles constituent pour les parties superficielles de l'écorce un système d'association en longueur.

3° ***La strie de Baillarger.*** — C'est un plexus serré en large bande qui traverse la partie moyenne de la couche des grandes cellules pyramidales. Cette bande se renforce dans le lobe occipital, surtout sur sa face interne, et constitue le *ruban rayé de Vicq d'Azyr* ou *raie de Gennari*. Elle est également bien développée dans les centres sensoriels et moteurs; elle y forme le *plexus sensitif*, terminaison des fibres sensitives afférentes.

4° ***Les fibres tangentielles profondes.*** — Ces fibres remplissent la partie la plus profonde de l'écorce cérébrale, c'est-à-dire la zone inférieure des éléments polymorphes.

Les fibres tangentielles reconnaissent trois origines principales : en premier lieu la terminaison arborisée ou dichotomisée d'un grand nombre des fibres radiaires, des fibres d'entrée, celles qui se terminent dans l'écorce au lieu d'y naître, c'est-à-dire des fibres sensitives, des fibres calleuses, des fibres d'association; en second lieu les collatérales horizontales des fibres radiaires de sortie; en troisième lieu la totalité des cylindre-axes des cellules de Cajal et de Golgi, dont les expansions restent confinées à l'écorce cérébrale où elles sont nées.

Elles s'accroissent avec l'âge, pour atteindre leur maximum vers 40 à 45 ans; elles paraissent également être proportionnelles au degré d'activité cérébrale et sont une des caractéristiques du cerveau humain. On a constaté leur atrophie dans l'idiotie, la paralysie générale et la sénilité. La fonte des fibres commence par le plexus d'Exner et se propage dans la profondeur.

(Voy. la Bibliographie des plexus médullaires, dans BECHTEREW, *Les Voies de conduction*, 1900, p. 635, trad. Bonne).

TISSU DE SOUTIEN

Le tissu de soutien ne diffère pas sensiblement de celui de la moelle ou du cervelet. Il est représenté en petite partie par le tissu conjonctif qui pénètre avec les vaisseaux, en grande partie par la névroglie.

La névroglie forme à la surface une *couche marginale*, épaisse de 10 à 30 μ, que l'on a

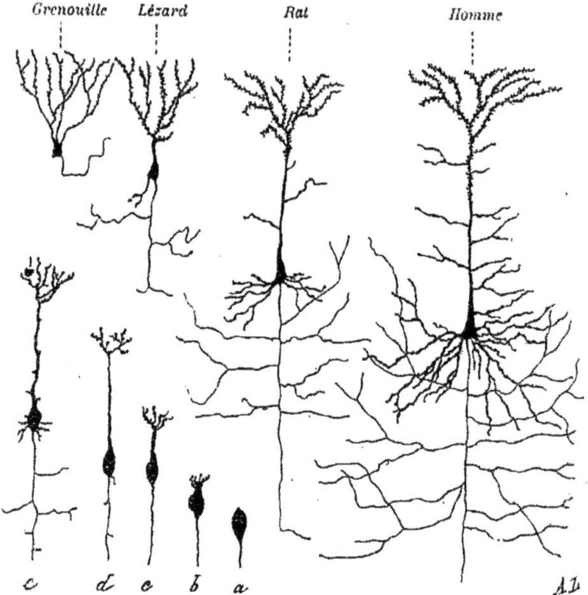

FIG. 333. — Évolution phylogénique et ontogénique de la cellule pyramidale (cellule psychique). — D'après Cajal.

Cellule pyramidale de la grenouille, du lézard, du rat et de l'homme. — *a, b, c, d, e*, phases progressives du développement de la cellule pyramidale.

cru recouverte par un revêtement de cellules plates, *cuticulum* de Fleischl; elle renferme de nombreuses cellules araignées, dont beaucoup sont fixées par leur corps ou par un pied sur la face interne de la pie-mère et rayonnent par leur partie libre dans la couche moléculaire. Celle qui constitue la charpente intra-corticale possède deux espèces de cellules : les unes, orientées en sens radiaire, couvertes d'expansions variqueuses, sont les anciennes cellules de l'épendyme, qui ont émigré plus ou moins loin de la paroi ventriculaire: les autres, sans orientation déterminée, appartenant au type arachniforme et souvent unies aux vaisseaux, reconnaissent peut-être une autre origine.

Les formes des cellules névrogliques sont très variées; Retzius les a ramenées à quatre types.

La substance fondamentale doit en grande partie son aspect finement granulé à la coupe des innombrables fibrilles nerveuses ou ramifications protoplasmiques qui la parcourent; mais elle paraît aussi contenir un ciment, formé d'une matière finement ponctuée, transparente, donnant les réactions chimiques de la neurokératine.

(Voy. RETZIUS, *Biolog. Untersuch.*, 1894, t. VI.)

ÉVOLUTION DE L'ÉCORCE CÉRÉBRALE

Nous exposerons à grands traits l'évolution phylogénique, c'est-à-dire celle de la série animale, et l'évolution ontogénique du cerveau humain.

A. **Évolution phylogénique.** — L'étude de l'hémisphère chez les vertébrés nous apprend deux choses, d'abord que la présence d'une écorce cérébrale n'est pas nécessaire à la manifestation des phénomènes psychiques, conscience, volonté, mémoire, puisque cette écorce fait défaut chez les vertébrés inférieurs; ensuite que le développement du manteau cortical n'est pas continu, régulièrement progressif selon les échelons de nos classifications, mais que l'on constate ici des lacunes, là des évolutions divergentes. Il reste pourtant un fait général : la formation et l'extension de l'écorce hémisphérique marchent de pair avec l'accroissement de l'activité cérébrale, et surtout dans cette écorce la cellule pyramidale ou psychique, qui ne fait jamais défaut, est d'autant plus compliquée dans ses expansions, d'autant plus riche en fibres d'association que l'intelligence est plus élevée. Les poissons seuls n'ont pas de cellules pyramidales, encore en observe-t-on chez certains d'entre eux. L'homme possède les cellules corticales sans comparaison les mieux organisées sur toute l'étendue de son manteau, et dans certaines régions de ce manteau elles constituent d'immenses associations, presque personnelles au cerveau humain; telle est la vaste écorce du lobe frontal, siège des phénomènes psychiques supérieurs, et la sphère visuelle du lobe occipital avec ses radiations optiques qu'on ne retrouve que très amoindries chez les autres animaux.

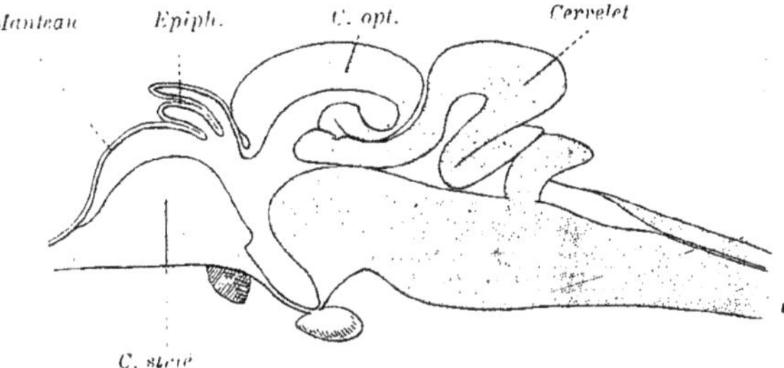

Fig. 334. — Cerveau de poisson osseux.

« Nos recherches comparatives sur les propriétés de la cellule pyramidale nous ont appris que, plus on descend dans l'échelle des vertébrés, moins l'appareil protoplasmique apparaît différencié, et moins nombreuses, longues et ramifiées se montrent les collatérales des cylindre-axes. Ainsi, chez les oiseaux la pyramide manque de tige radiale et de véritable panache externe; chez les reptiles, la tige et le panache périphérique existent, mais les expansions basilaires et latérales sont encore absentes, ou réduites seulement à

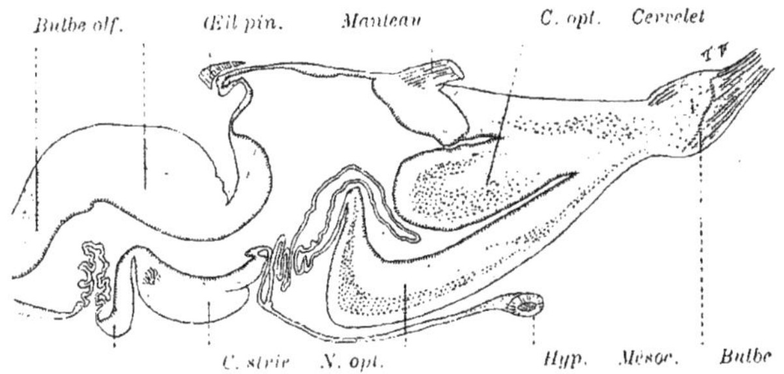

Fig. 335. — Cerveau de reptile.

un ou deux prolongements descendants; chez les poissons, la cellule pyramidale fait défaut. Une pareille gradation peut s'observer aussi dans les diverses classes de vertébrés relativement au nombre et aux ramifications des collatérales nerveuses (Cajal) ».

Les *poissons* cartilagineux n'ont pas de cerveau antérieur secondaire, c'est-à-dire pas d'hémisphères cérébraux. Ceux-ci apparaissent avec les poissons osseux, mais restent à l'état embryonnaire d'une simple lame d'épithélium formant en haut la vésicule hémisphérique, qui a pour plancher un corps strié bien développé. L'écorce est épithéliale. Seules quelques espèces du groupe présentent un rudiment d'écorce nerveuse dans leur paroi ventriculaire qui renferme des cellules disséminées ou groupées, et des fibres nerveuses (Botazzi).

Il en est de même chez les *amphibies* dont les hémisphères ovoïdes, volumineux, ne contiennent dans leur écorce supra-ventriculaire qu'une mince couche de fibrilles avec quelques cellules irrégulières.

Avec les *reptiles* se montre une véritable écorce cérébrale, couvrant la plus grande partie de la surface et constituée par des couches multiples d'éléments nerveux. On voit apparaître les cellules pyramidales disposées sur plusieurs séries. Cajal reconnaît quatre couches dans l'écorce du lézard, et il y distingue des fibres calleuses (ou analogues), des fibres de projection et des fibres d'association. Edinger croit que cette première écorce, qui apparaît chez les vertébrés la plus ancienne, correspond à la corne d'Ammon des mammifères, et que par suite le premier territoire psychique est un territoire olfactif.

A partir des reptiles, l'évolution de l'hémisphère suit une double voie divergente. Chez *les oiseaux*, c'est la partie basale du manteau, le corps strié, qui prend un accroissement

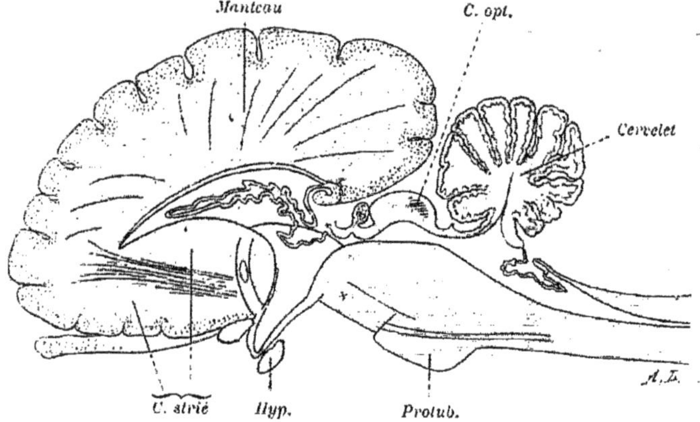

Fig. 336. — Cerveau de mammifère.

Ces trois figures, 334, 335, 336, empruntées à Edinger, montrent sur une coupe sagittale schématique la disposition des parties de l'encéphale, et spécialement le développement progressif du manteau de l'hémisphère.

insolite et acquiert un volume énorme. L'écorce subit un arrêt; réduite à une mince lame grise, placée au-dessus du ventricule, elle est moins étendue que chez les reptiles; par certains caractères elle leur est inférieure, par d'autres, elle semble être mieux organisée. — Chez les *mammifères* au contraire, le corps strié s'amoindrit, et l'écorce du manteau devient de plus en plus vaste dans sa surface, de plus en plus complexe dans sa structure. Mais même chez eux, même chez l'homme, une partie de la vésicule hémisphérique garde toujours le type épithélial primitif du cerveau des poissons : tel est le feuillet qui ferme la fente de Bichat.

Si l'écorce nerveuse fait défaut chez les poissons et chez les amphibiens, le siège des phénomènes psychiques, qui existent, si imparfaits soient-ils, doit donc être cherché ailleurs que dans le manteau de l'hémisphère. Il est dans le corps strié et dans le cerveau intermédiaire ou même moyen. Chez les poissons, la grenouille, la tortue, la *vision mentale* réside dans les lobes optiques, assimilables à nos tubercules quadrijumeaux, et l'ablation des hémisphères n'entraîne pas la cécité cérébrale, comme chez les vertébrés supérieurs. A mesure que l'écorce apparaît, avec les reptiles, les phénomènes de conscience, de volonté, de mémoire émigrent du cerveau intermédiaire, du cerveau antérieur primaire au cerveau hémisphérique; les anciens organes déchus passent au second rang et ne sont plus désormais que des centres ganglionnaires réflexes, affectés à l'automatisme.

(Sur l'évolution phylogénique, voy. Edinger, Cajal et ses élèves.)

B. **Évolution ontogénique.** — Le cerveau de l'embryon humain n'est d'abord qu'une masse molle, translucide, de couleur uniforme, remarquable au point de vue chimique par sa richesse en eau. C'est au septième mois seulement que l'écorce prend le type nerveux et se distingue par sa couleur grisâtre du centre ovale à teinte violacée. Un mois plus tard les fibres nerveuses commencent à se myéliniser; des stries blanches se montrent soit dans le centre ovale, soit dans l'écorce même sous forme de fibres radiaires.

Développement des cellules pyramidales. — Les cellules géantes ne commencent à se différencier que chez le fœtus de six mois et demi à sept mois (Vignal, Marinesco). A la naissance, alors que les cellules radiculaires de la moelle ont acquis leur structure définitive, les cellules corticales possèdent leur forme typique, mais elles ne possèdent pas encore de substance chromatique organisée; leurs expansions protoplasmiques basilaires et les collatérales nerveuses sont courtes et simples. Elles atteignent leur plus grand développement après trente ans; à ce moment, leur diamètre a triplé depuis la naissance. Dans la vieillesse, les phénomènes d'involution sont caractérisés par la désintégration des éléments chromatophiles qui se réduisent en une fine poussière et l'apparition de granules dans le protoplasma. Hodge a trouvé le noyau ratatiné; les nucléoles ne se colorent plus avec l'acide osmique.

Les cellules nerveuses, et ceci s'applique aussi bien aux éléments de la moelle qu'à ceux du cerveau, se forment toutes à l'époque embryonnaire et perdent dès ce moment la faculté de se reproduire. A aucune époque de la vie fœtale, Marinesco n'a pu constater de trace de karyokinèse. On sait que les plaies du cerveau ne se réparent pas. La fixité compense cette stérilité. La cellule nerveuse possède une longévité considérable, égale à la vie même du sujet, et c'est là une des conditions de la mémoire et de tous les faits psychologiques qui s'y rattachent. Mais si elle ne croît plus en nombre, elle peut croître en étendue. Les expansions cylindraxile et protoplasmique s'allongent et se compliquent à mesure que le cerveau se développe et que l'intelligence se mûrit. Il n'est pas défendu de penser, avec Cajal, que le travail cérébral, la culture intellectuelle ont pour effet, non point de créer des cellules, mais d'augmenter les expansions des éléments existants. L'arbre cellulaire étend de plus en plus ses branches; il renforce ses connexions premières avec les arbres voisins et s'engage dans des associations nouvelles. Les acquisitions matérielles, susceptibles d'être transmises par l'hérédité, sont le substratum anatomique des progrès réalisés par l'activité cérébrale (Cajal, *Nouvelles idées....* — Marinesco, Evolution de la cellule nerveuse, *Revue neurolog.*, 1898).

Développement des fibres nerveuses. — La myélinisation des fibres de l'écorce et du centre ovale s'opère d'une façon continue, depuis le 8e mois intra-utérin jusqu'au 9e mois après la naissance. On peut cependant reconnaître certaines étapes qui répondent à des systèmes de fibres différentes. Flechsig distingue : les *zones primordiales*, qui se myélinisent avant la naissance, 8e et 9e mois de la vie fœtale, et correspondent aux centres sensoriels; — les *zones intermédiaires*, qui apparaissent à la naissanee : elles comprennent principalement les fibres centrifuges des centres sensoriels, et notamment les fibres motrices; — les *zones terminales* qui se développent dans le 2e mois et sont des voies d'association.

1° ***Voies sensitives.*** — Les voies sensitives s'organisent les premières. Dès le huitième mois, soit dans la calotte du pédoncule cérébral, soit dans le cerveau même, des ganglions à l'écorce, elles prennent leur gaine de myéline et peuvent conduire les impressions périphériques,

A la naissance, le centre ovale est encore gélatineux et gris rosé; le ruban de Reil est seul médullisé. Flechsig pense qu'à ce moment, et même dans le neuvième mois intra-utérin, le cerveau peut être le siège de manifestations psychiques; il est apte à percevoir les impressions, mais la réaction motrice n'existe pas, les voies de conduction n'étant pas formées. L'homme est assimilable à ceux des animaux qui naissent aveugles, c'est-à-dire impuissants à voir et dépourvus de mouvements volontaires, tels que le chien, le lapin. Or, chez ces animaux, les centres psycho-moteurs sont inexcitables ; les mouvements d'origine cérébrale (mouvements volontaires, modération des mouvements réflexes) n'existent pas, tandis que les mouvements réflexes d'origine spinale s'exécutent dans leur plénitude. Nous avons vu que, pour l'homme également, la moelle devançait le cerveau dans son organisation, et qu'à l'exception de ses voies cérébrales volontaires, elle était prête à fonctionner à la naissance. Tout autrement se comportent les animaux comme le porc, le cobaye, le hérisson qui naissent les yeux ouverts, capables de voir et de conduire leurs mouvements; leur écorce cérébrale possède une organisation avancée et les centres psychomoteurs, même sur le fœtus contenu dans la matrice, répondent à l'excitation (Soltmann, Tarchanoff).

2° ***Voies motrices.*** — C'est dans le cours du premier mois qui suit la naissance, ordinairement dans la deuxième ou la troisième semaine, que les voies motrices achèvent leur organisation. On voit blanchir le faisceau pyramidal, dans le pied du pédoncule cérébral, dans le centre ovale et dans l'écorce motrice. Dans le centre ovale, il se présente sous la forme d'un ruban blanc qui émerge de la capsule interne et se bifurque près du manteau cérébral pour aboutir par une de ses branches à la pariétale ascendante et par l'autre à la frontale ascendante. Ce ruban est l'*anse rolandique* de Parrot. Les mouvements volontaires sont devenus possibles, la volonté elle-même s'essaye sans doute, une fois en possession de son instrument; chez les animaux, les centres moteurs deviennent excitables.

3° ***Voies d'association.*** — Les deuxième et troisième mois ont réalisé un progrès important, la myélinisation du lobe occipital, par conséquent la constitution des voies optiques permettant la vision cérébrale. Avec le quatrième mois apparaissent dans l'écorce les fibres transversales qui relient entre elles les cellules d'une même couche ou des couches voisines, et qui vont faire de toute l'écorce un système homogène solidaire, pourvu de tous ses fils de communication, apte aux combinaisons sensitivo-motrices les plus variées, comme aux associations d'idées de plus en plus compliquées. La myélinisation des fibres tangentielles débute au quatrième mois par la couche superficielle ou réseau d'Exner et celle des éléments polymorphes; au huitième mois seulement, elle se montre dans la couche des cellules pyramidales. A cette dernière époque aussi, le lobe frontal, siège probable de la haute activité cérébrale, prend la couleur blanche caractéristique des fibres complètement médullisées.

Arrivé au neuvième mois extra-utérin de son évolution, le cerveau de l'enfant est achevé dans son ensemble. Son centre ovale est complètement blanc; la période de sa myélinisation a duré douze mois. Mais son développement se continue et se perfectionne dans le détail, on voit encore apparaître de nouvelles fibres médullaires jusqu'à la fin de la deuxième année; au delà, la masse des faisceaux blancs est telle qu'on ne peut plus reconnaître s'il s'en forme de nouveaux. Toutefois, en mesurant l'épaisseur comparative des couches de fibres tangentielles dans des points choisis de l'écorce, sur des sujets de divers âges, on peut se rendre compte que les fibres tangentielles augmentent constamment pour atteindre leur maximum vers 40, 45 ou 50 ans suivant les sujets, et diminuer avec la vieillesse.

On verra plus loin que le cerveau augmente dans son poids total jusque vers ce même âge de 40 ans.

Cette chronologie du développement cérébral, basée sur l'époque de la myélinisation des fibres, s'applique à la marche générale de ce phénomène : mais il y a dans les détails de nombreuses exceptions, et l'on ne saurait, comme l'a fait Flechsig en retournant l'argument, conclure de l'époque du développement d'un faisceau ou d'un centre cortical à la nature anatomique et fonctionnelle de cette région considérée. Il y a dans un même système des fibres tardives et des fibres précoces, les centres d'association sont encore mal définis et les fibres de projection sont beaucoup plus nombreuses qu'on ne le supposait.

Sur cette question de la myélinisation, très discutée dans ces dernières années : Flechsig, *Neurol. Centralblatt.*, 1894, 1895 et 1898. — Van Gehuchten, 3ᵉ édition, t. II, p. 318. — *Congrès intern. de médecine*, Sect. de Neurol., Paris, 1900.

ANOMALIES D'ÉVOLUTION

1° ***Gliose cérébrale.*** — On rencontre dans l'épilepsie essentielle des lésions de la névroglie qui affectent de préférence l'écorce des circonvolutions psycho-motrices et de la corne d'Ammon. Chaslin considère qu'il s'agit d'une *gliose* ou sclérose névroglique constituée par une prolifération exubérante de la névroglie qui étouffe les cellules nerveuses. Ce trouble évolutif non inflammatoire, dans lequel un des deux éléments (la névroglie) dérivé du feuillet ectodermique devient prépondérant et fait avorter l'élément noble (cellules nerveuses), serait congénital et héréditaire. La maladie de Friedreich ou ataxie héréditaire est une affection analogue; c'est une gliose d'évolution localisée à la moelle (Dejerine).

Les idées de Chaslin ont été contestées par Blocq et Marinesco. Ces auteurs concluent de leurs recherches que la gliose n'est pas constante dans l'épilepsie essentielle; que lorsqu'elle existe, bien qu'affectant principalement la zone psychomotrice, elle est variable dans son siège et son intensité; qu'elle n'est pas pure mais associée à la sclérose conjonctive; que, par conséquent, il est plus logique de la considérer non comme la cause de l'épilepsie congénitale mais comme un effet, un reste inflammatoire des attaques congestives qui frappent les circonvolutions rolandiques.

Voy. Chaslin, Sclérose névrologique, *Soc. Biologie*, 1889; et Sclérose cérébrale, *Arch. de médec. expérim.*, 1891; — Blocq et Marinesco, Lésions de l'épilepsie essentielle. *Sem. médic.*, 1893.

2° ***Hétérotopies de substance grise.*** — Les hétérotopies ou formations anormales de substance grise sont fréquentes dans le cerveau. La statistique d'Otto donne pour 107 cas : cerveau, 20; cervelet, 80; moelle, 6; protubérance, 1. Dans les hémisphères cérébraux, on les observe le plus souvent, dans les 2/3 des cas, au voisinage immédiat des ganglions centraux, couche optique et corps strié, et de la paroi ventriculaire; ou encore en plein centre ovale, et plus rarement auprès de l'écorce. Leur structure est celle de la substance grise normale la plus rapprochée. Matell a récemment rapporté une observation d'hétérotopie paracorticale, chez une femme épileptique, qui présentait de la microcéphalie et de la microgyrie. Le centre ovale, dans les deux hémisphères, était occupé par une masse grise infiltrée au milieu des fibres de projection et d'association, et reliée à l'écorce par des ponts de substance grise: sa structure était celle des couches profondes de l'écorce cérébrale.

(Voy. Otto, Hyperplasie der Hirnrinde. *Virchow's Archiv*, 1887; — Matell. Ein Fall von Heterotopie... *Arch. f. Psych.*, 1893. — Meine, *Arch. f. Psych.*, 1898.)

3° **Microgyrie.** — La microgyrie ou petitesse anormale des circonvolutions s'observe dans des conditions diverses. Tantôt elle existe seule, tantôt elle est associée à d'autres malformations, porencéphalie, absence du corps calleux.... Elle peut être totale ou partielle. Les circonvolutions allongées, très petites, serrées les unes contre les autres, rappellent difficilement dans leur disposition le type classique. Les cellules nerveuses de leur écorce sont plus ou moins arrêtées dans leur développement, suivant que la cause initiale réside dans le centre ovale ou dans l'écorce. C'est en effet à un arrêt de développement que l'on rapporte la production de la microgyrie; cet arrêt peut porter sur la substance blanche et déterminer un plissement excessif de l'écorce, ou sur la substance grise corticale qui garde le type infantile. Cette anomalie un peu prononcée coïncide ordinairement avec l'idiotie. (Voy. Otto, Zur Kenntniss der Mikrogyrie, *Arch. f. Psych.*, 1892.)

ARTICLE DEUXIÈME

CONNEXIONS DE L'ÉCORCE CÉRÉBRALE

CENTRE OVALE

Le centre ovale, c'est-à-dire toute la masse de substance blanche qui s'étend entre les ganglions opto-striés et l'écorce cérébrale et qui forme en quelque sorte le corps de l'hémisphère dont l'écorce est le revêtement, est un assemblage de fibres variées dans leur source et dans leur direction. Meynert les a réparties en trois catégories et sa systématisation, malgré les objections dont elle est passible et les changements qu'elle a dû subir, s'est maintenue au moins dans ses traits fondamentaux, à cause de sa commodité.

Il a distingué: 1° les *fibres d'association*, celles qui dans un même hémisphère unissent entre elles les différentes régions de l'écorce; — 2° les *fibres commissurales*, qui relient les régions symétriques d'un hémisphère à l'autre (corps calleux, commissure antérieure...); — 3° les *fibres de projection*, qui s'étendent de l'hémisphère aux autres segments des centres nerveux, cerveau intermédiaire, cerveau moyen, moelle épinière. Les deux premières restent confinées au cerveau antérieur; les fibres de projection sont par une partie de leur trajet extra-hémisphériques. Ces catégories ne sont d'ailleurs point absolues, la même fibre peut appartenir à deux systèmes; c'est ainsi qu'une fibre de projection émettra une collatérale importante ou même une branche de bifurcation qui devient fibre d'association ou fibre commissurale; ou encore la même fibre peut avoir une branche commissurale et une branche d'association.

Il est difficile d'indiquer les cellules affectées à chaque espèce de fibre. Les fibres d'association naissent surtout des parois des sillons, c'est-à-dire des faces latérales des circonvolutions; leurs cellules d'origine sont les cellules pyramidales, petites et moyennes, et un certain nombre des éléments polymorphes. Les fibres commissurales et les fibres de projection émanent en pinceau serré de la crête des circonvolutions, une petite partie seulement provient du fond des sillons; les premières naissent principalement, sinon exclusivement, des petites pyramides et peut-être aussi des éléments polymorphes, tandis que les fibres motrices ont pour origine les cellules géantes et les pyramides moyennes (Cajal). D'une manière générale, les fibres d'association sont parallèles au plan de l'écorce cérébrale dont elles occupent la couche périphérique, tandis que les autres lui sont perpendiculaires, en même temps qu'elles plongent dans la profondeur du centre ovale. Toutes s'entre-croisent sur des points multiples de leur trajet et surtout au voisinage de l'écorce, de telle sorte que, même sur des cerveaux durcis et propres à la dissection, on ne peut reconnaître que quelques faisceaux principaux, aux points où ces fibres se rassemblent en masses compactes.

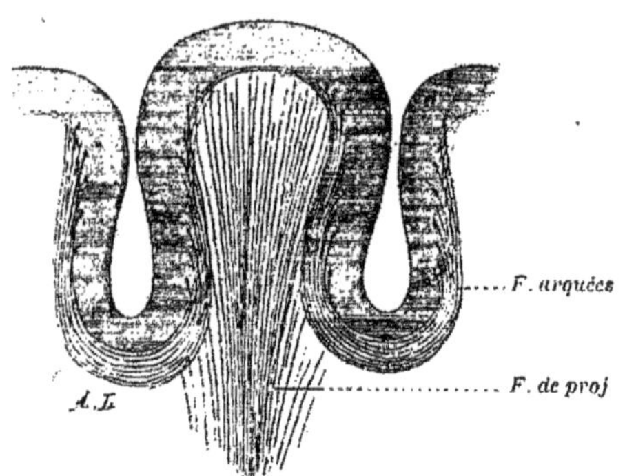

FIG. 337. — Disposition des fibres de projection et des fibres d'association.
Figure schématique.

§ I. — SYSTÈME D'ASSOCIATION

Le système d'association est constitué par les fibres qui unissent entre elles les circonvolutions d'un même hémisphère.

Ces fibres naissent sur les faces latérales des circonvolutions, par conséquent sur les parois des sillons ou des scissures; elles se dirigent parallèlement à l'écorce, dans la couche la plus périphérique de la substance. Leur trajet est curviligne, à concavité supérieure ou inférieure suivant qu'elles appartiennent à la convexité ou à la base du cerveau; de la longueur de ce trajet dépend le degré de leur courbure. Elles s'entre-croisent avec les fibres de projection et les fibres commissurales qui aboutissent ordinairement aux crêtes des circonvolutions.

Leurs cellules d'origine sont les cellules pyramidales, moyennes et petites, et les cellules polymorphes de la couche profonde, une partie du moins de ces éléments. Cajal a constaté, sur le faisceau de l'ourlet, que ses fibres émettent des collatérales ascendantes qui les relient sur leur parcours à des points nombreux de l'écorce; qu'en outre une fibre d'association se bifurque quelquefois en T ou en Y, et qu'à son tour une des branches de bifurcation peut passer dans le corps calleux et devenir fibre commissurale. On comprend par là la variété et l'étendue des connexions établies par le système d'association. On ignore dans quelle couche de l'écorce se déploient leurs arborisations terminales.

On peut répartir les fibres d'association en deux groupes : 1° les fibres qui sont limitées à deux circonvolutions; ces fibres sont nécessairement courtes, et font en quelque sorte partie intégrante de l'écorce cérébrale; 2° les faisceaux, dans lesquels les fibres sont rassemblées et qui peuvent s'étendre à de grandes distances; ils contiennent des fibres de longueurs différentes, courtes, moyennes et longues. On connaît cinq faisceaux principaux ou interlobaires, et plusieurs faisceaux secondaires intra-lobaires, confinés au lobe frontal et au lobe occipital. Nous les étudierons dans l'ordre suivant :

1° Fibres arquées;
2° Faisceau longitudinal supérieur;
3° Faisceau occipito-frontal;
4° Faisceau longitudinal inférieur;
5° Faisceau unciforme;
6° Cingulum;
7° Fibres propres du lobe frontal;
8° Fibres propres du lobe occipital;
9° Trigone cérébral.

Quant aux fibres cortico-striées admises par quelques auteurs, nous avons vu plus haut (p. 485) qu'elles font défaut ou sont en tous cas très rares. Le corps strié et l'écorce cérébrale sont indépendants l'un de l'autre au point de vue anatomique et nutritif. Seul le globus pallidus du noyau lenticulaire est peut-être relié aux lobes temporal et occipital par quelques fibres qui traverseraient la partie la plus postérieure de la capsule interne (Déjerine).

1° ***Fibres arquées***. — Les fibres arquées ou fibres arciformes, fibres propres (Meynert), fibres en U, unissent entre elles les circonvolutions adjacentes. Leur forme est en effet celle d'un U dont la concavité extérieure embrasse le sillon qu'elles croisent; elles sont toujours perpendiculaires au grand axe de la fente qui les contient, et par conséquent des circonvolutions qui longent cette fente. Elles naissent sur les deux faces latérales, en se prolongeant jusqu'au sommet de la circonvolution, se réunissent en un faisceau compact qui s'incurve pour contourner le fond du sillon, et remontent sur la face opposée dans laquelle elles se terminent en s'irradiant. Elles fournissent aux parois des sillons par leurs extrémités pénicillées, et probablement aussi à la partie profonde de ces dépressions (Voy. fig. 337).

L'ensemble des fibres arquées forme chez l'homme adulte une couche épaisse, qui occupe les régions les plus périphériques de la substance blanche; elle est immédiatement *sous-corticale*, et même en partie mêlée à la couche des éléments polymorphes. Assez bien limitée sur sa face profonde, elle se continue insensiblement par sa face superficielle avec la couche interne des fibres tangentielles *intra-corticales*.

Ce sont les fibres arquées que l'on a regardées comme le principal substratum anatomique des associations d'idées, de sensations, de mouvements; ce sont elles aussi qui expliqueraient l'extension progressive des convulsions jacksoniennes dans l'épilepsie corticale. Mais, dans le riche réseau d'association de l'écorce cérébrale, il est bien difficile de faire le départ de chaque système de fibres.

2° ***Faisceau longitudinal supérieur ou faisceau arqué***. — Ce faisceau occupe la partie externe de la face convexe de l'hémisphère. Il est dirigé en sens sagittal et décrit une forte courbure ouverte en bas et en avant. Sa partie moyenne compacte longe le bord supérieur du noyau lenticulaire, en dehors du pied de la couronne rayonnante et s'engage dans la partie la plus haute de la capsule externe.

Il est surtout composé de fibres courtes. Ses origines ont lieu dans les circonvolutions temporales et occipitales de la face externe, et sa terminaison probable est dans le pied des circonvolutions rolandiques et de F^3. Au fond ses connexions sont encore mal connues.

3° ***Faisceau occipito-frontal.*** — Ce faisceau s'étend en sens antéro-postérieur sur toute la longueur de l'hémisphère. Il est profondément situé, à l'angle externe de la corne supérieure du ventricule latéral, au-dessous du corps calleux, au-dessus du bord supérieur du noyau caudé. Ses origines principales ont lieu dans le lobe occipital, car il dégénère dans toute son épaisseur si on extirpe ce lobe. Elles se font par des fibres irradiées en éventail qui naissent de la face convexe et du bord inféro-externe des deux lobes temporal et occipital; ce sont ces irradiations qui constituent presque exclusivement le *tapetum* ou paroi externe du ventricule latéral, que l'on rapportait autrefois au corps calleux, mais qui persiste quand celui-ci fait défaut. Ces fibres radiées sont verticales; elles s'incurvent en avant et se rassemblent en un faisceau à direction sagittale qui s'épanouit dans le lobe frontal, dans la totalité de ce lobe et même dans l'insula.

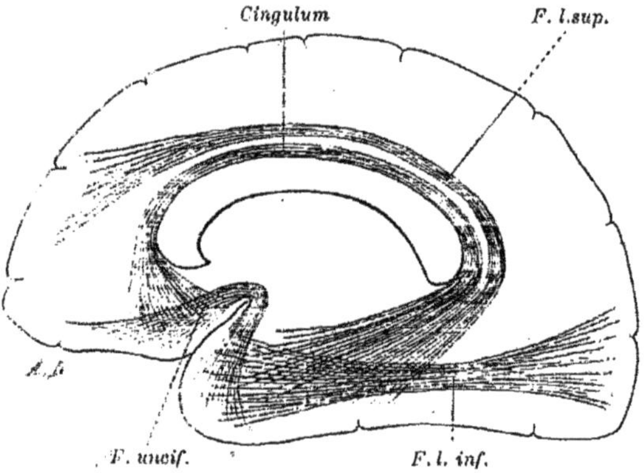

Fig. 338. — Les faisceaux d'association vus par transparence. Figure schématique.

C'est Onufrowicz qui a découvert et dénommé le faisceau occipito-frontal dans un cas d'absence du corps calleux; mais il paraît à tort l'avoir identifié avec le faisceau longitudinal supérieur ou faisceau arqué, obscurément décrit par Burdach. Kaufmann l'a observé à son tour dans des conditions analogues. Muratoff a étudié sa dégénération chez le chien, et montré qu'il s'atrophie par l'ablation du lobe occipital, mais non par la section du corps calleux. Il pense que la plupart de ses fibres sont à très court trajet. Il lui a donné le nom de *faisceau sous-calleux*.

La situation topographique du faisceau dans sa partie moyenne compacte est loin d'être bien établie. Selon Déjerine, il est situé dans l'angle du ventricule latéral, sur le bord supérieur et interne de la capsule interne (fig. 339.)

4° ***Faisceau longitudinal inférieur.*** — Ce faisceau d'association relie le lobe occipital au lobe temporal. Il s'étend d'un pôle à l'autre, dans le sens antéro-postérieur, et occupe le bord inférieur et externe du lobe temporal et du lobe occipital, à la base de O^3 et de T^3. En arrière il entoure en anneau la corne occipitale du ventricule, anneau irrégulier dans son épaisseur, car la branche externe est de beaucoup la plus épaisse; elle fait partie intégrante de la *substance sagittale* (Wernicke) du lobe occipital, dont elle constitue la portion externe, la portion interne étant représentée par les radiations optiques (voy. fig. 264 et 314). Il passe en masse compacte en dehors du carrefour ventriculaire, puis longe la partie inféro-externe de la corne temporale ventriculaire qu'il entoure en gouttière. Enfin il se disperse en avant dans l'extrémité du lobe temporal.

Le faisceau longitudinal inférieur est composé de fibres de longueurs variées, mais dans lesquelles dominent les fibres longues. Les dégénérations secondaires montrent que presque toutes naissent dans le lobe occipital et sont dirigées d'arrière en avant; un petit nombre seulement ont leurs cellules d'origine dans l'écorce temporale. Les origines occipitales se font sur toute l'étendue du lobe, sur son pôle et sur la totalité de la face profonde des circonvolutions; les fibres nées sur la périphérie convergent autour du ventricule. Sa terminaison embrasse toutes les circonvolutions temporales, sur lesquelles s'irradie le faisceau; sa pointe s'engage dans la capsule externe et finit en s'entre-croisant avec le faisceau unciforme.

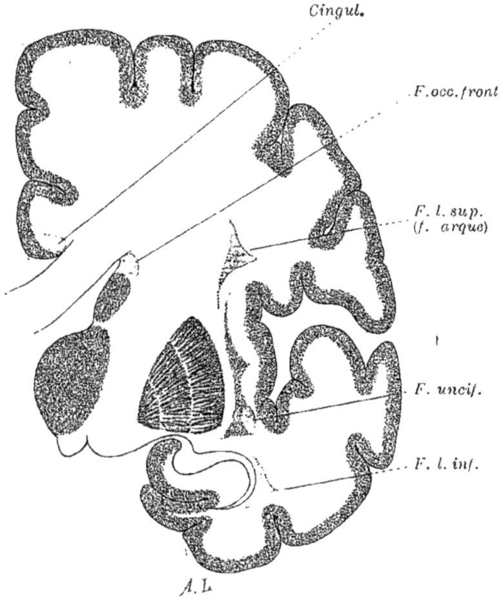

Fig. 330. — Situation des faisceaux d'association sur le plan transversal.

Le faisceau unciforme et le faisceau l. inférieur ne sont vus que par leurs extrémités, au point où ils s'entrepénètrent.

Bien qu'il soit infiltré de fibres de projection dans sa partie supérieure, le faisceau longitudinal inférieur est avant tout une voie d'association intra-hémisphérique (Déjerine). C'est à tort que Charcot et Ballet ont cru reconnaître en lui, ou du moins dans sa portion occipitale, le prolongement du faisceau de Meynert, et l'ont désigné du nom de *faisceau sensitif*. Ces deux faisceaux sont distincts, et ni l'un ni l'autre ne sont des voies sensitives.

5° ***Faisceau unciforme.*** — Le faisceau unciforme ou unciné, faisceau en crochet, le plus court de tous, est situé dans la partie externe et antérieure de l'hémisphère. Il présente une direction sagittale et une forte courbure ouverte en bas et en avant. Sa partie moyenne compacte répond au pôle de l'insula et au pli falciforme; elle occupe la capsule extrême et la partie horizontale de l'avant-mur qu'elle dissocie. Les fibres les plus inférieures sont repliées sur elles-mêmes en forme d'U à la jonction du lobe temporal avec le lobe frontal, le long du pli falciforme de la scissure de Sylvius; les fibres moyennes et supérieures se redressent de plus en plus et finissent par s'incurver vers le haut.

Aux deux extrémités, les fibres s'éparpillent et s'irradient dans le lobe temporal et dans le lobe frontal. L'extrémité postérieure se répand dans le pôle temporal, et plus particulièrement dans la partie antérieure de T^1, de T^2 et de T^3 (lobule de l'hippocampe). L'extrémité antérieure aboutit à la face orbitaire ou ventrale du lobe frontal, plus particulièrement à la partie orbitaire de la première et de la deuxième frontale, F^1 et F^2. Il semble que, chez les animaux osmatiques, une partie des fibres se rend dans le lobe olfactif.

Le faisceau unciforme est un faisceau d'association temporo-frontale.

6° **Cingulum** ou **Faisceau de l'ourlet**. — Le cingulum (ceinture) ou faisceau de l'ourlet, bien étudié par Foville qui l'appela le *ruban fibreux de l'ourlet*, parce qu'il borde le sillon du corps calleux et de l'hémisphère, est situé sur la face interne de l'hémisphère, dans l'épaisseur du lobe limbique. Sa direction est sagittale, et sa forme est arquée comme celle du corps calleux qu'il

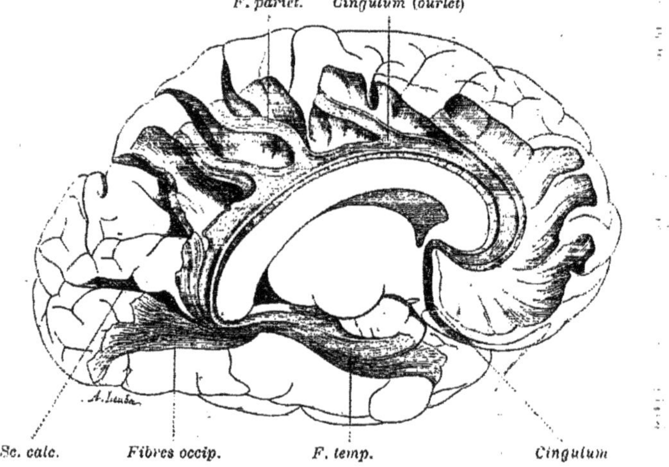

Fig. 340. — Le cingulum ou faisceau de l'ourlet (d'après Foville).

contourne sur toute son étendue. Sur les pièces durcies par l'alcool ou par les liquides bichromatés, on le sépare en décortiquant la circonvolution qui entoure le corps calleux. On voit alors, et mieux encore sur les coupes transversales, qu'il occupe la substance blanche de la circonvolution du calleux et de la cinquième temporale; son champ est triangulaire, complètement recouvert par l'écorce cérébrale et enfoui dans la moelle de ces circonvolutions qu'il constitue en partie. Il ne se prolonge pas, comme on l'a cru, dans les nerfs de Lancisi. D'un bout à l'autre, son volume est sensiblement uniforme, excepté au niveau de l'isthme qui réunit le lobe calleux à la circonvolution de l'hippocampe, T^5.

Ses origines et ses terminaisons ne sont pas encore bien déterminées. On admet généralement qu'une de ses extrémités naît dans l'espace perforé antérieur (Foville) et que l'autre se termine à la pointe du lobe temporal; par suite, ce faisceau annulaire est une voie d'association olfactive. Broca a même avancé qu'il allait de la racine olfactive externe à la racine olfactive interne et qu'il constituait l'anneau fibrillaire du lobe limbique, avec son type en raquette.

Toutefois le fait que ses dégénérations sont très limitées, et que le volume du faisceau est à peu près uniforme, indique plutôt que le cingulum est composé de fibres à court trajet, qu'il émet et reçoit des circonvolutions voisines sur toute la longueur de son parcours. Beevor a conclu de ses recherches que le faisceau de l'ourlet sert aux associations des circonvolutions de toute la face interne de l'hémisphère. Une première portion ou antérieure, née dans l'espace perforé antérieur et la racine olfactive interne, se répand sur l'extrémité antérieure du lobe du corps calleux et de la première frontale; une portion moyenne ou horizontale unit le lobe calleux avec la première frontale, le lobule para-

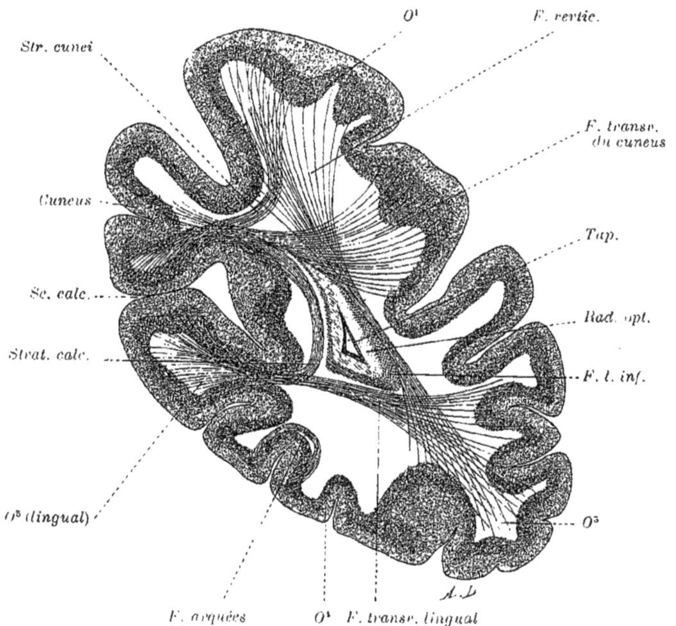

Fig. 341. — Les faisceaux d'association du lobe occipital (d'après Déjerine).
Coupe transversale schématisée. — Hémisphère gauche.

central et le précuneus; une troisième portion, postérieure, relie la circonvolution de l'hippocampe T^3 avec le lobule lingual et le lobule fusiforme, mais n'a pas de connexion avec le territoire olfactif, corne d'Ammon ou espace perforé.

On voit que si le cingulum est probablement chez les animaux osmatiques un faisceau d'association du lobe limbique olfactif, chez les anosmatiques il paraît s'être transformé et devient la voie principale d'association des circonvolutions variées de la face interne.

7° ***Fibres propres du lobe frontal.*** — Le lobe frontal contient, outre la terminaison du faisceau unciforme et du faisceau occipital, un grand nombre de fibres d'association qui restent confinées à son territoire et relient ses différentes régions. Ces fibres ne sont pas réunies en faisceaux; elles sont disséminées, enchevêtrées avec les fibres de projection et avec les fibres calleuses. On reconnaît des fibres sagittales, sur la face orbitaire, des fibres verticales et des fibres transversales. « Les fibres transversales relient la face interne du lobe frontal à ses faces orbitaire et externe; les fibres verticales assurent les connexions soit entre les différentes circonvolutions de sa face interne, soit entre les circonvolutions de ses faces orbitaire et supéro-externe (Déjerine). »

8° **Fibres propres du lobe occipital.** — Le lobe occipital est très riche en fibres d'association. Elles sont groupées en faisceaux qui affectent deux directions différentes, une direction verticale, une direction transversale. Aux faisceaux verticaux se rattachent le stratum calcarinum et le faisceau occipital vertical de Wernicke; aux faisceaux transversaux, le f. occipital transverse du cuneus et le f. occipital transverse du lobule lingual.

Le *stratum calcarinum* double la partie profonde de la scissure calcarine, dont il représente la couche des fibres arquées. Il s'étend en hauteur de sa lèvre supérieure à sa lèvre inférieure.

Le *faisceau occipital vertical* ou *perpendiculaire* (Wernicke) relie le bord supérieur du lobe aux circonvolutions de la face inférieure (O^3 et O^4). Il se prolonge en avant dans le lobe pariétal et réunit le pli courbe (lobule postérieur de P^2) avec T^2 et T^3.

Le *faisceau transverse du cuneus* (Sachs) est jeté, comme un pont, du cuneus, surtout de la lèvre supérieure de la scissure calcarine, à la face externe convexe du lobe occipital, en se prolongeant en avant sur P^1 et P^2.

Le *faisceau transverse du lobule lingual* (Vialet) est parallèle au précédent; seulement il est au-dessous de lui, séparé par la corne occipitale du ventricule. Il s'étend de la lèvre inférieure de la scissure calcarine (lobule lingual, O^4) à la face externe du lobe occipital (O^2 et O^3).

9° **Trigone cérébral.** — Le trigone est un système complexe qui, outre ses fibres commissurales et de projection, contient des fibres d'association représentées par son faisceau olfactif et destinées aux centres olfactifs. Nous les avons décrites avec le rhinencéphale (p. 477).

§ II. — SYSTÈME COMMISSURAL

Dans le cerveau antérieur, entre les deux hémisphères, il n'existe que trois commissures : le corps calleux, la commissure blanche antérieure et la commissure ammonienne ou de la lyre. Les autres, commissure postérieure, commissure de Meynert ou de Gudden, appartiennent au cerveau intermédiaire ou au cerveau moyen, couche optique et pédoncules cérébraux.

1° Corps calleux.

Le corps calleux est la grande commissure interhémisphérique chez les mammifères supérieurs et chez l'homme.

Origine. — Les fibres calleuses ont leur origine dans l'écorce cérébrale. Muratoff a montré que l'ablation expérimentale de l'écorce entraîne toujours une dégénération proportionnelle du corps calleux; on observe le même fait dans les lésions corticales d'ordre pathologique. Il n'y a pas de cellules calleuses spéciales. Cajal pense que les fibres naissent des petites pyramides et peut être aussi des cellules polymorphes. Il a observé en outre que toutes les fibres calleuses ne sont pas le prolongement direct d'une cellule commissurale; une partie d'entre elles ne sont que des branches de bifurcation ou même des simples collatérales d'une fibre de projection ou d'association, elle-même issue des grandes cellules pyramidales. Celles qui ont une cellule propre descendent à travers la substance grise et émettent deux ou trois fines collatérales récurrentes, qui remontent dans l'écorce sus-jacente.

Les fibres calleuses sont fines, dans leur cylindre-axe comme dans leur gaine de myéline. Nous avons expliqué (p. 345) comment de toute l'écorce cérébrale, à de rares exceptions près, elles convergeaient en rayons courbes vers le bord externe du ventricule latéral en constituant les radiations calleuses, comment celles de la partie moyenne étaient transversales, celles du genou et du bourrelet allongées en sens antéro-postérieur pour atteindre les extrémités du cerveau (forceps major et minor). Les radiations qui passent par le bec antérieur constituent la *commissure blanche de la base* de Henle. Le bec postérieur, qui termine en crochet le bourrelet, contient les fibres du pôle occipital, et le corps même du bourrelet les fibres du cuneus (observations de Déjerine). Arrivées au tronc de la commissure, les fibres se réunissent en lames transversales qui semblent parfaitement régulières et parallèles; mais le microscope montre que dans ces lames les fibres s'enchevêtrent et se croisent en tous sens et que, par suite, à leur émergence sur le bord opposé, elles prennent les directions les plus variées, les plus divergentes.

Terminaison. — Les fibres calleuses se terminent dans l'écorce cérébrale, du côté opposé à celui où elles sont nées. Meynert a été plus loin, il a soutenu que les fibres aboutissent à des territoires homologues, et que le corps calleux est une commissure, au sens rigoureux du mot, puisqu'il unit des points symétriques. Cette opinion est trop exclusive, et l'on ne peut guère douter aujourd'hui que les associations bilatérales établies par le corps calleux ne soient pas en partie symétriques, en partie asymétriques. En effet : 1° la destruction d'un point déterminé de l'écorce chez le chien fait dégénérer une région plus vaste ou discordante sur l'hémisphère opposé (Muratoff); 2° dans le tronc du corps calleux les fibres s'entrecoupent en sens variés et sortent sous des incidences très différentes; 3° un certain nombre de fibres calleuses naissent des fibres de projection ou d'association, et émettent sur leur trajet des branches collatérales ou même des branches terminales de bifurcation, qui établissent des rapports complexes (Cajal).

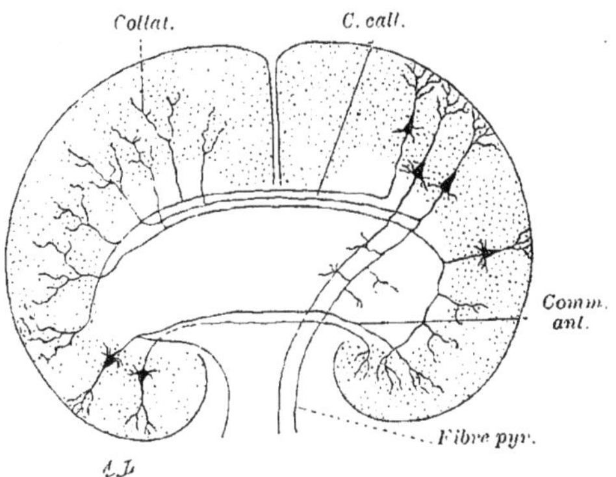

Fig. 342. — Disposition du corps calleux et de la commissure antérieure (d'après Cajal).

Coupe transversale schématique du cerveau.

On ne sait pas au juste de quelle manière se terminent les fibres du corps calleux; peut-être est-ce dans la couche des petites pyramides ou même dans la couche plexiforme.

Le territoire d'origine et de terminaison comprend la totalité du manteau de l'hémisphère, la région olfactive exceptée. Cette dernière possède deux commissures propres, la commissure de la lyre qui relie les deux cornes d'Ammon, et la commissure blanche antérieure qui unit les lobes olfactifs et les lobules de l'hippocampe; sans doute aussi, la commissure antérieure s'étend sur les parties qui avoisinent les centres olfactifs, notamment sur la face inférieure du lobe temporal, qui ne semble pas être abordée par les fibres calleuses, mais la question est encore indécise. Tout le reste de l'écorce est commissuré par le corps calleux. Déjerine a montré, par des observations de dégénération secondaire, que le cuneus possédait des fibres calleuses, comme toute autre circonvolution, contrairement à l'assertion de Beevor. Il en est de même de l'insula, dont toutefois le système commissural est encore mal connu.

L'évolution *phylogénique* nous montre que le corps calleux n'existe que chez les mammifères, et encore fait-il défaut chez les mammifères aplacentaliens, monotrèmes et marsupiaux ; c'est ce qu'a établi Owen, dont l'opinion est confirmée par les recherches récentes de Symington. Ce n'est pas à dire que le cerveau des animaux sans corps calleux soit dépourvu de fibres commissurales. Il possède deux commissures transverses, une commissure supérieure qui est l'analogue de la lyre et qui relie les cornes d'Ammon et les corps godronnés, une commissure inférieure, identique à notre commissure blanche antérieure, et qui s'étend non seulement aux lobes olfactifs, mais à la presque totalité de l'écorce hémisphérique. C'est à cette dernière commissure que se substitue progressivement le corps calleux, à mesure que se développe la convexité du cerveau.

L'évolution *ontogénique* nous apprend que le corps calleux se montre tardivement, que la première partie formée est le genou (fin du troisième mois), et que de là, par un accroissement progressif d'avant en arrière, apparaissent, au cours du cinquième et du sixième mois, la portion centrale, puis l'extrémité postérieure ou bourrelet (voy. p. 47).

Au point de vue *tératogénique*, le corps calleux peut subir un arrêt de développement qui entraîne sa brièveté anormale ou même son absence complète.

La brièveté anormale est une agénésie partielle, et, conformément au sens de l'évolution embryonnaire, c'est la partie postérieure qui avorte ; la partie antérieure, la plus précoce dans son apparition, et surtout le genou, existent seuls. Onufrowicz en a rassemblé six cas. Les deux observations de Schrœter (*Neurol. Centralbl.*, 1887), corps calleux de 37 mm. et 45 mm. chez des sujets imbéciles et épileptiques, paraissent être plutôt d'ordre pathologique et se rapporter à des encéphalo-méningites intra-utérines.

L'absence complète du corps calleux, due à une agénésie totale, suppose un trouble évolutif à la fin du troisième ou au commencement du quatrième mois intra-utérin. Le forceps occipital fait défaut : les deux moitiés du trigone sont écartées, et le septum lucidum, n'étant pas recouvert, n'est plus qu'un prolongement de l'écorce cérébrale de la face interne. Ordinairement les nerfs de Lancisi sont conservés, et il en est de même du tapetum et de la capsule interne, ce qui prouve que ces formations sont indépendantes du corps calleux.

Les parties voisines du corps calleux peuvent être englobées dans la malformation. On a noté dans certains cas l'absence de la lyre, du sillon du corps calleux, et de la circonvolution du corps calleux ou tout au moins sa fragmentation par de nombreux sillons radiés. On a encore observé tantôt de la polygyrie, c'est-à-dire des circonvolutions plus nombreuses et irrégulières, tantôt de la microgyrie. L'écorce cérébrale n'a pas été étudiée histologiquement ; c'est par induction que l'on suppose l'absence, le non-développement des cellules qui donnent naissance aux fibres calleuses.

Onufrowicz, en 1887, a réuni vingt-sept cas d'absence du corps calleux dont six cas d'absence partielle, onze d'absence complète d'ordre purement tératologique, quatre d'ordre probablement pathologique (hydrocéphalie interne, foyers de ramollissement....), et six cas douteux. Depuis lors, on a rapporté d'autres observations (Kaufmann, Virchow, etc.). Des troubles mentaux graves (idiotie, faiblesse d'esprit, épilepsie congénitale) peuvent accompagner l'absence du corps calleux ; mais ils sont probablement la conséquence des malformations concomitantes, notamment de celles qui frappent les circonvolutions, car dans certaines observations, aucun symptôme n'a pendant la vie fait soupçonner que le corps calleux fît défaut, et l'on sait que chez les animaux sa section expérimentale ne produit aucun trouble caractéristique.

Sur les relations du corps calleux et sur le système d'association : Cajal, Structure de l'écorce cérébrale de quelques mammifères. *La Cellule*, 1891 ; — Muratoff, Secundare Degenerationen nach Durschneidung des Balkens. *Neurol. Centralb.*, 1893 ; — Déjerine, *Soc. de Biologie*, 1892 et *Centres nerveux*, 1894.

Sur l'anatomie comparée : Osborn, The origin of the corpus callosum, *Morphol. Jahrb.*, 1887 : — Symington, The cerebral commissures in the marsupialia. *Journal of Anatomy*, 1892.

Sur la tératogénie : Onufrowicz, Das balkenlose Microcephalen Gehirn Hofmann., *Arch. f. Psych.*, 1887. — Zingerle, Uber die Bedeutung... *Arch. f. Psych.*, 1898.

2° Commissure blanche antérieure.

La commissure antérieure est une véritable commissure au sens strict du mot, c'est-à-dire qu'elle unit bilatéralement des parties similaires. Elle existe chez tous les vertébrés, alors que le corps calleux ne se montre, au moins dans sa forme typique, que chez les mammifères; et dans le cerveau humain, elle se développe bien avant les fibres calleuses. On peut donc la considérer comme la commissure primordiale du cerveau, peu à peu suppléée, puis finalement détrônée par le corps calleux, à mesure que l'hémisphère s'accroît dans sa partie convexe et qu'il s'adapte à des fonctions plus hautes. Elle paraît être chez l'homme entièrement ou presque entièrement affectée au cerveau olfactif.

Prise dans son ensemble, la commissure antérieure est formée de deux arcs adossés et réunis par leur convexité. L'arc antérieur, ouvert en avant, est la partie olfactive, il unit les centres olfactifs primaires; l'arc postérieur, ouvert en arrière est la partie temporale ou hémisphérique, il relie les centres olfactifs corticaux. Ces deux portions sont relativement indépendantes.

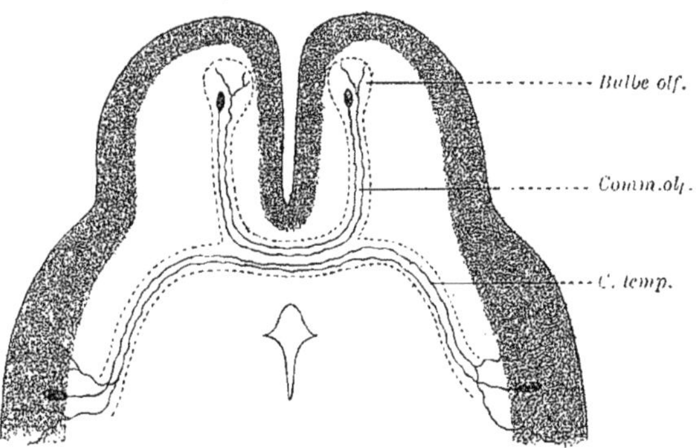

Fig. 343. — Disposition de la commissure blanche antérieure. Figure schématique.

A. **Portion olfactive.** — La partie olfactive apparaît la première; elle existe chez les poissons, qui n'ont pas de partie temporale. Les fibres naissent dans les cellules du bulbe, du pédoncule et du trigone olfactifs d'un côté et se terminent au voisinage des cellules homologues du côté opposé, la disposition étant symétrique d'un côté à l'autre. Gudden a montré que l'ablation d'un seul bulbe olfactif, chez les animaux jeunes, fait dégénérer les fibres commissurales des deux côtés.

C'est donc une commissure interbulbaire. Aussi est-elle considérable chez les animaux osmatiques, tels que le chien, qui présente des lobes olfactifs volumineux. Chez l'homme, dont les bulbes sont très petits, la commissure olfactive est très petite aussi.

Ses fibres, confondues avec la partie moyenne ou transversale de la commissure blanche, s'en détachent en dedans du corps strié, puis se courbent en avant pour traverser l'espace perforé antérieur et pénétrer dans la tubérosité olfactive et dans le pédoncule olfactif.

B. **Partie temporale ou hémisphérique.** — Cette partie forme l'arc postérieur de la commissure. Elle existe chez tous les vertébrés, les poissons exceptés.

Chez les mammifères, elle semble être complémentaire du corps calleux et fonctionner comme commissure de la base du cerveau, le corps calleux étant la commissure de la convexité. Elle a pour origine le lobule de l'hippocampe et aussi, d'après les récentes recherches de Kœlliker sur le lapin, le noyau amygdalien d'un côté, et pour terminaison les mêmes organes du côté opposé. L'ablation du bulbe olfactif ne la fait pas dégénérer. Elle apparaît dès lors comme étant surtout une commissure interhippocampique antérieure, et l'hippocampe étant un centre olfactif, c'est encore à une commissure olfactive que se rapporte la commissure temporale. Toutefois, même chez les animaux osmatiques, elle doit avoir une seconde destination, car elle n'est pas toujours proportionnelle au volume du centre olfactif temporal. Flower fait remarquer que, chez le chien, dont le lobule de l'hippocampe est sept fois plus grand que celui du lapin, la portion temporale de la commissure est un tiers plus petite.

Chez l'homme, la partie hémisphérique est de beaucoup la plus importante (voy. p. 355); mais, arrivée à la pointe du lobe temporal, elle se disperse sur la face externe du noyau amygdalien et ne peut être suivie au delà.

La commissure antérieure atteint son plus grand développement proportionnel chez les mammifères aplacentaires, monotrèmes et marsupiaux, qui n'ont point de corps calleux. Elle unit chez eux d'un côté à l'autre toute l'écorce de l'hémisphère, à l'exception de l'hippocampe et du corps godronné qui possèdent la commissure psaltériale. Pour fournir à ce vaste territoire, elle se divise en trois faisceaux, le faisceau olfactif, le faisceau frontal et le faisceau temporal. Le faisceau frontal, qui disparaît chez les mammifères plus élevés à mesure que se montre le corps calleux, se déploie en direction vertico-transversale, et en sens ascendant à concavité supérieure, de façon à atteindre la face supérieure et la face interne de l'hémisphère.

3° Commissure de la lyre.

Commissure psaltériale ou ammonienne ; commissure des hippocampes.

Le trigone cérébral, outre ses fibres longitudinales, renferme un système de fibres transversales (*fornix transversus*) situé entre ses piliers postérieurs, au-dessous du corps calleux. Ce système porte le nom de lyre ou psalterium (voy. p. 349 et fig. 245). Les fibres sont adhérentes à la face inférieure du corps calleux, excepté chez l'enfant, chez lequel elles en sont séparées par le ventricule de Verga.

Comme la commissure antérieure, c'est une commissure olfactive, affectée au rhinencéphale. C'est une voie inter-ammonienne, qui unit les deux cornes d'Ammon ou hippocampes, et complète en arrière le système d'association établi en avant par la partie temporale de la commissure blanche. Le cylindre-axe des cellules pyramidales de la corne d'Ammon se bifurquant quelquefois à sa pénétration dans l'alveus, Cajal se demande si la branche mince, qui se dirige en sens opposé à la branche épaisse, n'est pas destinée à fournir la fibre psaltériale.

Parmi les régions où se rencontrent presque exclusivement des fibres d'association, il faut citer la capsule extrême et la capsule externe.

1° ***Capsule extrême.*** — La capsule extrême, située entre l'écorce insulaire et l'avant-mur, est essentiellement constituée par des fibres d'association, fibres arquées unissant les circonvolutions de l'insula entre elles et avec les régions voisines; accessoirement, par des fibres commissurales du corps calleux et de la commissure antérieure, et par de rares fibres de projection destinées à la couche optique.

2° ***Capsule externe.*** — La capsule externe, placée entre l'avant-mur et le noyau lenticulaire, présente, comme nous l'avons vu, la forme d'un éventail modelé sur la forme de l'insula ; sa base curviligne regarde en haut et en arrière, contournée par le pied de la couronne rayonnante et par le faisceau long. supérieur, tandis que son sommet, croisé par le faisceau unciforme, regarde en bas et en avant. Ses principales fibres ont la direction radiée de l'éventail.

C'est un passage fort complexe de fibres de différente nature. Le plus grand nombre d'entre elles sont des fibres courtes d'association, comme le montre la faible étendue de leur dégénération secondaire dans les foyers hémorragiques de la capsule. Il faut compter parmi elles des fibres peu nombreuses, qui unissent le noyau lenticulaire (putamen) à

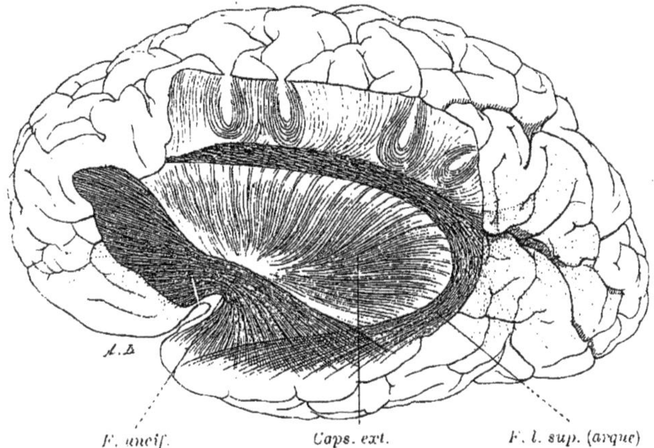

FIG. 344. — La capsule externe (d'après Dejerine).

l'avant-mur et à l'insula. Nous trouvons en outre : 1° dans la partie supérieure, les fibres antéro-postérieures du faisceau longitudinal supérieur et les fibres transversales des radiations calleuses qui, après avoir croisé la couronne rayonnante à son pied, descendent à l'écorce insulaire ; 2° dans la partie inférieure, les fibres antéro-postérieures du faisceau unciforme et de la commissure blanche antérieure, puis les fibres transversales nombreuses, qui vont de l'insula à la couche optique (pédoncule inférieur de la couronne rayonnante thalamique).

§ III. — SYSTÈME DE PROJECTION

Définition. — Meynert considérait l'écorce cérébrale comme une sphère creuse dont la face interne reçoit les images des sens et par elles celles du monde extérieur. Cette écorce est une *surface de projection*, comme le verre dépoli d'une chambre photographique sur lequel vient se peindre un paysage : les fibres qui s'étendent des organes sensitifs périphériques à la surface cérébrale impressionnée, pareilles aux lignes géométriques ou aux rayons qui dessinent l'image photographique, sont les *fibres de projection*. Ces fibres sont par excellence les voies sensorielles centripètes ; l'exemple le plus caractéristique nous est fourni par les fibres rétiniennes, qui gardent leur position réciproque jusque dans les centres ganglionnaires et peut-être jusque dans le centre cortical du lobe occipital, si bien que chaque quadrant de la rétine sur lequel s'est projetée une partie du monde extérieur se projette à son tour sur l'écorce visuelle. A ce premier système, Meynert, par une assimilation forcée, en ajoute un second, celui des fibres motrices, fibres centrifuges qui réfléchissent sur le système musculaire et y projettent en sens inverse les impressions suscitées dans les centres corticaux (*Handbuch de Stricker.*, t. II, 1872).

On appelle aujourd'hui *fibres de projection* toutes les fibres centripètes ou centrifuges qui relient l'écorce cérébrale ou son dérivé, le corps strié, aux autres centres nerveux, couche optique, bulbe, moelle. Ces fibres n'ont qu'une de leurs extrémités, initiale ou terminale, dans l'écorce même ; c'est ce qui les distingue des fibres commissurales ou d'association qui commencent et finissent dans cette écorce. Dans le centre ovale, elles constituent par leur ensemble la *couronne rayonnante de Reil.*

Par analogie, on a admis des systèmes semblables dans le cervelet et même dans la moelle.

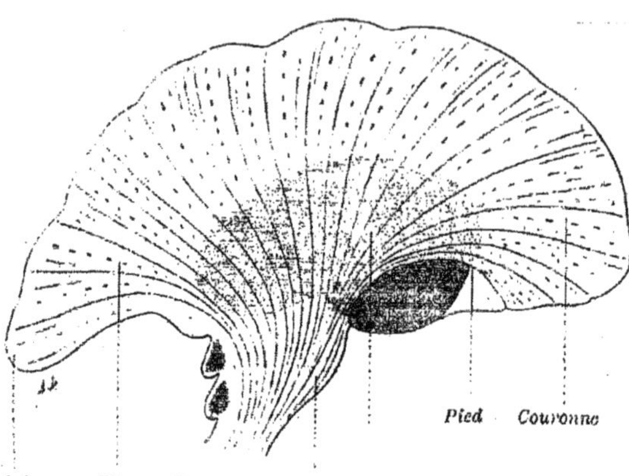

FIG. 345. — Fibres de projection et couronne rayonnante (figure schématique).

Le noyau lenticulaire est vu par sa face interne. — Les fibres calleuses en pointillé. — On n'a pas figuré la couche optique ni les fibres qui s'y interrompent.

Classification des centres corticaux de Flechsig. — La découverte et la détermination topographique des localisations cérébrales ont montré que l'écorce n'est pas une surface homogène ; elle se compose d'un ensemble de zones dont la structure, les connexions et par conséquent les fonctions sont distinctes pour chacun d'eux. Flechsig a divisé la surface cérébrale en deux territoires : celui des centres sensoriels et celui des centres d'association.

Centres sensoriels ou *sphères sensorielles.* — Ces centres sont affectés à un organe des sens. Il y en a cinq : le centre tactile (sensitivo-moteur) des circonvolutions rolandiques, le centre visuel du lobe occipital, les centres auditif, gustatif et olfactif du lobe temporal. Leur siège originel et fondamental est une scissure, scissure de Rolando ou de Sylvius, scissure calcarine, c'est-à-dire un pli qui s'est creusé dans l'écorce pour agrandir la surface sensitive. Leurs surfaces réunies ne répondent qu'au tiers de la surface totale du cerveau. Ils existent chez tous les animaux.

Leur caractéristique anatomique est la prédominance considérable des fibres de projection sur les fibres d'association ; aussi Flechsig les appelle-t-il encore *centres de projection.* Au point de vue physiologique, ils sont probablement le siège de la perception simple, avec la réaction motrice élémentaire. L'état cérébral de l'ivresse, du délire ou des premières semaines de l'enfance, dans lequel règnent seuls les réflexes de la vie animale, nous donne l'idée des centres sensoriels livrés à eux-mêmes, sans l'influence régulatrice des centres d'association.

Centres d'association. — Ce sont les champs corticaux qui n'émettent ou ne reçoivent qu'un petit nombre de fibres de projection, mais qui sont abondamment pourvus de fibres d'association. Ils occupent les deux tiers de la surface chez l'homme et cet immense développement caractérise la suprématie de son cerveau, car chez les animaux ils sont de beaucoup inférieurs aux centres sensoriels. Ils font défaut chez les rongeurs, apparaissent avec les carnivores, et c'est seulement chez les singes supérieurs qu'ils s'étendent sur la moitié du cerveau. Leur développement est tardif, leurs fibres ne se myélinisant qu'après la naissance. Placé tout autour des champs sensoriels, auxquels les relient des fibres nombreuses, ils se répartissent en quatre territoires ou grands centres, eux-mêmes formés par l'agglomération d'un grand nombre de centres accessoires : le centre frontal, le centre pariétal, le centre temporal et le centre de l'insula. Leur fonction est de recevoir, de conserver les impressions que leur envoient les centres sensoriels et de réagir sur ces centres pour les régler et leur commander. La mémoire, la réflexion, l'imagination, la volonté, la coordination motrice, le langage, en un mot toutes les hautes fonctions de la vie intellectuelle et morale leur sont réservées et les distinguent des champs sensoriels affectés à l'activité cérébrale élémentaire.

Cette conception si séduisante de Flechsig, qui introduit dans le cerveau une dualité anatomique et physiologique, a été vivement combattue. La base anatomique sur laquelle elle s'appuyait, l'absence ou la présence de fibres de projection a été ébranlée. Toutes les méthodes d'investigation, la dégénération secondaire, la myélinisation, l'observation directe par les colorations de Weigert ou de Golgi ont montré, et Flechsig l'a reconnu depuis, que la totalité de l'écorce émet des fibres de cette nature, plus nombreuses il est vrai dans les régions sensorielles, mais encore abondantes dans les autres. Nous avons vu en effet que la couche optique est unie à tous les points de la surface par une riche couronne rayonnante. Il n'y a donc pas de centres de projection au sens limitatif du mot.

L'époque de la myélinisation n'est pas un critérium suffisant pour la distinction des deux zones. Il reste exact, et Cajal a confirmé l'observation de Flechsig, que le développement des centres d'association est plus tardif. C'est ainsi que chez l'enfant nouveau-né, ils se font remarquer par l'absence presque complète de fibres terminales exogènes et par l'aspect embryonnaire des cellules pyramidales et des cellules de la couche plexiforme, alors que l'écorce sensorielle est déjà bien formée. Mais il y a de nombreuses exceptions locales et tel système d'association peut précéder tel autre système de projection.

Il n'est pas probable non plus que les centres d'association fassent défaut dans le cerveau des mammifères inférieurs. Cajal conclut de ses recherches récentes que leur cerveau est construit sur le même plan que celui de l'homme, il possède ses centres sensoriels et ses centres de mémoire ; son fonctionnement psychologique est le même, il n'y a que des différences de degré. La structure se raccourcit et se simplifie chez les mammifères inférieurs, se dilate et se complique chez l'homme, mais garde chez tous le même type fondamental.

Enfin de nombreux physiologistes se refusent à admettre la localisation des facultés cérébrales, la mémoire, la conscience, la volonté, dans des régions déterminées de la corticalité.

Flechsig, *Neurol. Centralbl.*, 1894. — Du même : *Gehirn und Seele*, 1896. — Congrès de Paris. Section neurol., 1900. — *Le Névraxe*, t. II, 1901.

[*CHARPY.*]

La doctrine de Flechsig est-elle définitivement ruinée et doit-elle être abandonnée? Un certain nombre de neurologistes le pensent; d'autres au contraire, Van Gehuchten, Bechterew, l'ont conservée malgré ces objections graves. Nous croyons qu'elle doit être maintenue, au moins à titre provisoire, car dans l'état actuel c'est la conception qui répond le mieux à nos connaissances sur la structure du cerveau et à la nécessité de les systématiser. Les centres sensoriels sont d'ailleurs admis par tout le monde; tout le monde aussi reconnaît l'existence des centres du langage, qui sont de véritables centres d'association ou de coordination. Il suffit de faire quelques corrections.

Tel est également l'avis de Cajal. Pour lui le dualisme cérébral est éminemment rationnel et découle du principe de la division du travail. Les centres de conservation ne peuvent pas être les mêmes que ceux de réception. Le critérium anatomique doit être cherché, non dans les fibres de projection, mais dans le plexus sensitif intra-cortical. Tous les centres sensoriels et sensitivo-moteurs possèdent dans les couches moyennes de l'écorce un riche *plexus sensitif* formé par les ramifications terminales des fibres sensitives ou sensorielles qui arrivent des organes périphériques. Ce plexus fait défaut dans l'écorce d'association.

Nous diviserons donc la surface corticale en deux territoires : celui des *centres sensoriels*, correspondant aux cinq sens, dont nous préciserons les limites, en étudiant chacun de ces centres (fig. 351 et 352); celui des *centres d'association*, disposés entre les premiers.

Les centres d'association possèdent sans doute des fibres de projection, mais elles sont limitées à la couche optique; elles ne les mettent pas en relation directe avec le monde extérieur ni avec le système musculaire. Leur excitation ne produit ni phénomène sensitif ni réaction motrice. Leur étendue est considérable et la découverte ultérieure des centres moteurs inconnus ou de centres cérébelleux ne la diminuera que faiblement. Il est difficile de ne pas croire, avec Hitzig, que si les idées se forment dans toute l'écorce cérébrale, c'est surtout dans le lobe frontal, caractéristique du cerveau humain, que s'organisent la réflexion, les idées abstraites, la volonté frénatrice des centres sensitivo-moteurs, en un mot les manifestations élevées de l'intelligence. Il en est de même de la conscience. Elle existe obscurément dans des centres inférieurs en dehors de l'hémisphère, puisque des anencéphales, insensibles au son et à la lumière, perçoivent la douleur, la chaleur et font des mouvements pour éviter un contact pénible; elle se précise dans les centres sensoriels, mais ne prend pleinement possession d'elle-même que dans les régions corticales où les excitations du dehors arrivent seulement par les voies détournées des fibres d'association. La constatation des trois ou quatre centres du langage, dont la destruction produit les diverses aphasies, nous autorise à assimiler l'écorce psychique proprement dite à l'écorce sensorielle; elle est sans doute comme elle, mais beaucoup moins nettement à cause de son évolution récente, divisée en organes à fonction distincte. Ces centres sont diffus et confondus chez les animaux; ils se limitent chez l'homme par la division du travail, et de même que chez lui les centres moteurs atteignent leur plus grande différenciation et leur plus grand nombre, de même il est probable que, suivant l'intensité et la variabilité de sa culture cérébrale, suivant ses aptitudes individuelles ou héréditaires (calcul, dessin, musique, etc.), les centres psychiques possèdent d'un sujet à l'autre une organisation différente. Ils présentent le caractère éminemment contingent des organes progressifs.

Classification des fibres de projection. — Les fibres de projection sont, avons-nous dit, ou afférentes, corticipètes, ou efférentes, corticifuges. Les premières sont les cylindre-axes de cellules de la couche optique, du bulbe, du cervelet ; les secondes sont les axones de diverses cellules corticales, mais plus particulièrement des cellules pyramidales, car on a constaté l'atrophie ou même la disparition de ces cellules à la suite des lésions anciennes de la capsule interne chez l'homme (Marinesco), ou après la section des fibres efférentes de la zone motrice chez le chien (Ballet et Faure).

On peut les classer de la façon suivante :

Fibres de projection.
- Fibres thalamiques (radiations de la couche optique).
- Fibres de la voie cérébelleuse.
  - Faisceau pédoncul. de Meynert.
  - Radiations du noyau rouge.
- Fibres olfactives.
  - Trigone cérébral.
  - Tænia thalami.
- Fibres gustatives.
- Fibres optiques (radiations optiques).
- Fibres acoustiques (ruban de Reil latéral).
- Fibres sensitives et motrices.
  - Ruban de Reil médian.
  - Faisceaux pyramidal et géniculé).

I. FIBRES THALAMIQUES.

Radiations de la couche optique.

Entre l'écorce du cerveau antérieur et les noyaux de la couche optique (cerveau moyen) s'étendent de très nombreuses fibres de projection. Ces fibres proviennent de la totalité de l'écorce, car une lésion un peu étendue d'un point quelconque de cette dernière fait toujours dégénérer le thalamus. On discute sur la proportion des fibres corticipètes et corticifuges contenues dans cette couronne rayonnante ; Déjerine estime qu'elles sont partout en nombre à peu près égal. A leur entrée dans la couche optique, elles se réunissent en faisceau ou *pédoncules* plus ou moins compacts. Les postérieures contiennent les voies optiques ; d'autres sont des neurones cérébelleux, mais la signification de la très grande majorité nous est inconnue (voy. p. 479).

Dans la région sous-optique, le *corps de Luys* reçoit quelques rares fibres de l'écorce cérébrale ; ses vraies connexions sont avec le corps strié, par les fibres de projection strio-luysiennes (p. 486).

Au *locus niger* arrivent des fibres corticales qui proviennent de la région rolandique et passent par la partie la plus interne du pied du pédoncule cérébral (Déjerine).

II. — FIBRES DE LA VOIE CÉRÉBELLEUSE.

Les connexions de l'écorce cérébrale avec le cervelet sont indirectes, c'est-à-dire qu'elles se composent de plusieurs segments ou neurones. Aucune fibre ne provient du cervelet même ou n'y arrive ; toutes s'interrompent dans des ganglions interposés, noyau rouge, noyaux gris protubérantiels.

Les deux voies les mieux connues sont le faisceau pédonculaire externe ou de Meynert et les radiations du noyau rouge. La première contient uniquement des fibres centrifuges; la seconde est mixte, mais les fibres corticipètes sont de beaucoup prédominantes.

1° ***Faisceau pédonculaire externe, de Meynert***, ou ***faisceau temporo-protubérantiel***. — Appelé par Meynert et par quelques auteurs à sa suite, par Déjerine notamment, *faisceau de Türck*, par d'autres faisceau sensitif, faisceau de Meynert, ce faisceau porte des dénominations mal choisies. Il y a déjà un faisceau de Türck, le pyramidal direct, et un faisceau de Meynert, le faisceau rétroflexe. Quant à son caractère sensitif, il n'est plus admis depuis qu'on a reconnu que sa section ou sa dégénération ne produisent aucune anesthésie, et que les voies sensitives passent par la calotte et non par le pied du pédoncule cérébral.

Son origine a été cherchée tour à tour dans le lobe occipital et dans le lobe temporal seuls ou réunis. Déjerine (1893) s'est fondé sur des observations précises de dégénération secondaire pour affirmer ce que Flechsig avait déjà entrevu : le faisceau de Meynert naît exclusivement dans le lobe temporal, dans sa portion moyenne qui comprend les deuxième et troisième circonvolutions temporales. Les lésions corticales limitées au lobe occipital laissent toujours intact le faisceau de Meynert, tandis que, dans cinq cas d'altération des deuxième et troisième temporales, il était dégénéré.

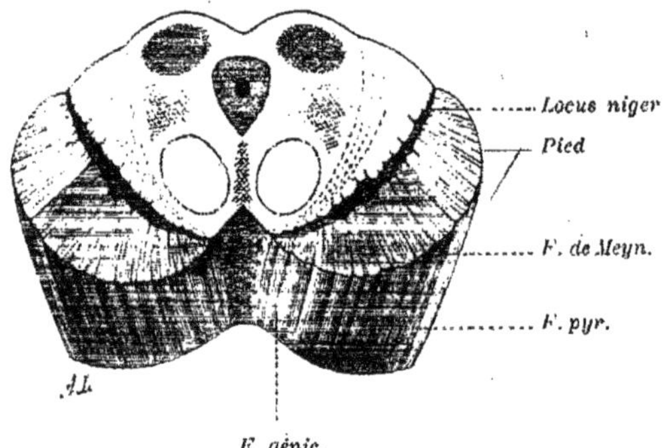

Fig. 346. — Le pied du pédoncule cérébral.
Faisceaux du pied schématisés sur une coupe perspective. — La voie motrice en rouge.

De la partie moyenne du lobe temporal, ses fibres se dirigent horizontalement sous le noyau lenticulaire et abordent le pédoncule cérébral à la partie externe de la région sous-optique. Elles ne passent donc que dans la partie tout à fait inférieure de la capsule interne. Dans le pédoncule cérébral, elles se placent en dehors du faisceau pyramidal et occupent le quart ou le cinquième externe du pied pédonculaire. De là le faisceau s'engage dans la protubérance et se termine dans ses noyaux ganglionnaires ventraux ou antérieurs. Il ne se prolonge directement ni dans la moelle ni dans le cervelet, car sa dégénération ne s'étend ni aux pyramides, ni aux pédoncules cérébelleux moyens.

Ses fibres ont pour origine les cellules de l'écorce temporale, suivent un trajet centrifuge, puisque leur dégénération est descendante, et aboutissent par leurs ramifications terminales aux noyaux gris supérieurs et postérieurs de la protubérance dont on a, dans certains cas, constaté l'atrophie, à la suite de lésions anciennes du faisceau. Elles ne dépassent pas le tiers supérieur du pont de Varole. Au reste ce faisceau dégénère rarement, soit parce qu'il est profondément placé, dans la base du cerveau, à l'abri des causes de destruction, soit parce qu'il appartient au territoire vasculaire de la cérébrale postérieure (système vertébral), dont les lésions sont plus rares que celles du système carotidien.

Le faisceau pédonculaire latéral est un faisceau cortico-protubérantiel ou plus exactement temporo-protubérantiel, et comme les noyaux du pont sont des ganglions reliés au cervelet par le pédoncule cérébelleux moyen, il est bien probable qu'il représente une voie centrifuge (centripète pour le cervelet), *voie cortico-ponto-cérébelleuse*, qui transmet à l'écorce cérébelleuse les excitations régulatrices ou autres nées dans l'écorce cérébrale.

2° **Radiations du noyau rouge.** — Le noyau rouge, situé dans la calotte du pédoncule cérébral, reçoit les fibres croisées du pédoncule cérébelleux supérieur, qui lui-même provient surtout du corps dentelé. Une partie de ces fibres se termine dans le noyau rouge, qui à son tour envoie les axones de ses cellules nerveuses dans la couche optique; l'autre partie traverse le ganglion et se rend directement dans le thalamus, dans ses noyaux externe et interne. A son tour, la couche optique, par ses fibres corticipètes, prolonge jusqu'à l'écorce cette voie cérébelleuse ascendante, encore très imparfaitement connue. (THOMAS, Le cervelet. *Th. de Paris*, 1897.)

Déjerine a montré qu'un certain nombre de fibres corticifuges, nées surtout dans le lobe pariétal, vont directement de l'écorce au noyau rouge en passant par le segment postérieur de la capsule interne, fibres *cortico-rubriques*.

III. FIBRES OLFACTIVES.

Le système de projection des centres olfactifs a déjà été exposé à propos du rhinencéphale (p. 472). Nous avons considéré comme fibres centripètes les radiations olfactives qui unissent les centres primaires, bulbe, pédoncule, trigone olfactifs, avec les centres corticaux supérieurs du lobule de l'hippocampe; et comme fibres centrifuges, le trigone cérébral dans sa partie mamillaire, et le tænia thalami.

L'écorce olfactive est caractérisée par la grande épaisseur de la couche plexiforme ou moléculaire, qui forme la substance réticulée d'Arnold, par l'absence des petites pyramides que remplacent de grosses cellules triangulaires et d'autres fusiformes, enfin par le bouquet dendritique qui des grandes pyramides descend dans la profondeur (Cajal).

Les centres corticaux fonctionnent bilatéralement, et par suite leur destruction d'un seul côté ne produit pas d'hémianosmie, ou du moins celle-ci est-elle atténuée et passagère. Leurs fibres sensorielles ne passent pas par la capsule interne et échappent à ses lésions, mais elles peuvent être atteintes dans le pilier postérieur du trigone (Déjerine).

IV. FIBRES GUSTATIVES.

Le nerf glosso-pharyngien, nerf du goût, est un nerf mixte qui contient des fibres motrices, des fibres de sensibilité générale et des fibres sensorielles. Toutes aboutissent aux noyaux que nous avons décrits dans le bulbe (p. 400) ; ces noyaux sont à leur tour unis au cerveau par les fibres de la voie centrale des nerfs crâniens. Il est probable qu'il se fait une dissociation ; les fibres motrices et sensitives se joignent aux faisceaux communs des voies centrales pour se rendre aux centres sensitivo-moteurs des circonvolutions rolandiques, dans la région de l'opercule, tandis que les fibres sensorielles ont une autre destination.

Le *centre gustatif* est mal déterminé. On suppose que, plus ou moins confondu avec le centre olfactif de l'hippocampe, il occupe comme lui et un peu en arrière une partie de la cinquième circonvolution temporale. Les expériences faites sur les animaux, le lapin, le chien, ne sont guère applicables à l'homme. Comme pour l'odorat et l'audition, son fonctionnement est bilatéral; une lésion d'un seul côté ne produit pas de troubles appréciables. Quant à ses fibres afférentes, celles qui lui arrivent du noyau bulbaire du glosso-pharyngien (noyau du faisceau solitaire), leur trajet est inconnu. On ne sait si dans le tronc cérébral elles font ou non partie du ruban de Reil, ni comment dans le cerveau elles parviennent au lobe temporal. Déjerine présume que, mêlées aux fibres olfactives, elles passent avec elles par le trigone cérébral, et non pas par la capsule interne.

V. FIBRES OPTIQUES.

Le centre optique ou *centre visuel, sphère visuelle*, occupe sur la face interne du lobe occipital la cinquième et la sixième circonvolution occipitale, c'est-à-dire le lobule lingual et le cuneus; son siège principal est dans la scissure calcarine. Son écorce est caractérisée à l'œil nu par une bande blanche, large d'un demi-millimètre, intercalée au milieu de la substance grise; on la voit nettement en faisant une coupe perpendiculaire à la scissure calcarine. Signalée par Gennari (1776) et décrite quelques années après par Vicq d'Azyr, d'où son nom de *ruban de Vicq d'Azyr, strie* ou *raie de Gennari*, elle présente son plus grand développement dans les lèvres de la scissure calcarine et se poursuit en s'affaiblissant dans le cuneus O^6 et dans le lobule lingual O^5. Elle correspond à la strie de Baillarger élargie et épaissie.

Dans l'écorce calcarine, Meynert avait admis 8 couches. Cajal en compte 9 : couche plexiforme ou des cellules horizontales, — petites pyramides, — pyramides moyennes, — grandes cellules étoilées, — petites cellules étoilées, — cellules à cylindre-axe recourbé, — pyramides géantes — grandes cellules à cylindre-axe recourbé et ascendant, — cellules triangulaires et fusiformes. On remarque surtout le petit nombre des cellules pyramidales géantes ou moyennes, et la présence de cellules étoilées grandes et petites à long cylindre-axe descendant. Cajal pense que les cellules géantes sont des cellules motrices, dont le cylindre-axe agit par voie réflexe sur les centres des tubercules quadrijumeaux, du bulbe et de la moelle.

Ce qu'il y a de caractéristique, de spécifique en quelque sorte, c'est la zone des cellules étoilées (4e et 5e couches), qui semblent être les cellules visuelles corticales par excellence. Elles sont plongées en effet dans le ruban de Vicq d'Azyr ou *plexus optique*, que Cajal considère comme l'épanouissement des fibres rétiniennes venant dans un épais feutrage enlacer les dendrites des cellules étoilées. Là est le siège principal des impressions sensorielles. A leur tour les cylindre-axes de ces cellules conduisent probablement aux régions corticales voisines les excitations qui s'y emmagasinent sous forme d'images latentes et servent à la mémoire.

Toutefois le ruban de Vicq d'Azyr, ne s'atrophiant que partiellement dans une cécité ancienne ou après la destruction des radiations optiques, doit contenir d'autres fibres que les fibres rétiniennes. (Henschen. Rapport au Congrès internat. de 1900.)

Les fibres de projection, *radiations optiques*, constituent la partie interne des radiations thalamiques postérieures dont le pédoncule est situé dans le segment rétro-lenticulaire de la capsule interne. Elles sont centripètes et centrifuges.

Les fibres centripètes sont représentées par deux neurones, à partir de la rétine : le premier qui suit le nerf optique et la bandelette, et se termine dans les centres ganglionnaires du thalamus ; le second qui par la voie des radiations optiques s'étend du thalamus à l'écorce visuelle (radiations du pulvinar et du corps genouillé externe). Ce sont elles qui apportent l'impression rétinienne. — Les fibres centrifuges par la même voie intracérébrale descendent aux tubercules quadrijumeaux antérieurs (fibres cortico-quadrijumelles) et de là se mettent en relation avec les noyaux du bulbe et de la moelle. Elles ne sont pas directement motrices, car le siège du mouvement des yeux est dans l'écorce rolandique, mais elles mettent en jeu des associations motrices réflexes, consécutivement aux perceptions visuelles. (Voy. plus haut p. 460.)

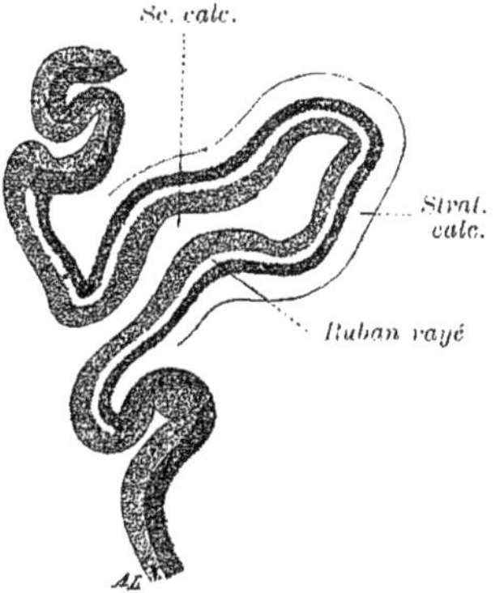

Fig. 347. — L'écorce calcarine et le ruban de Vicq d'Azyr.
Coupe perpendiculaire à la scissure calcarine.

Nous avons aussi indiqué d'autres fibres centrifuges, qui des tubercules quadrijumeaux antérieurs et peut-être même de l'écorce cérébrale retournent à la rétine. L'olfaction, l'ouïe, la vision, le tact possèdent en effet des *fibres sensorielles centrifuges*, dont le rôle est à peine entrevu. On leur a attribué successivement la propriété : d'agir sur les éléments terminaux, tels que les spongioblastes, pour gouverner les contacts cellulaires (nervi nervorum, de Manouélian), de régulariser l'excitation nerveuse par une sorte de phénomène d'inhibition, ou encore de permettre l'objectivation ou l'extérioration des impressions perçues par le cerveau (Bechterew).

VI. FIBRES ACOUSTIQUES.

Le *centre acoustique* ou *auditif*, ou *sphère auditive*, est localisé à la partie moyenne de la première temporale T^1. On a constaté plusieurs fois l'atrophie de cette circonvolution chez les sourds-muets ; on a observé aussi son état d'imparfait développement chez des sujets devenus sourds d'une oreille dans l'enfance, en même temps que la circonvolution du côté opposé (homonyme à l'oreille perdue) avait par compensation augmenté de volume.

L'écorce auditive possède, comme caractères spéciaux, de grandes cellules fusiformes ou triangulaires disséminées au-dessus de la couche moyenne, un nombre considérable de cellules d'association du type à double ramification dendritique, et la délicatesse des fibres du plexus sensoriel qui s'épanouit dans la couche des petites pyramides (Cajal).

C'est encore un centre bilatéral, dont chaque côté reçoit des fibres des deux nerfs acoustiques; il est nécessaire de détruire les centres droit et gauche pour produire d'un seul côté une surdité complète; la destruction unilatérale n'entraîne que des troubles inappréciables ou d'autres fois une surdité également unilatérale, mais de faible intensité et de courte durée.

Quelques auteurs pensent que les fibres du limaçon s'y projettent avec leur position réciproque et leur échelle de tons; chaque partie du centre auditif serait accordée à une octave différente. On a observé chez l'homme des surdités tonales.

C'est en arrière de ce centre que se trouve, comme nous le verrons plus loin, le siège de l'audition verbale.

Les fibres de projection acoustique sont de deux ordres, corticifuges et corticipètes.

Les fibres corticifuges, peu nombreuses, mal connues, appartiennent les unes aux fibres sensorielles centrifuges dont nous venons de parler à propos des voies optiques, les autres à la voie des réflexes moteurs. Bechterew dit qu'en excitant le centre cortical on provoque des mouvements dans le pavillon de l'oreille. Ces fibres paraissent avoir pour aboutissant les tubercules quadrijumeaux antérieurs, centres ganglionnaires tout à la fois visuels et acoustiques. Held a reconnu en effet que ces tubercules reçoivent non seulement des fibres rétiniennes, mais aussi des fibres auditives, et qu'ils émettent des fibres descendantes qui les relient aux noyaux moteurs des nerfs crâniens et à la moelle par la voie du faisceau longitudinal postérieur ou du faisceau prédorsal (voy. p. 387). Ainsi s'expliqueraient ces associations synergiques réflexes par lesquelles un son ou une image font contracter l'oreille ou les paupières, diriger l'œil et la tête ou l'écarter du côté qui nous apporte l'impression.

Les fibres corticipètes constituent la *voie acoustique centrale*. Celle-ci se compose de deux segments : un segment postérieur, qui s'étend du noyau bulbaire du nerf acoustique au tubercule quadrijumeau postérieur et au corps genouillé interne; il est représenté par le faisceau acoustique ou ruban de Reil latéral; — un segment antérieur, de ces mêmes ganglions au centre cortical. Le tubercule quadrijumeau postérieur et le corps genouillé interne sont donc des centres ganglionnaires ou primaires interposés sur le trajet de la voie acoustique centrale, comme les tubercules quadrijumeaux antérieurs et le corps genouillé externe sur celui de la voie optique, le bulbe et le trigone olfactifs sur le parcours des fibres de l'olfaction.

A. ***Segment postérieur de la voie centrale. — Faisceau acoustique*** ou ***Ruban de Reil latéral*** (lemniscus lateralis de la Nom. anat. allemande). — Ce faisceau a une double origine, ce sont les deux noyaux dans lesquels se termine la branche cochléaire ou limacienne du nerf de la 8e paire, le noyau antérieur et le tubercule latéral. Quant à la branche vestibulaire, dont les fonctions se rapportent au sens de l'équilibre et non à celui de l'audition, elle possède des noyaux bulbaires distincts (noyaux de Deiters et noyau postérieur), et sa voie centrale se confond avec celle de la sensibilité.

Les deux racines du faisceau acoustique restent distinctes sur un court trajet et constituent les fibres trapézoïdales et les stries acoustiques. Toutes deux sont situées dans la calotte de la protubérance; les premières dans le plan ventral, les secondes dans le plan dorsal.

1° **Noyau acoustique antérieur; fibres trapézoïdales.** — Les cellules du noyau antérieur ou ventral émettent des cylindre-axes qui se dirigent transversalement en dedans et forment une couche horizontale de fibres médullaires, appliquées contre les fibres protubérantielles les plus profondes et connues sous le nom de *corps trapézoïde*. Chez la plupart des animaux, le corps trapézoïde est visible extérieurement sous la forme d'une nappe blanche striée, entre le bulbe et la protubérance; les pyramides antérieures le recouvrent près de la ligne médiane (fig. 348).

Chez l'homme, il est invisible extérieurement, non qu'il ait subi une réduction bien sensible, mais parce que le puissant développement de la protubérance l'a enfoui sous une couche épaisse de fibres horizontales comme lui, et seules ses fibres inférieures débordent un peu sur le bulbe au-dessus du pont de Varole.

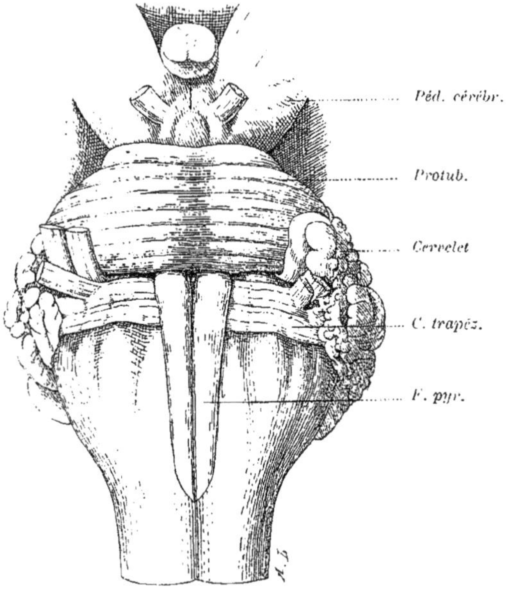

Fig. 348. — Le corps trapézoïde du sanglier (d'après un dessin de Vié).

Les fibres trapézoïdales, en partie directes, en partie croisées, s'accroissent de fibres accessoires qui leur sont fournies par les petits ganglions voisins qui s'échelonnent en montant vers les tubercules quadrijumeaux, par le noyau du corps trapézoïde, par la petite olive supérieure et par le noyau latéral qui prolonge cette dernière (v. fig. 350). Elles abandonnent au noyau du facial d'importantes collatérales qui servent sans doute de voie réflexe motrice.

2° **Tubercule acoustique latéral; stries acoustiques.** — Les axones des cellules du tubercule acoustique, dont nous avons signalé le grand développement dendritique, constituent les *stries acoustiques* ou médullaires, barbes du calamus. Celles-ci entourent la face externe, puis la face postérieure du corps restiforme, apparaissent superficielles sur le plancher du quatrième ventricule, qu'elles parcourent horizontalement ou en sens oblique (strie ascendante, baguette d'harmonie, conductus sonorus), et plongent dans la profondeur en traversant pour la plupart le raphé à un niveau variable. Arrivées près de la ligne médiane, les unes croisées, les autres directes, elles se recourbent et deviennent ascendantes, et se mêlent aux fibres trapézoïdales.

Nous avons indiqué et figuré (fig. 173 et 178) le développement extrêmement variable des stries acoustiques; elles peuvent faire presque complètement défaut. Il en est de même chez le singe, tandis que chez la plupart des animaux elles sont plus régulières, plus profondes et s'entre-croisent symétriquement dans le raphé. Il y a du reste des opinions diverses sur le trajet des stries médullaires, que quelques auteurs, Bechterew entre autres, rattachent à la voie cérébelleuse.

La fusion des fibres trapézoïdales et des stries acoustiques donne naissance à un faisceau unique, le *faisceau acoustique*, ou *ruban de Reil latéral* ou inférieur, appelé ainsi pour le distinguer du faisceau sensitif, ruban de Reil médian ou supérieur. Il est très court, car il s'étend seulement de l'olive supérieure au tubercule quadrij. postérieur, c'est-à-dire qu'il occupe le tiers supérieur de la protubérance et une partie du pédoncule cérébral. Sa constitution n'est pas homogène; il paraît renfermer, outre les fibres sensorielles, des fibres sensitives et des fibres descendantes, que nous nous bornons à mentionner.

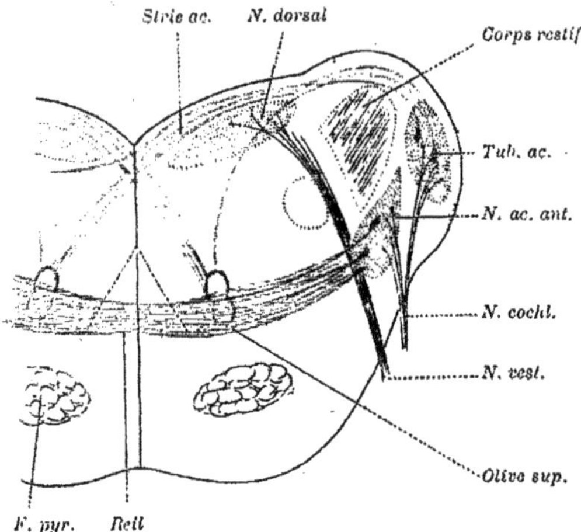

Fig. 349. — Les stries acoustiques.

Les stries et le corps trapézoïde en bleu. — Coupe transversale de la protubérance. — Figure schématique.

Le faisceau acoustique au moment de sa formation contient des fibres en grande partie croisées, en petite partie directes; c'est un chiasma acoustique analogue au chiasma optique. Il monte dans la calotte protubérantielle, en dehors du ruban de Reil sensitif. Sur la face externe du pédoncule cérébral, il devient superficiel et sa coupe est falciforme (fig. 299) ; une partie de ses fibres est représentée sous l'aspect d'un triangle qui, émergeant du sillon latéral de l'isthme, s'applique sur le pédoncule cérébelleux supérieur et s'engage par sa pointe sous les tubercules quadrijumeaux. Nous avons mentionné cette couche superficielle, plus ou moins nette suivant les sujets, sous le nom de *faisceau triangulaire* de l'isthme (p. 256 et fig. 182). Le ruban acoustique se termine dans le tubercule quadrijumeau postérieur et dans les corps genouillés internes, soit par des fibres directes, soit par des fibres qui s'étendent de ce tubercule au corps genouillé. Directes ou non, les fibres destinées à ce dernier ganglion suivent le *bras* du tubercule quadrijumeau postérieur. Un certain nombre de cylindre-axes vont, d'après Held, jusqu'aux tubercules quadrijumeaux antérieurs, centres de réflexes auditifs. Enfin on admet, sans démonstration suffisante, que des fibres, dites corticales directes, traversent les ganglions sans s'y arrêter et se rendent à l'écorce temporale.

B. ***Segment antérieur de la voie centrale.*** — Les fibres qui constituent cette deuxième portion de la voie auditive émanent des tubercules

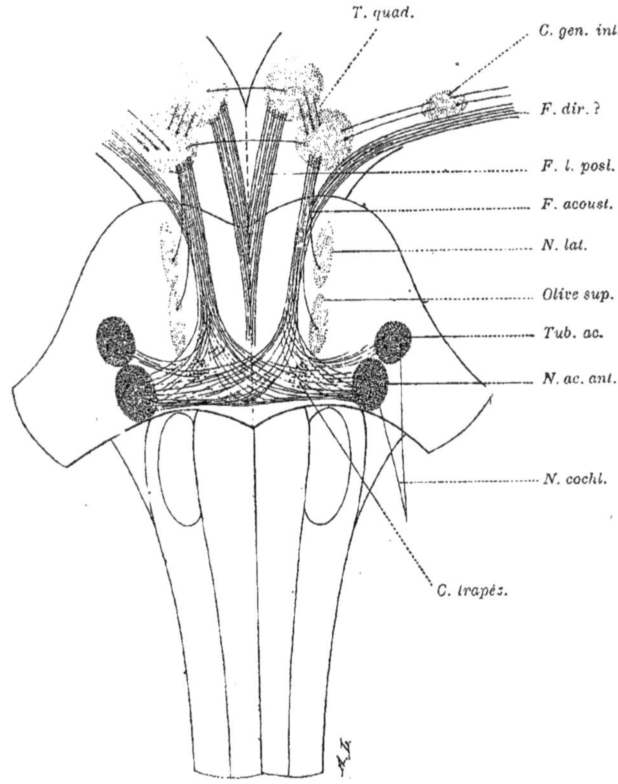

Fig. 350. — Le faisceau acoustique ou ruban de Reil latéral (voie acoustique centrale du nerf cochléaire).
Figure schématique.

quadrijumeaux postérieurs et des corps genouillés internes, elles sont les axones de leurs cellules; elles suivent la partie postérieure du segment sous-lenticulaire de la capsule interne, puis le segment inférieur de la couronne rayonnante du centre ovale et se terminent dans le centre cortical de la première temporale (Déjerine).

La voie acoustique centrale est donc composée, pour certaines fibres, de deux neurones seulement, pour le plus grand nombre de trois ou quatre neurones consécutifs.

Sur la voie acoustique : Held, Die centrale Gehörleitung. *Arch. f. Anat.*, 1893. — Kœlliker *Gewebelehre,* 1894. — Bechterew, *Voies de conduction,* 1900.)

VII. — FIBRES SENSITIVES ET FIBRES MOTRICES

CENTRES SENSITIVO-MOTEURS

On a longtemps considéré l'écorce cérébrale comme un organe unique, indivis, un réservoir général où tout aboutit et d'où tout s'écoule, le motorium et sensorium commune. Broca (1861) ouvrit la voie des *localisations cérébrales* en établissant l'existence d'un centre spécial du langage dans la troisième circonvolution frontale. Cette découverte resta isolée jusqu'en 1870, époque à laquelle Fritsch et Hitzig reconnurent qu'une portion de l'écorce est excitable et contient des centres qu'ils appelèrent *psycho-moteurs*. Les localisations sensorielles sont de date plus récente, et c'est seulement en 1880 que Tripier et d'autres observateurs ont montré que la zone de la sensibilité générale est identique à la zone motrice. De psycho-moteurs les centres sont devenus *sensitivo-moteurs*.

Pour plus de clarté nous étudierons séparément le caractère moteur et le caractère sensitif de cette région corticale.

CENTRES MOTEURS CORTICAUX. — ZONE MOTRICE OU PSYCHO-MOTRICE

Définition. — Les *centres moteurs corticaux* sont ceux dont l'excitation produit des mouvements par l'intermédiaire des nerfs crâniens ou rachidiens. Bien qu'ils soient les organes de l'impulsion volontaire, ils ne sont pas indissolublement liés à la volonté; ils fonctionnent d'une manière purement réflexe dans les mouvements instinctifs, dans le sommeil, l'ivresse, les excitations artificielles; et dans les mouvements conscients et voulus, il est probable que l'impulsion première provient des centres d'association situés au voisinage de leur sphère, mais en dehors d'elle.

Situation. — La zone motrice occupe la partie centrale ou rolandique de l'hémisphère, c'est-à-dire les deux circonvolutions rolandiques et la partie voi-

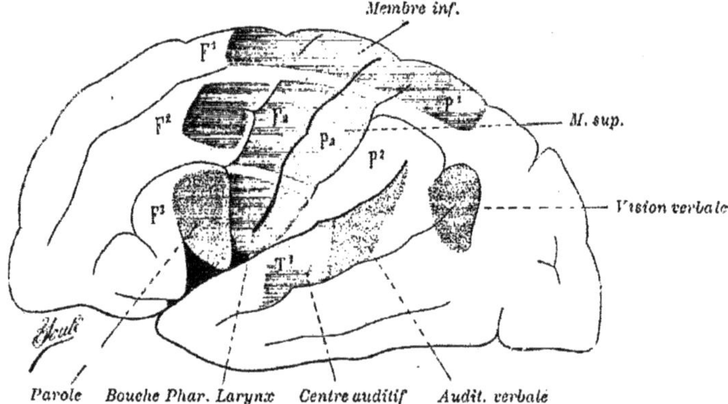

Fig. 351. — Centres moteurs et centres du langage.

Le centre sensoriel de l'audition est indiqué en bleu.

sine en avant et en arrière. Son siège principal est la circonvolution frontale ascendante avec son opercule en bas et son lobule paracentral en haut. Elle s'étend plus irrégulièrement et d'une façon moins constante sur la pariétale ascendante, sur le pied de la première et de la seconde frontale (Déjerine, Cajal) et sur le pied de la pariétale supérieure.

Cajal, qui a étudié la structure de l'écorce chez le nouveau-né et chez l'adulte, mais sur quelques cerveaux seulement, a constaté une différence notable entre les deux circonvolutions rolandiques; le fond du sillon de Rolando fait la limite. La frontale ascendante a seule le type nettement moteur. Il en conclut que les fonctions de la pariétale ascendante, qui se rapproche du type d'association, doivent être de nature différente. Les expériences sur l'homme, chez les sujets trépanés, confirment ces présomptions. Parfois la pariétale rolandique est le centre moteur principal ou partage ce rôle avec *Fa*; « mais il semble que, en règle générale et suivant l'opinion de Horsley et de Mills, la zone motrice se trouve surtout localisée sur *Fa*, sauf le centre du pouce, dont une partie siège d'une façon constante sur la pariétale (Lamacq) »

Les expériences de Ferrier, de Horsley, de Bechterew ont montré que la région motrice occupe la même situation chez les singes supérieurs que chez l'homme, et les centres qui la composent y sont disposés dans le même ordre.

Structure. — Cajal admet l'existence de sept couches cellulaires dans l'écorce rolandique, qui sont de la surface à la profondeur : la couche plexiforme; les petites pyramides; les pyramides de moyenne grosseur; les grandes pyramides superficielles; la couche des grains (petites cellules à cylindre-axe court); les pyramides géantes profondes; les cellules polymorphes. Les caractères distinctifs résident dans l'épaisseur de la couche plexiforme superficielle où se ramifient les bouquets terminaux des cellules pyramidales, le grand développe-

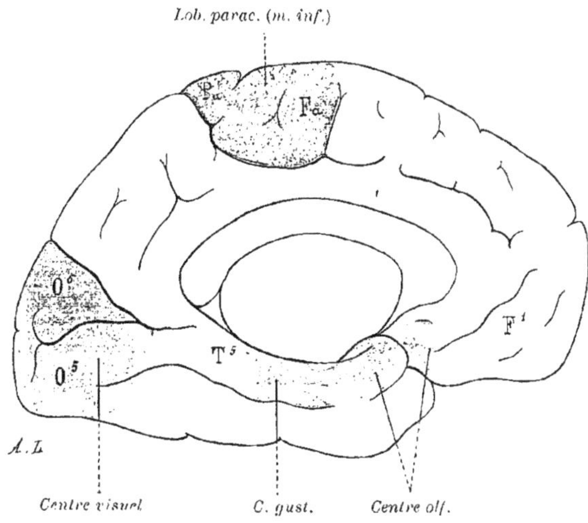

Fig. 352. — Centres corticaux.

Hémisphère gauche, face interne. — En rouge, les centres sensitivo-moteurs; en bleu, les centres sensoriels.

ment des couches qui contiennent les pyramides moyennes ou géantes et la présence d'un plexus sensitif terminal dans le milieu de l'écorce. En d'autres termes, les cellules pyramidales de grande taille, source principale des fibres motrices, se font remarquer par leur nombre et leur force insolites, et le même plexus sensitif que nous avons rencontré dans l'écorce sensorielle, mais qui fait défaut dans l'écorce d'association, se déploie à travers les cellules.

Caractères moteurs. — La nature motrice de l'écorce rolandique se reconnaît aux effets d'excitation localisée, aux paralysies que provoque la destruction de ces centres, à leur dégénération par inactivité, enfin à leur structure histologique. L'excitation électrique localisée est le premier moyen qui, entre les mains de Fritsch et Hitzig, a conduit à la découverte des localisations cérébrales. Les tumeurs, les esquilles osseuses, les plaques méningitiques, produisent des effets semblables, connus sous le nom d'épilepsie partielle ou jacksonienne. Le contrôle de ces effets excitatifs est fourni par les paralysies, hémiplégies, monoplégies, consécutives à la destruction expérimentale ou pathologique des centres moteurs. D'un autre côté, les anciennes amputations finissent par amener dans les parties de l'écorce qui commandent les mouvements de ces membres des atrophies ou dégénérations rétrogrades; c'est ainsi que l'on observe l'atrophie du lobule paracentral à la suite d'amputations de jambe remontant à de longues années.

Quant aux caractères anatomiques, ils sont encore mal déterminés, et ils n'ont commencé à prendre quelque précision que depuis les derniers travaux de Cajal (1899). Nous les avons mentionnés plus haut. Nissl a indiqué de son côté des caractères de réaction colorante, auxquels il croit pouvoir reconnaître la nature motrice d'une cellule quelle que soit sa forme, une cellule étant motrice quand son cylindre-axe se rend directement dans les noyaux moteurs du bulbe et de la moelle (KOLMER, *Arch. f. micr. Anat.*, 1901).

Multiplicité et topographie des centres moteurs. — Le territoire moteur est une agglomération de centres autonomes, les uns punctiformes, presque microscopiques, affectés à un seul muscle, les autres larges et diffus, commandant à des groupes musculaires. Le nombre des centres est proportionnel : 1° au degré hiérarchique de l'animal, les singes en ont beaucoup plus que les carnivores ou les rongeurs, l'homme plus que le singe; 2° à l'indépendance et à la variété du mouvement dans les muscles ou dans les articulations corrélatives. Ainsi ils sont peu nombreux et moins différenciés dans la région du membre inférieur, dont les mouvements s'exécutent en masse; ils abondent au contraire dans l'aire de la face et des membres supérieurs. Chaque muscle peaucier ou au moins chaque groupe d'un mouvement isolé a son centre; c'est ce que l'on voit pour l'ouverture ou l'occlusion de l'œil, l'abaissement de la lèvre inférieure, l'écartement de l'angle buccal. La main, organe affiné du toucher actif, est encore plus richement desservie; il y a un centre pour la flexion de l'index, pour son extension, pour l'opposition du pouce, pour l'écartement des doigts, etc.... En un mot, la variété des mouvements produit la variété des centres, et l'on conçoit que ces derniers, véritables organes adaptés à l'exercice musculaire, présentent de grandes différences individuelles.

Les champs moteurs ne sont pas répartis au hasard. Ils s'échelonnent de haut en bas, dans la position d'un sujet renversé qui aurait la tête en bas, les pieds en haut; comme si l'image du corps se projetait en sens inverse sur la surface corticale. Ils ne se touchent pas les uns les autres, mais sont séparés par des segments inexcitables.

On distingue d'abord trois territoires principaux, divisions dont on doit se contenter dans l'application pratique ; ce sont les territoires des membres et de la tête.

Celui des membres supérieurs, relativement étroit, à cheval sur le bord sagittal, occupe le lobule paracentral et le quart supérieur des circonvolutions rolandiques, qu'il déborde un peu en avant et en arrière. Celui des membres supérieurs, large en proportion de la variété des mouvements de la main, répond aux deux quarts moyens. Le troisième, celui de la tête, est cantonné

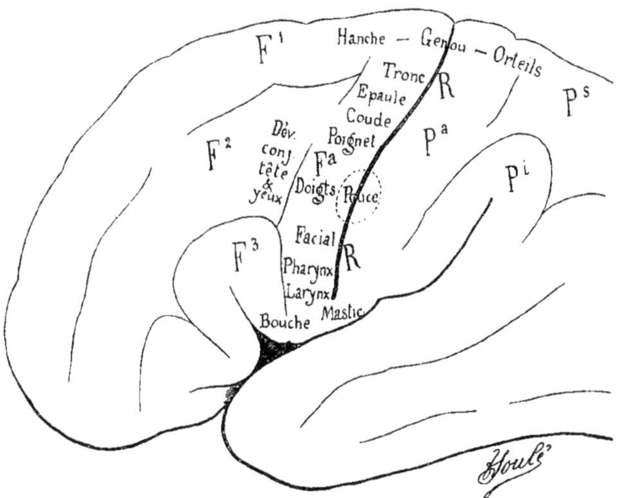

Fig. 353. — Centres moteurs, d'après l'observation des sujets trépanés (d'après Lamacq).

dans le quart inférieur et l'opercule rolandique ou pli de passage fronto-pariétal. Le centre des mouvements du tronc, mal déterminé, paraît intercalé entre ceux des membres.

Les excitations électriques, les observations d'épilepsie partielle ou de monoplégie ont montré que dans chacune des régions il existait des centres secondaires, plus ou moins distincts selon les fonctions musculaires qu'ils mettent en jeu. On a reconnu ainsi des centres pour la hanche, le genou, le cou-de-pied, les orteils, le gros orteil isolé ; d'autres pour l'épaule, le coude, le poignet, les différents mouvements des doigts, surtout ceux de l'index et du pouce, qui sont les plus agiles. Dans la zone de la tête et du cou sont les centres de la face, de la langue, de la mastication, du pharynx, du larynx. Ils paraissent superposés dans l'ordre naturel du sujet debout. Ainsi la bande supérieure répond au facial supérieur (muscles orbiculaire des paupières, frontal et sourcilier) ; au-dessous, le facial inférieur (muscles de la joue et des lèvres) ; plus bas, le pharynx (muscles de la déglutition), et le larynx avec un double centre, un pour la phonation (adduction des cordes vocales), l'autre pour la respiration (écartement des cordes).

Tout à fait en bas, à l'extrémité de l'opercule, le siège des mouvements de la mastication ; celui de la langue, encore imprécisé, peut être dans la racine de la troisième frontale. Le centre de la déviation conjuguée des yeux et de la tête, du côté opposé au point excité, paraît situé dans le pied de la deuxième frontale. On peut inférer de deux observations de Jaboulay que le moteur oculaire commun a son siège cortical dans la frontale ascendante.

(Lamacq. Les centres moteurs du cerveau humain. *Arch. clin. de Bordeaux*, 1897.)

Bilatéralité de certains centres. — En vertu du croisement de leurs fibres efférentes, dans les pyramides ou dans le tronc cérébral, chaque centre commande à un groupe musculaire du côté opposé. Un certain nombre cependant agissent synergiquement sur les muscles des deux moitiés du corps ; on dit alors que ces muscles, envisagés isolément d'un seul côté, ont un *centre bilatéral*. Si on excite un tel centre par un courant électrique, on provoque des mouvements correspondants des deux côtés ; ou bien si l'on a par exemple sectionné le nerf récurrent droit, on verra la corde vocale gauche se contracter par l'excitation de l'un et l'autre hémisphère.

La disposition anatomique qui explique cette action bilatérale consiste vraisemblablement dans l'interposition d'un chiasma sur le trajet des voies motrices ; les fibres qui partent d'un centre donné, du côté droit par exemple, sont en partie directes, en partie croisées ; les fibres directes vont au noyau moteur bulbaire ou rachidien, du côté droit, les fibres croisées au noyau gauche ; chaque noyau reçoit des fibres des deux hémisphères (fig. 354). Ce qui montre bien que l'entre-croisement partiel se fait dans le tronc cérébral et non dans le cerveau, c'est que l'excitation de la capsule interne produit les mêmes mouvements bilatéraux que celle de l'écorce elle-même (Horsley et Beevor).

Parmi les muscles à double centre cortical, tous muscles bilatéralement synergiques, il faut citer :

1° Les muscles de l'œil. — L'élévation et l'abaissement du globe de l'œil s'opèrent simultanément dans les deux yeux. L'adduction et l'abduction qui nécessitent l'action de deux nerfs différents supposent un dispositif semblable, mais un peu plus compliqué.

2° Le facial supérieur. — Plusieurs pathologistes soutiennent que les muscles du facial supérieur, l'orbiculaire des paupières, le frontal et le sourcilier, atteints dans la paralysie faciale périphérique, restent indemnes dans l'hémiplégie. Mais des recherches attentives faites récemment ont confirmé les observations de Trousseau et de Potain, d'après lesquelles ces muscles sont constamment touchés chez les hémiplégiques. Seulement il s'agit d'une parésie légère et transitoire ; c'est surtout quand le sujet veut fermer isolément l'œil du côté malade que la paralysie de son orbiculaire apparaît ; tandis qu'elle est à peine sensible dans l'occlusion synergique des deux yeux. Les variations individuelles tiennent aux différences personnelles dans la possibilité de viser ou non avec un seul œil, c'est-à-dire dans l'autonomie acquise d'un côté ou de l'autre. Au bout de quelques jours, la suppléance s'établit, grâce à l'innervation bilatérale, et la paralysie reste cantonnée au facial inférieur. (Voy. DELIGNÉ. Etat du facial supér. dans les hémiplégies cérébrales. *Th. de Paris*, 1899).

3° Quelques muscles isolés du facial inférieur, notamment ceux de la protraction des lèvres.

4° Les muscles masticateurs.

5° La plupart des muscles de la langue (mouvements synergiques d'élévation, de protraction ou de rétraction).

6° Les muscles du voile du palais et du pharynx, mouvements de la déglutition.

7° Les muscles du larynx. Il existe certainement un centre phonateur et très probablement à côté de lui un centre respiratoire. La bilatéralité de ces centres résulte de l'expérimentation et aussi des observations cliniques. Semon et Horsley, examinant de nombreux malades atteints d'hémiplégie, n'ont jamais constaté de paralysie unilatérale des cordes vocales. Celle-ci cependant a été observée dans deux ou trois cas de lésion localisée (Garel, Déjerine).

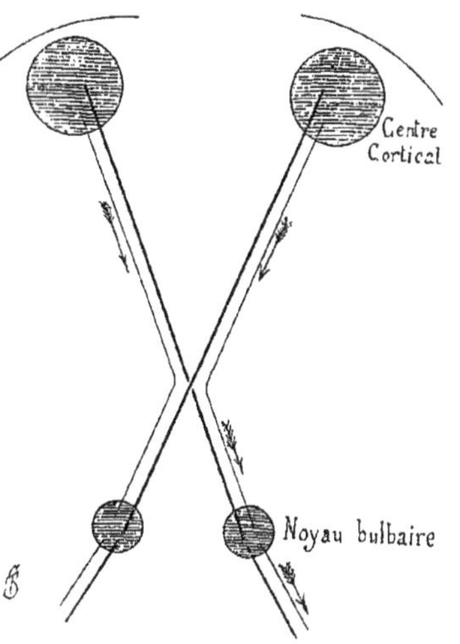

FIG. 354. — Centres bilatéraux.
Schéma du dispositif.

8° Les muscles respiratoires, diaphragme, intercostaux.

En résumé les muscles ou groupes de muscles qui fonctionnent en synergie bilatérale ont une représentation corticale également bilatérale, et une corrélation certaine existe entre la perfection de cette synergie et l'importance de la bilatéralité corticale. Au fond il est bien possible que tous les muscles aient un double centre, comme le présume Bechterew, et qu'ils ne diffèrent que par la place qu'ils occupent dans la perfection de la synergie fonctionnelle. Celle-ci commence à devenir sensible dans certains mouvements associés des membres inférieurs et dans ceux du tronc; elle atteint son plus grand développement dans les mouvements de la déglutition, de la phonation, de la respiration, dans ceux du globe oculaire; elle est moindre dans les muscles mimiques du visage, elle est presque nulle dans les mains à qui l'exercice a donné une grande indépendance réciproque. De là ces différences constatées chez les animaux d'espèces dissemblables et les variétés observées dans les hémiplégies chez l'homme. L'hémiplégie frappe tous les muscles de la moitié opposée du corps, mais elle sera d'autant plus complète et plus persistante que les muscles de ce côté seront plus asymétriques et auront moins de chance de voir leur innervation suppléée par les fibres et les centres homolatéraux.

CENTRES CORTICAUX SENSITIFS. — ZONE OU SPHÈRE SENSITIVE

R. Tripier, le premier (*Revue de médecine*, 1880), reconnut par l'expérimentation sur le chien et l'observation attentive des hémiplégiques que la zone sensitive est exactement superposée à la zone motrice; les centres sont mixtes et méritent le nom de *sensitivo-moteurs*. Cette opinion, contraire à la doctrine classique qui considérait la sensibilité générale comme ayant un siège distinct de la motricité, étendu sur la presque totalité de la face externe des lobes pariétal et occipital, a reçu de nombreuses confirmations soit de faits précis de dégénération tels que ceux publiés par Flechsig et Hœsel, soit des troubles produits par des lésions localisées, traumatiques ou opératoires. Il est aujourd'hui presque universellement admis que les champs moteurs et sensitifs se recouvrent complètement et sont par conséquent communs; ils occupent tous deux la région rolandique et en certains points pararolandique. La structure histologique vient à l'appui de cette identification; nous avons vu que d'après Cajal l'écorce motrice est la seule, en dehors des centres sensoriels, qui possède un *plexus sensitif*, plexus formé par les terminaisons des fibres du ruban de Reil dans les couches moyennes de l'écorce, et que les cellules pyramidales de ces couches peuvent être regardées comme le substratum anatomique de la perception sensible.

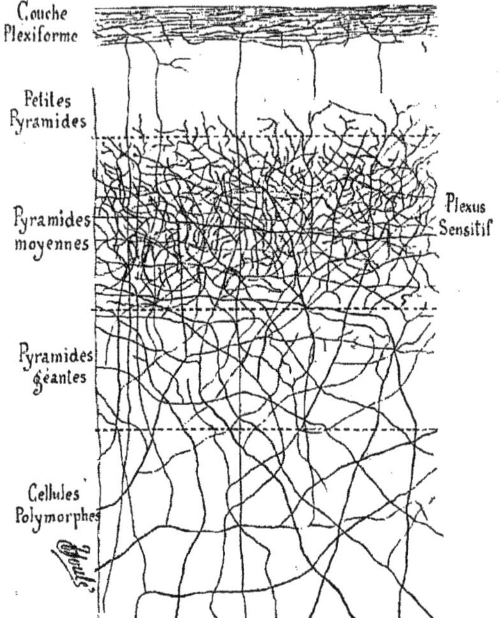

Fig. 335. — Plexus sensitif du chat (d'après Ramon y Cajal). Imprégnation au Golgi.

Cette vaste étendue de la sphère sensitive ou tactile, comparée à celle des autres sens, est due, comme l'a fait remarquer Flechsig, à ce qu'elle est la projection sur l'hémisphère d'une large surface périphérique, qui comprend la peau, les muqueuses, et même les organes profonds, tels que les muscles et les articulations, les viscères. La muqueuse olfactive, le limaçon, la rétine, sont d'une étendue infiniment plus restreinte.

Tous les genres de sensibilité sont représentés dans la sphère rolandique, sensibilité tactile, thermique douloureuse, sens musculaire, et leurs dérivés ou associations. Sans aborder la question si vivement discutée par les physiologistes, de savoir si ces divers modes sont des degrés d'une perception simple ou des formes spécifiques, il suffit de dire que l'anatomie n'a pas fait connaître de centres spéciaux, pour la douleur, la température ou autres sensations. La forme la plus connue des anesthésies corticales organiques est la perte du toucher, surtout du toucher actif, qui est une association du sens tactile et du sens musculaire; l'analgésie et la perte du sens thermique sont plus rares.

Les *localisations* existent comme pour la motricité. Les divisions en centres sensitifs corrélatifs des centres moteurs sont démontrées par un ensemble de faits : dans l'hémiplégie, le membre le plus paralysé est toujours le plus anesthésié; les monoplégies brachiale ou crurale s'accompagnent de mono-anesthésies semblables; des observations de Horsley et de Bechterew relatives au centre du pouce font voir que, dans la destruction ou l'excitation de ce centre, les troubles musculaires s'accompagnent d'anesthésie tactile, de perte de la notion de position, de sensation, d'engourdissement et de refroidissement dans le doigt paralysé.

La *bilatéralité*, moins étudiée et moins facile à reconnaître, existe sans doute comme pour les centres moteurs; peut-être même est-elle plus répandue, car la suppléance et le rétablissement de la sensibilité perdue sont plus rapides et plus prononcés que pour les troubles paralytiques. Ainsi l'anesthésie d'origine corticale est plus marquée et plus permanente sur le membre supérieur que sur le membre pelvien, plus grave aussi sur ce dernier que sur le tronc, sur le tronc que sur la face; et dans les membres, elle va en diminuant de l'extrémité à la racine (Déjerine). Cette disposition concorde avec le degré de synergie bilatérale de ces régions. La main, organe asynergique par excellence, c'est-à-dire dont le fonctionnement est indépendant de la main du côté opposé, et dont le centre cortical moteur est unilatéral, est aussi l'organe dont l'anesthésie est la plus profonde, la plus permanente, la plus difficilement suppléée. Les conditions sont inverses à la face.

Centres organiques. — Du moment que les fibres sensitives et les fibres motrices occupent la même zone et que toutes deux se localisent dans des territoires définis, ce qui aboutit à la constitution de centres sensitivo-moteurs, ces centres sont de véritables *centres organiques*, centres du pouce, de l'épaule, de la face, du larynx. Il est bien probable qu'ils contiennent aussi les nerfs glandulaires sécréteurs et les nerfs vaso-moteurs de l'organe : c'est ce que tendent à montrer, pour le centre visuel, les expériences d'Adamkiewicz sur la compression cérébrale, pour les centres de la main les observations de Bechterew (rougeur ou pâleur, refroidissement, sécrétion sudorale des surfaces).

Quant aux mouvements affectifs et viscéraux, d'origine corticale, le rire, les larmes, les jeux expressifs de la physionomie, l'arrêt ou l'exagération des sécrétions (sueur, diarrhée, etc.), les troubles de la respiration, du cœur ou des vaisseaux, les contractions de l'intestin, de l'utérus, en un mot les nombreux actes réflexes involontaires, qui accompagnent les émotions psychiques, corticales, leurs centres, d'après Bechterew, seraient situés en dehors de la zone sensitivo-motrice, et se rattacheraient vraisemblablement aux phénomènes d'association.

CENTRES DU LANGAGE

Tous les centres sensoriels sont à peu près connus. Il n'en est pas de même des centres d'association; on n'a pu déterminer que ceux du langage articulé, propres à l'homme par conséquent. Ces centres verbaux sont tous situés le long de la scissure de Sylvius, irrigués par l'artère cérébrale moyenne ou sylvienne. Ils présentent cette particularité qui les distingue des autres, d'être unilatéraux; ils siègent sur un seul hémisphère, sur le gauche chez les droitiers, sur le droit chez les gauchers, siège qui a sans doute été déterminé par la prépondérance que présentent, sur le même côté, les centres sensoriels auxquels ils sont annexés.

Ce sont des spécialisations corticales qu'ont engendrées certains actes fréquemment répétés et passés à l'état d'habitudes. Quand ils sont détruits, ils sont très difficilement suppléés par le côté opposé, parce qu'ils ne se développent que par une longue éducation et des aptitudes héréditaires.

Il y a trois centres du langage; le centre de la parole, le centre de l'audition verbale et celui de la vision verbale. Quant au centre graphique de l'écriture, admis par Exner et Charcot qui lui attribuaient pour siège le pied de F^2, il soulève en pratique de graves objections, comme l'ont montré Wernicke et Déjerine, et son existence est problématique. L'agraphie des aphasiques n'est probablement que la conséquence de la perte de la mémoire des mots. A un point de vue purement théorique, il n'y a rien d'irrationnel à supposer que la pratique de l'écriture, en nécessitant une coordination déterminée et fréquemment répétée de certains mouvements de la main, puisse faire développer un centre unique spécial qui dirige ces groupes moteurs.

1° ***Centre de la parole*** ou ***centre de Broca***. — Entrevu par Bouillaud, démontré par Broca, c'est le centre des images motrices de l'articulation des mots; il occupe le pied de la 3ᵉ frontale gauche, immédiatement en avant des centres phonateurs utilisés par le langage. Comme nous l'avons dit, il n'est pas directement moteur, en ce sens que les cylindre-axes de ses cellules se porteraient aux noyaux moteurs du bulbe; c'est un centre psychique coordinateur, qui règle et associe les divers centres phonétiques moteurs nécessaires à la production de la parole (centre laryngé, centre respiratoire, centre de la langue, de la bouche, soit quatre ou cinq nerfs crâniens ou rachidiens agissant simultanément).

Sa destruction produit l'*aphasie motrice*, aphasie proprement dite, ou *aphémie*; le malade est semblable à l'enfant qui ne sait pas encore parler ou qui commence à apprendre. Il ne peut répondre à des mots qui sont pourtant compris.

2° ***Centre de l'audition verbale*** ou ***centre de Wernicke***. — C'est le centre des images auditives, c'est-à-dire de la compréhension du sens des mots parlés. Il occupe la partie postérieure de la première temporale, en arrière du siège de l'audition simple, et une partie du lobule du pli courbe de P^2. Ce centre est probablement aussi ancien que celui de la parole; comprendre le langage est un acte corrélatif de l'usage même de ce langage.

La perte de ce centre produit une forme d'aphasie sensorielle connue sous le nom de *surdité verbale*. Le malade à qui l'on parle ne comprend pas plus sa propre langue qu'une langue étrangère inconnue.

3° ***Centre de la vision verbale.*** — C'est celui des images optiques graphiques; par lui nous comprenons le sens de ce qui est écrit ou imprimé. Il siège dans le pli courbe de la pariétale inférieure gauche, du côté opposé au centre visuel simple qui occupe la face interne du lobe occipital et auquel l'unissent de nombreux faisceaux d'association (fig. 341). Il est d'acquisition beaucoup plus récente que les deux autres; il y a encore un grand nombre de sujets qui ne savent pas lire.

L'aphasie sensorielle qui caractérisse son absence est la *cécité verbale*. Le malade qui lit sa propre langue ne comprend pas la signification des caractères et ne reconnaît pas les mots; c'est une langue étrangère qui n'éveille en lui aucun souvenir.

Ces trois centres en se réunissant forment la *sphère du langage*. Ils sont en effet reliés, non seulement aux centres sensoriels voisins dont ils dépendent,

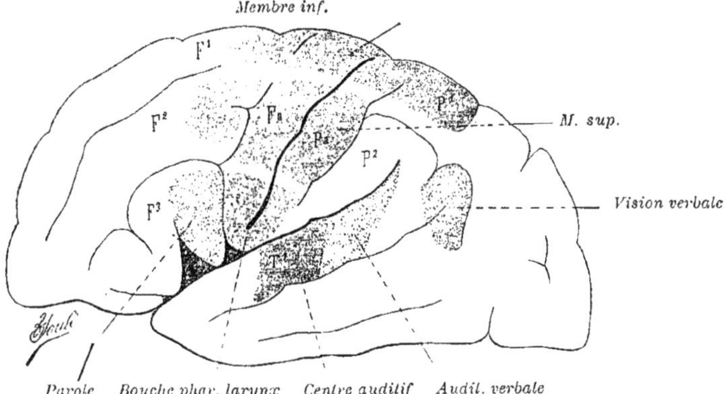

Fig. 356. — Centres moteurs et centres du langage.
Le centre sensoriel de l'audition est indiqué en bleu.

mais encore entre eux par de nombreuses fibres d'association, en particulier par les faisceaux longitudinaux supérieur et inférieur (fig. 338). De là une synergie fonctionnelle qui se traduit par une solidarité pathologique. Il suffit qu'un de ces centres soit atteint pour que tous les autres en souffrent, et toutes les manifestations du langage prennent part, dans une mesure restreinte, il est vrai, au trouble de la fonction principalement lésée.

La destruction des faisceaux d'association qui relient un centre verbal à son centre moteur ou sensoriel produit *l'aphasie sous-corticale*; tel est le cas par exemple d'un foyer hémorragique qui séparerait le centre de Broca des centres de l'opercule rolandique en interrompant les fibres arquées qui les unissent. Dans ce cas, la forme clinique est différente; ce sont des aphasies pures avec conservation du langage intérieur (Déjerine).

La zone sensitivo-motrice est unie aux centres inférieurs du bulbe et de la moelle par des fibres de projection qui constituent la voie centrale sensitive et la voie centrale motrice des nerfs crâniens et rachidiens.

VOIE SENSITIVE CENTRALE

Dans l'encéphale comme dans la moelle il existe une voie principale, habituelle, à fibres longues, et une voie accessoire à fibres courtes. Nous décrirons d'abord la voie principale.

La voie sensitive totale, de la surface du corps ou des muqueuses à l'écorce cérébrale, se compose, sous sa forme la plus simple, de trois neurones : un neurone périphérique, dont le centre est dans le ganglion rachidien et dont les extrémités sont dans la peau d'une part, dans les noyaux des cordons postérieurs d'autre part ; nous l'avons étudié avec la moelle ; et deux neurones centraux, dont les cellules sont situées dans les noyaux de Goll et de Burdach, et dans la couche optique. Nous distinguerons donc dans la voie centrale deux segments : un segment inférieur ou ruban de Reil médian, qui occupe le tronc cérébral et s'étend du bulbe à la couche optique ; un segment supérieur ou thalamo-cortical, qui par la capsule interne et le centre ovale relie la couche optique à l'écorce rolandique. Cet exposé implique qu'il n'existe pas de fibres sensitives corticales directes, allant sans interruption de la moelle à l'hémisphère, comme Flechsig avait cru le constater. Les observations récentes de Déjerine ont confirmé pleinement les opinions encore un peu hypothétiques de Luys et de von Monakow, qui assignaient la couche optique comme la station intermédiaire de toutes les fibres sensitives.

A. **Ruban de Reil.** — Le ruban de Reil ici décrit est le ruban de Reil médian ou inférieur, ou ruban principal, le lemniscus (ruban) de Haller et de la Nomenclature anatomique, le laqueus (lacet) d'autres auteurs. Le ruban de Reil latéral ou supérieur est le faisceau acoustique que nous avons décrit plus haut (p. 520). Reil le premier, en 1809, a reconnu le trajet exact de ses fibres. Sappey et M. Duval ont montré qu'elles provenaient des noyaux des cordons postérieurs et les ont appelées *faisceau sensitif*, terme dont nous nous servirons le plus souvent, car s'il est vrai qu'il y a d'autres voies accessoires, le ruban médian n'en est pas moins la voie fondamentale.

(Sur l'historique et la synonymie très compliquée, voy. M. et Mme Déjerine, *Anat.*, t. II, p. 569.)

Définition. — Le ruban de Reil médian est un faisceau qui, prolongeant les cordons postérieurs de la moelle, s'étend des noyaux du cordon postérieur, dans le bulbe, à la partie inférieure de la couche optique. Sa masse principale est formée de fibres longues, ascendantes.

Origine. — Il a pour origine le noyau de Goll et la partie interne du noyau de Burdach. La partie externe de ce dernier noyau, partie moins considérable, appelée encore *noyau de Monakow*, est affectée au corps restiforme et au cervelet. Les petites cellules de ces ganglions, éparses dans celui de Goll, groupées en îlots dans celui de Burdach, sont articulées par leurs prolongements protoplasmiques avec les branches ascendantes des cordons postérieurs, qui se terminent au milieu d'elles et leur apportent les impressions sensitives périphériques ; leur cylindre-axe devient fibre constitutive du ruban et se dirige vers le cerveau.

Il n'existe pas de fibres directes des cordons postérieurs, qui se prolongeraient dans le tronc cérébral sans s'interrompre dans le noyau.

Edinger et quelques auteurs admettent une autre source de fibres : une partie des fibres profondes du cordon antéro-latéral de la moelle, fibres déjà croisées, iraient rejoindre le ruban au delà de son entre-croisement dans la couche interolivaire. Bechterew les décrit sous le nom de *fibres spino-thalamiques*, et dit qu'elles sont démontrées par l'expérimentation et par les observations pathologiques.

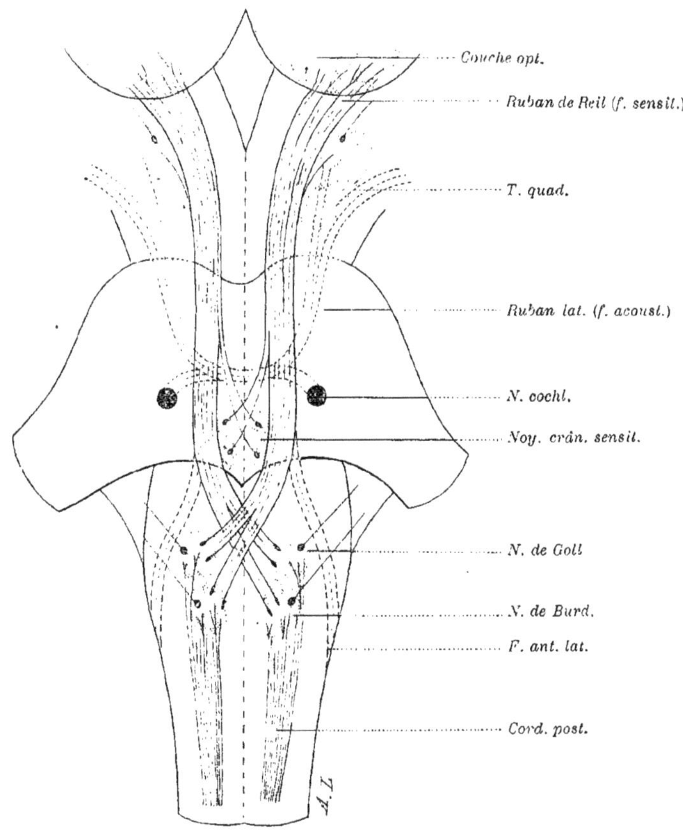

Fig. 337. — Le ruban de Reil ou faisceau sensitif.

La voie acoustique centrale (ruban de Reil latéral, faisceau acoustique) est sommairement indiquée en rouge. Figure schématique.

Trajet. — Les fibres, nées des noyaux de Goll et Burdach, constituent successivement : l'entre-croisement sensitif, la couche interolivaire, le ruban proprement dit. Les deux premières portions sont confinées dans le bulbe ; la dernière commence avec la protubérance et se termine dans la couche optique.

Entre-croisement sensitif. — A peine nées des cellules des noyaux postérieurs, les fibres du ruban se dirigent en avant et en dehors, en décrivant de belles courbes parallèles à concavité interne autour du canal de l'épendyme ;

ces fibres courbes sont les *fibres arciformes internes*. Dans leur passage à travers la substance grise, elles décapitent la corne postérieure de même que les faisceaux pyramidaux décapitent la corne antérieure; cette tête, isolée désormais, servira de noyau terminal au nerf trijumeau. Arrivées en avant du canal central, les fibres arciformes se croisent à angle aigu ou à angle droit en traversant le raphé et passent du côté opposé, derrière les pyramides antérieures, dans le fond du sillon médian qu'elles comblent.

Les cordons postérieurs se croisent donc totalement par l'intermédiaire des fibres qui les prolongent. C'est là le *croisement sensitif*, *croisement du ruban*, croisement *supérieur* parce qu'il se place au-dessus du croisement pyramidal moteur. Il ne se fait d'ailleurs qu'après l'achèvement complet du croisement moteur, entre le niveau supérieur de celui-ci et l'extrémité inférieure de l'olive. Les deux entre-croisements sont étagés, superposés. Les fibres de Goll se croisent les premières; celles de Burdach ensuite.

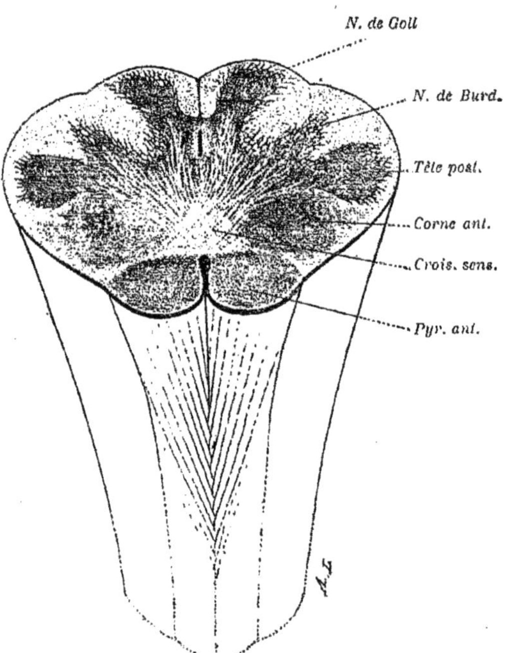

Fig. 358. — Noyaux de Goll et de Burdach.

Coupe transversale du bulbe. — Entre-croisement sensitif, c'est-à-dire des fibres provenant des noyaux de Goll et de Burdach. — Décapitation de la corne postérieure.

Couche interolivaire. — Arrivées derrière les pyramides, les fibres, jusque-là horizontales et arciformes, se coudent pour devenir rectilignes et verticalement ascendantes. C'est au niveau de ce coude qu'elles recevraient une partie des fibres du cordon antéro-latéral de la moelle. Elles constituent presque exclusivement la *couche interolivaire*, située entre l'olive en dehors et le raphé en dedans, en arrière de la pyramide antérieure, par conséquent du faisceau pyramidal, en avant du noyau de l'hypoglosse et du faisceau longitudinal postérieur (fig. 297). C'est ce qu'on appelle quelquefois la *portion sensitive des pyramides*.

Portion rubanée. — En entrant dans la protubérance, le faisceau sensitif quittant la couche interolivaire se constitue à l'état de véritable ruban. Il s'élargit transversalement et s'aplatit d'arrière en avant. Le champ large et étroit qu'il occupe est situé dans la partie la plus ventrale de la calotte, immédiatement en arrière des fibres transversales les plus profondes; et dans la région inférieure, il est en arrière du corps trapézoïde qui le traverse en partie. Nous le retrouvons avec les mêmes caractères dans la calotte du pédoncule

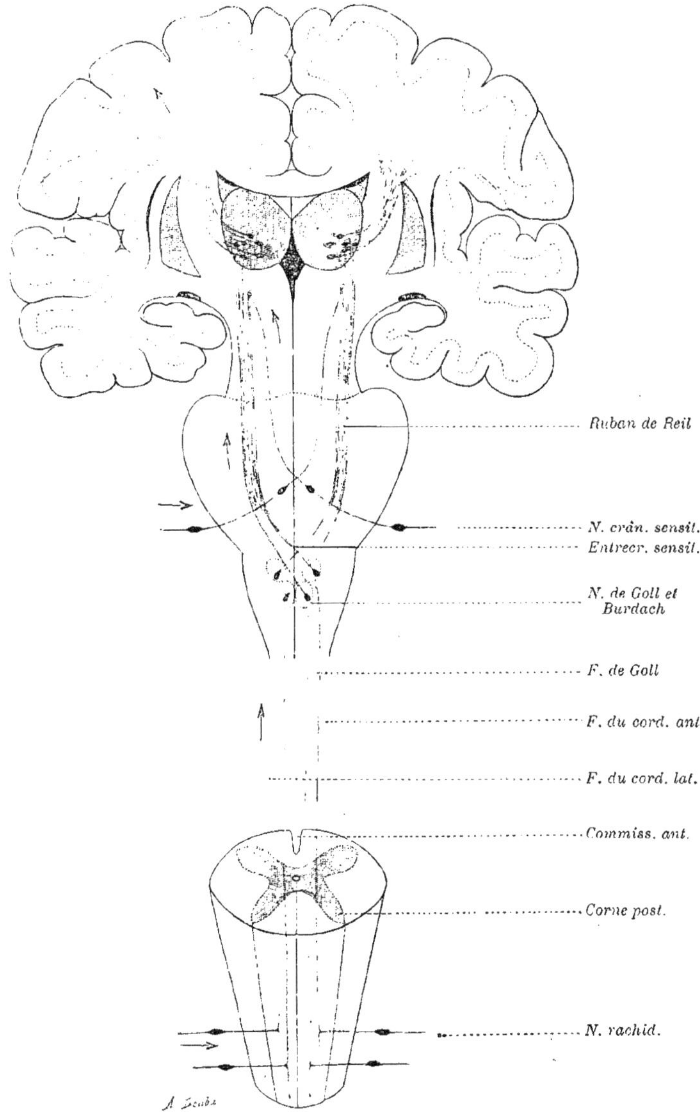

Fig. 350. — La voie sensitive (schéma), en partie d'après Van Gehuchten. Voie périphérique et voie centrale.

cérébral. De plus en plus aplati, il s'étend du raphé à la face externe de l'organe : derrière lui (au-dessus) est le pédoncule cérébelleux supérieur, prolongé plus loin par le noyau rouge; en avant (au-dessous), le locus niger qui le sépare du pied du pédoncule (fig. 362).

Terminaison. — Le faisceau sensitif se termine en totalité dans la couche optique. Luys le premier considéra celle-ci comme un sensorium commune, aboutissant de toutes les fibres sensitives et sensorielles, ce qui est d'ailleurs inexact pour ces dernières. Les expériences et les observations ultérieures, depuis V. Monakow jusqu'à Déjerine, ont montré que les fibres de Reil se terminent à la partie inférieure du thalamus, dans son noyau externe et son centre médian. Aucune fibre ne s'engage dans la capsule interne pour se rendre directement à l'écorce. Toutes les fibres sont croisées; mais il est probable, en vertu de la bilatéralité des centres, qu'un certain nombre sont directes.

Fibres sensitives des nerfs crâniens. — Les nerfs crâniens sensitifs, c'est-à-dire la partie sensitive du glosso-pharyngien et du pneumo-gastrique, du trijumeau et la portion vestibulaire du nerf auditif (la branche cochléaire se continue dans le faisceau acoustique), possèdent eux aussi une voie centrale croisée. Le trajet en est mal connu. Quelques auteurs pensent que ces fibres forment un groupe spécial dans la substance réticulée; mais il est probable au contraire que dès leur origine et après avoir traversé ou non le raphé, elles se joignent au ruban de Reil et partagent sa terminaison. Hœsel, qui a pu étudier les fibres du trijumeau dans deux cas de dégénération secondaire, a vu que, nées du noyau sensitif et de la colonne cellulaire de la racine spinale, elles s'entre-croisent dans le raphé comme fibres arciformes internes, poursuivent un instant leur trajet dans la calotte à l'état de faisceaux isolés et puis se confondent avec le faisceau sensitif de Reil.

Dégénérations. — Le ruban de Reil dégénère principalement en sens ascendant, puisque son centre trophique est dans les noyaux des cordons postérieurs; cette dégénération s'observe avec une marche rapide dans les interruptions de son trajet (section expérimentale, tumeurs, foyers). Mais on a constaté aussi sa dégénération descendante. Celle-ci se produit dans deux circonstances : 1° à la suite de lésions anciennes de la couche optique ou de lésions corticales remontant à la première enfance. Il s'agit alors d'une atrophie cellulipète ou rétrograde, à marche extrêmement lente, plutôt que d'une dégénération véritable; 2° dans l'interruption des fibres centrifuges du ruban de Reil. Ce dernier n'est pas en effet un faisceau homogène; il contient une certaine quantité de fibres accessoires descendantes, qu'il emprunte au faisceau pyramidal. En traversant le pédoncule cérébral, le faisceau moteur abandonne un certain nombre de fibres, dites *fibres aberrantes*, dont nous parlerons plus loin, qui montent dans la calotte, s'adjoignent sur un certain parcours au faisceau sensitif et s'en détachent plus bas pour se terminer dans le noyau protubérantiel ou rentrer dans la voie pyramidale.

B. **Fibres sensitives thalamo-corticales.** — Ce deuxième segment ou neurone s'étend de la partie inférieure de la couche optique à l'écorce de la zone rolandique. Les fibres sont les axones des cellules nerveuses qui occupent le noyau externe et le centre médian dans le thalamus, et dont les dendrites se sont unies aux terminaisons du ruban de Reil. Elles sortent de la couche optique par sa face externe, traversent la capsule interne, puis le centre ovale et se terminent dans la substance corticale.

Dans la capsule interne, elles occupent le segment lenticulaire du bras postérieur, depuis le genou jusqu'au segment rétro-lenticulaire, et sont intimement mêlées aux fibres pyramidales motrices. Charcot pensait que les fibres sensitives et les fibres sensorielles se groupaient toutes en un seul faisceau situé à la partie postérieure du bras postérieur, en arrière du faisceau pyramidal. Il appelait *carrefour sensitif* ce rendez-vous de toutes les fibres ; une lésion localisée à cet étroit territoire devait entraîner une hémi-anesthésie sensitivo-sensorielle complète. La doctrine du carrefour sensitif a disparu devant les observations de l'anatomie et de la pathologie. En effet les fibres gustatives et olfactives ne passent pas par la capsule interne ; les fibres optiques n'occupent que le segment rétro-lenticulaire, et les fibres auditives, la portion sous-lenticulaire. Quant aux fibres de la sensibilité générale, elles sont mélangées aux fibres motrices dont elles partagent la distribution corticale. Les lésions organiques de la capsule ne produisent qu'une hémi-anesthésie sensitive (et non sensorielle), jointe à une hémiplégie, dans les parties du corps qui correspondent aux fibres détruites.

La répartition des fibres sensitives suit le même ordre que celle des fibres motrices ; la topographie corticale se projette dans la capsule interne. En arrière, le membre inférieur ; en avant le membre supérieur, et sans doute dans le genou, les fibres sensitives des nerfs crâniens, le trijumeau étant dans le territoire intermédiaire.

Dans le centre ovale, les fibres thalamiques font partie de la couronne rayonnante, en particulier de la couronne optique. Elles se déploient en un vaste éventail, dans la partie moyenne du centre ovale ; son plan est presque transversal, un peu incliné en dedans et en arrière comme la scissure de Rolando, et sa base s'étend depuis la scissure sous-frontale jusqu'à la scissure de Sylvius.

Dans l'écorce cérébrale, nous avons vu plus haut (p. 530 et fig. 355) que les fibres sensitives traversaient les couches des cellules polymorphes et des cellules géantes, en sens vertical ou oblique, leur abandonnant quelques collatérales, et qu'elles venaient se terminer au milieu des pyramides moyennes, par une arborisation touffue, *plexus sensitif* de Cajal.

Voie sensitive accessoire.

Cette voie secondaire, voie de deuxième ordre de Kœlliker, continue celle que nous avons signalée dans la moelle (p. 212). Son existence nous est démontrée par des faits nombreux d'expérimentation ou d'observation clinique. L'hémi-anesthésie et l'hémi-analgésie, produites par la section du ruban de Reil, ne sont que passagères et les fibres du ruban sont bientôt suppléées par d'autres dans leur rôle de conduction. L'ablation des noyaux du cordon postérieur entraîne la dégénération du ruban de Reil, mais non l'anesthésie. C'est très probablement dans la substance réticulée, mélange de fibres courtes et longues, qu'il faut chercher la voie sensitive accessoire ; cette substance s'étend, comme nous l'avons vu (p. 378), de la couche optique à la moelle cervicale.

(Sur la voie sensitive : E. Long, Les voies centrales de la sensibilité générale. Labor. de Déjerine. *Th. de Paris*, 1899.)

VOIE MOTRICE CENTRALE

La voie motrice centrale, voie centrifuge qui transmet aux noyaux du bulbe et de la moelle les excitations des centres corticaux, comprend trois systèmes de fibres : celui des nerfs crâniens ou faisceau géniculé, celui des nerfs rachidiens ou faisceau pyramidal, et une voie accessoire ou de suppléance.

A. — Faisceau géniculé.

Le faisceau géniculé, ainsi nommé par Brissaud parce qu'il traverse le genou de la capsule interne, est le principal neurone cortical moteur des nerfs crâniens ; nous disons principal, parce qu'on ignore si toutes les fibres corticales de ces nerfs passent par ce faisceau. Il s'étend du territoire facial de la zone rolandique à la protubérance et au bulbe.

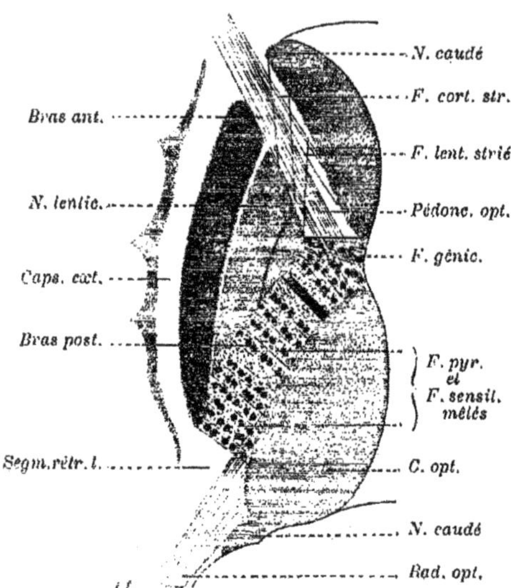

Fig. 360. — La capsule interne du côté gauche, coupe horizontale.

Schématisation des fibres. — Les fibres motrices en rouge, les fibres sensitives en bleu. — Le trait rouge plein, en arrière du faisceau géniculé, indique la position du nerf facial.

Les fibres naissent dans le quart inférieur des frontale et pariétale ascendantes, et dans l'opercule rolandique ou pli de passage qui unit les deux circonvolutions, territoire qui contient les centres de la face de la langue, du pharynx et du larynx. De là elles se dirigent transversalement en dedans à travers le centre ovale, dans le segment moyen de la couronne rayonnante. Elles abordent la capsule interne dont elles occupent le *genou*, entre le bras antérieur qui contient les radiations thalamiques frontales, et le bras postérieur rempli par le faisceau pyramidal et le ruban de Reil. Au sortir de la capsule, elles se placent dans le pied du pédoncule cérébral, dans son cinquième interne (f. pédoncul. interne de plusieurs auteurs). Enfin elles pénètrent dans la protubérance, dans son étage antérieur, où elles deviennent progressivement moins nombreuses et plus disséminées, et se terminent après croisement dans le raphé, au milieu des noyaux moteurs de la protubérance et du bulbe.

Le faisceau géniculé n'est pas un faisceau homogène, bien que toutes ses fibres soient descendantes ; il abandonne en effet des fibres au locus niger et quelques-unes, rares d'ailleurs, au faisceau pyramidal dans la protubérance (Déjérine). On n'a encore observé sa terminaison d'une façon un peu précise que dans le noyau du facial et de l'hypoglosse ; les fibres du facial occupent une position intermédiaire au faisceau géniculé et au faisceau pyramidal. A leur passage dans la capsule interne et dans le pédoncule, elles sont contenues dans la partie adjacente du faisceau pyramidal. Les fibres destinées aux nerfs moteurs de l'œil n'ont pu être suivies.

Le faisceau géniculé est essentiellement croisé ; la décussation se fait au fur et à mesure dans le raphé. Toutefois, en vertu de la bilatéralité des centres dont nous avons parlé plus haut (p. 528), il existe aussi des fibres directes, plus ou moins abondantes suivant les nerfs crâniens, c'est-à-dire suivant qu'ils commandent à des muscles dont la synergie bilatérale est plus ou moins prononcée. On présume que le pathétique, dont toutes les fibres périphériques sont exceptionnellement croisées, ne possède que des fibres centrales directes. Bechterew prétend aussi que le muscle peaucier du cou, innervé comme on sait par le facial, se contracte par l'excitation du centre cortical homolatéral, ce qui suppose des fibres directes d'un bout à l'autre.

B. — Faisceau pyramidal

Synon. : faisceau cérébral, faisceau encéphalique, faisceau moteur. Le faisceau pyramidal, ainsi nommé parce qu'il constitue les pyramides antérieures du bulbe, est la voie corticale motrice des nerfs rachidiens.

Origine. — Il a pour origine toute la partie de la zone rolandique qui n'est pas occupée par le faisceau géniculé, c'est-à-dire les trois quarts supérieurs des frontale et pariétale ascendantes, le lobule paracentral, le pied de la première et de la seconde frontale, et celui de la pariétale supérieure. Ses fibres sont les cylindre-axes des grandes cellules pyramidales, pyramides géantes et pyramides moyennes. Il est centrifuge, et sa dégénération est descendante. Interrompu sur son trajet par un foyer hémorragique, une section expérimentale, il dégénère dans toute la longueur de son bout inférieur, privé de son centre trophique, et cela jusqu'à l'extrémité inférieure de la moelle; mais à leur tour ses cellules d'origine, devenues inactives, subissent les phénomènes d'atrophie ou de dégénération rétrograde, comme on le constate dans les anciennes hémiplégies.

Trajet. — De ce vaste territoire, les fibres formant une sorte d'éventail transversal dont la partie évasée mesure 8 ou 10 centimètres, traversent le centre ovale, dans le segment moyen de la couronne rayonnante et convergent vers le bras postérieur de la capsule interne. Grâce à cette disposition, une lésion en foyer du centre ovale atteindra un plus ou moins grand nombre de fibres pyramidales, suivant qu'elle sera près de la couronne ou au contraire sous-corticale.

Dans la capsule interne, le faisceau moteur occupe tout le segment antérieur ou lenticulaire du bras postérieur. La capsule interne, comme nous l'avons vu plus haut, se divise en deux bras et un genou.

Le *bras antérieur* est composé en grande partie de fibres horizontales qui lui donnent, dans la coupe de Flechsig parallèle à leur direction, un aspect lustré. Sa masse principale est formée par les fibres cortico-thalamiques du lobe frontal, ramassées en groupe ou pédoncule antérieur de la couche optique (p. 481); elle est traversée par des fibres d'associations lenticulo-caudées, qui unissent ces deux ganglions ou au moins se rendent de l'un à l'autre,

Le *genou* contient le faisceau géniculé et la terminaison du pédoncule antérieur de la couche optique.

Le *bras postérieur* se subdivise en deux segments : un segment antérieur ou lenticulaire, occupé par le faisceau pyramidal et les fibres sensitives thalamo-corticales, un segment postérieur ou rétro-lenticulaire, affecté aux radiations optiques en haut, au faisceau de Meynert en bas.

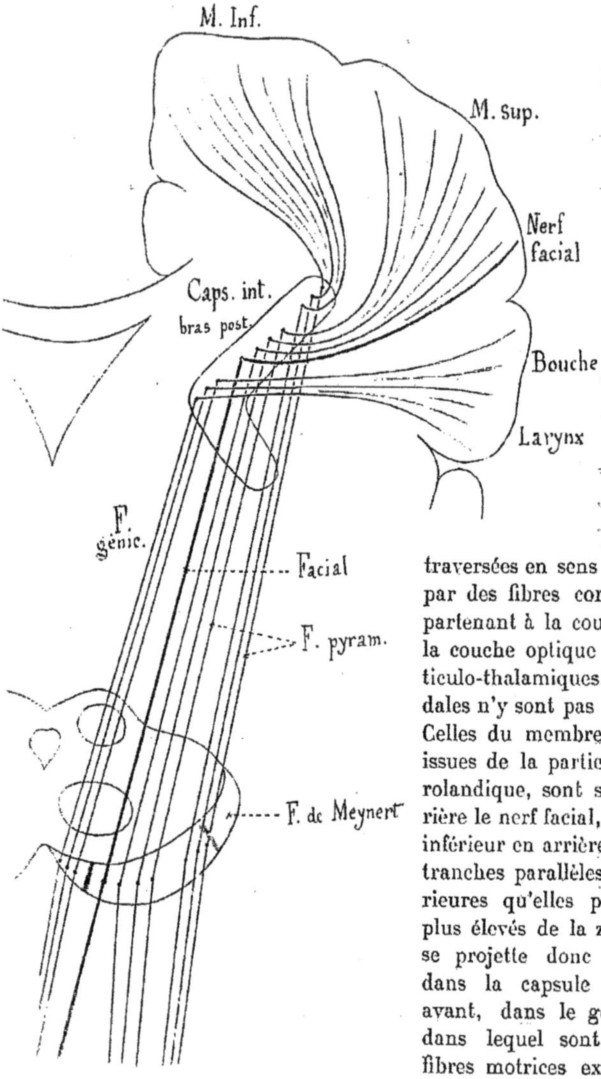

Déjerine emploie d'autres dénominations. Renonçant au mot bras, il distingue un segment antérieur (bras antérieur des auteurs), un genou, un segment postérieur et un segment rétro-lenticulaire, ces deux dernières portions répondant au bras postérieur.

Dans le segment lenticulaire, les fibres motrices et sensitives sont mélangées et non groupées les unes derrière les autres; elles sont en outre traversées en sens oblique ou horizontal par des fibres cortico-thalamiques, appartenant à la couronne rayonnante de la couche optique et par des fibres lenticulo-thalamiques. Les fibres pyramidales n'y sont pas dispersées au hasard. Celles du membre supérieur, qui sont issues de la partie moyenne de la zone rolandique, sont situées en avant, derrière le nerf facial, et celles du membre inférieur en arrière; elles se rangent en tranches parallèles d'autant plus postérieures qu'elles proviennent de points plus élevés de la zone motrice. L'écorce se projette donc en sens transversal dans la capsule interne, la face en avant, dans le genou. L'étroit espace dans lequel sont groupées toutes les fibres motrices explique comment une lésion de faible étendue, un foyer hémorragique, le plus souvent, peut provoquer une hémiplégie complète.

Fig. 301. — Situation respective des fibres pyramidales dans la capsule interne et le pédoncule cérébral.

Schéma d'après les figures de Déjerine.

Dans le pédoncule cérébral, le faisceau pyramidal émergeant de la région sous-optique apparaît à la surface; il occupe le *pied* du pédoncule, au-dessous du locus niger, et dans ce pied les trois cinquièmes moyens. Le cinquième externe livre passage au faisceau cortico-protubérantiel de Meynert; le cinquième interne, au faisceau géniculé. Le faisceau pyramidal correspond à toute la région intermédiaire; sa partie externe contient les fibres du membre inférieur; sa partie interne celles du membre supérieur, et tout à fait en dedans les fibres du nerf facial, qui paraissent là aussi être distinctes du faisceau géniculé. Dans son trajet pédonculaire, le faisceau pyramidal abandonne des fibres au locus niger (Déjerine).

(Pour le trajet des fibres dans la capsule interne et dans le pédoncule, voy. l'historique dans : M. et Mme Déjerine, *Anatomie*, t. II, 1901.)

Dans la protubérance annulaire qu'il parcourt dans toute sa longueur (fig. 163), près de la ligne médiane, le faisceau moteur occupe l'étage antérieur caché par les fibres superficielles. Il est à remarquer que, dans la partie supérieure, il est dissocié en fascicules par les fibres transversales du pédoncule moyen. Il diminue de volume à mesure qu'il descend, car il émet des fibres terminales et des fibres collatérales destinées aux noyaux gris du pont de Varole, eux-mêmes en rapport avec le cervelet; de là une voie cortico-cérébelleuse qui s'ajoute à celle du faisceau de Meynert.

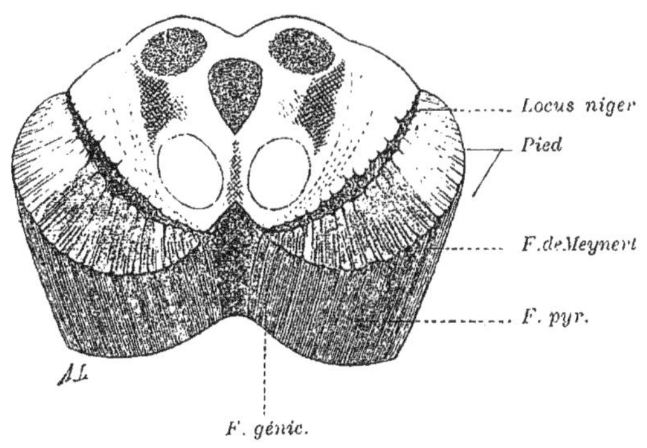

Fig. 362. — Pédoncules cérébraux.

Faisceaux schématisés sur une coupe perspective. — La voie motrice en rouge, le faisceau sensitif ou ruban de Reil médian en bleu.

Le faisceau redevient superficiel dans le bulbe, dont il constitue les pyramides antérieures. Wertheimer a montré que leur excitation chez le chien provoque des mouvements croisés. A son extrémité inférieure, la pyramide se bifurque en trois groupes de fibres qui s'engagent dans la moelle; un seul, le plus important, passe du côté opposé et devient le faisceau pyramidal croisé, tandis que les deux autres, faisceau pyramidal direct et fibres homolatérales, restent du même côté.

1° **F. pyramidal croisé ou latéral.** — Ce faisceau contient à lui seul les deux tiers au moins des fibres pyramidales. En s'intersèquant avec celui du côté opposé, il constitue l'*entre-croisement* ou *décussation* des pyramides. Pour cela, le sommet tronqué de la pyramide antérieure se dissocie en 5 ou 6 fascicules plats, étagés sur une hauteur de 8 mm. environ, qui se nattent en se croisant et comblent le sillon médian. Ils se dirigent obliquement en bas, en arrière et en dehors, et, repoussant en dehors le faisceau fondamental antérieur, d'ailleurs très réduit à ce niveau, passent en pleine corne antérieure, entre la tête et la base qu'ils séparent (décapitation de la corne antérieure). Ils atteignent la partie la plus reculée du cordon latéral et s'y réunissent en un faisceau compact qui se prolonge en diminuant progressivement sur toute la longueur de la moelle (Voy. p. 203).

2° **F. pyramidal direct ou de Türck. F. antérieur.** — Ses fibres proviennent de la partie la plus externe de la pyramide, où l'on voit quelquefois un léger sillon, signalé par Longet, qui les sépare du faisceau latéral. Après le départ des fibres croisées, elles se rapprochent de la ligne médiane et forment un petit faisceau qui descend le long du sillon médian antérieur. Elles se terminent dans la corne antérieure, après s'être croisées dans la commissure blanche au fur et à mesure qu'elles arrivent au bout de leur trajet. Nous avons indiqué ailleurs que le faisceau de Türck fait défaut chez les animaux, que dans quelques espèces supérieures seulement, il apparaît localisé à l'extrémité supérieure de la région cervicale de la moelle, enfin que chez l'homme il présente les plus grandes variations de longueur et d'épaisseur; tantôt il se termine dans la moelle cervicale et tantôt il atteint la moelle sacrée. Flechsig a montré que son volume était en général complémentaire de celui du faisceau croisé (Voy. p. 204).

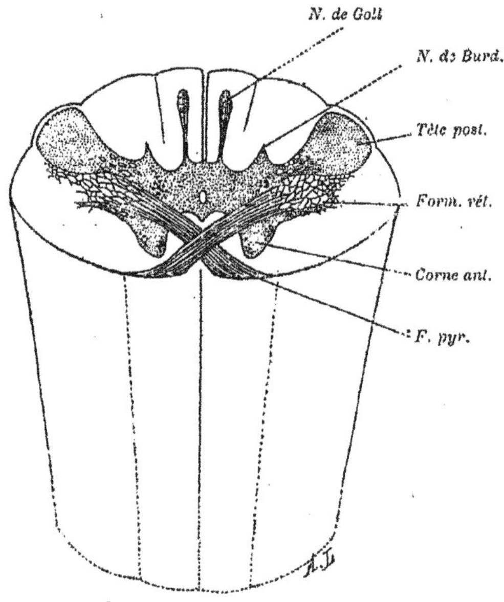

Fig. 363. — Entre-croisement moteur.

Coupe transversale de la partie inférieure du bulbe. Le faisceau pyramidal se porte dans le cordon latéral opposé (form. réticulée) et décapite la corne antérieure.

3° **Fibres homolatérales.** — Un certain nombre de fibres, qui ne se groupent pas en faisceau, descendent en arrière et en dehors et s'incorporent au faisceau pyramidal croisé dont elles partagent la distribution. Leur existence, signalée par Déjerine, a été confirmée par Hoche et par Rothmann. Elles paraissent exister également chez les animaux. Leur parcours s'étend jusqu'à l'extrémité de la moelle (Voy. p. 206).

Ces fibres homolatérales mettent le faisceau pyramidal dans les conditions de la plupart des grandes voies des centres nerveux, des voies optiques, des faisceaux cérébelleux ou médullaires, c'est-à-dire qu'il y a une sorte de chiasma; les fibres sont en partie croisées, c'est le plus grand nombre, en partie directes. C'est par elles sans doute que se réalise la synergie bilatérale des muscles à doubles centres corticaux, synergie bien marquée dans certains mouvements des membres inférieurs et du tronc. C'est aussi leur lésion qui peut expliquer la bilatéralité de la paralysie et des contractures dans les affections organiques d'un seul hémisphère; les hémiplégiques présentent en général une certaine parésie et plus tard un peu de contracture dans le membre inférieur opposé au côté hémiplégique. Est-ce encore par l'altération des fibres homolatérales qu'il faut interpréter les faits signalés par Brown-Séquard, dans lesquels on voit une tumeur, un foyer localisé, siégeant au-dessus de l'entre-croisement des pyramides, dans la protubérance ou le pédoncule cérébral, produire à fréquence égale une paralysie directe ou croisée?

Le faisceau pyramidal s'étend jusqu'à l'extrémité inférieure de la moelle. Le faisceau direct lui-même arrive dans certains cas à l'origine du filum terminale, et les fibres homolatérales au 4e nerf sacré (Déjerine). A ce niveau les groupes des cellules radiculaires sont profondément modifiées. D'après les recherches récentes de Van Gehuchten et Lubouschine (*Le Névraxe*, 1901), les noyaux cellulaires qui innervent les muscles du pied cessent entre le 2e et le 3e segment sacré; au-dessous sont ou se poursuivent les centres des muscles de la vessie, du rectum et des organes génitaux.

Van Gehuchten propose, à l'exemple de Raymond (*Clinique*, 1896) et d'autres cliniciens, d'appeler *cône terminal* ou cône médullaire la partie de la moelle qui ne contient plus de centre d'innervation pour le membre inférieur, et seulement des centres génito-urinaires. Ainsi entendu, le cône terminal comprend, d'après les données concordantes de l'anatomie et de la clinique, les trois derniers nerfs ou segments sacrés et le segment coccygien. Minor a proposé le nom d'*épicône* pour la portion assez spéciale qui renferme le dernier segment lombaire et les deux premiers segments sacrés.

Les anatomistes n'ont pu jusqu'à présent assigner de limite précise au cône terminal que nous avions restreint à la partie coccygienne de la moelle (Voy. Fasc. 1, p. 169).

Terminaison. — Toutes les fibres pyramidales, quel que soit le groupe auquel elles appartiennent, se terminent dans les cornes antérieures, au contact des cellules radiculaires. Elles leur apportent les excitations des centres corticaux, que celles-ci résultent des commandements de la volonté ou qu'elles soient simplement réflexes, comme dans les mouvements instinctifs. Cette transmission est moins simple qu'on ne pensait. Cajal a montré que les fibres pyramidales émettent le long de leur trajet de nombreuses collatérales, qui vont les unes à l'écorce cérébrale comme fibres d'association ou même comme fibres calleuses, les autres au corps strié, d'autres aux noyaux protubérantiels et par ceux-ci au cervelet, d'autres enfin aux divers étages de la moelle. Aussi quand un courant nerveux traverse ces longues fibres, il met en jeu un mécanisme compliqué; il éveille sur son passage des cellules corticales striées, protubérantielles, cérébelleuses, spinales dont l'action inconnue s'ajoute à la secousse motrice pour produire cet acte éminemment intelligent, qui est le mouvement volontaire.

Considérée dans sa totalité, de l'écorce cérébrale aux organes musculaires, et réduite à sa plus simple expression, la voie motrice est formée de deux neurones articulés entre eux, c'est-à-dire de deux cellules nerveuses avec leurs prolongements. Le neurone central va de l'écorce cérébrale aux noyaux moteurs du tronc cérébral ou de la moelle; son corps cellulaire est la cellule pyramidale rolandique, et son cylindre-axe est la fibre du faisceau géniculé ou du faisceau pyramidal. Le neurone périphérique s'étend du tronc cérébral ou de la moelle à la fibre musculaire; son corps cellulaire est dans les noyaux moteurs crâniens ou dans les cornes antérieures de la moelle, et son cylindre-axe est successivement la racine antérieure ou motrice et le nerf périphérique centrifuge. Le sens du courant va de la cellule corticale à la cellule radiculaire, de celle-ci à la fibre musculaire.

La paralysie résulte de l'interruption d'un des deux membres; mais elle n'a pas, dans les deux cas, le même caractère. L'interruption du membre périphérique, telle que peut la produire la section du nerf ou la destruction de ses cellules radiculaires par une lésion de la moelle, produit une paralysie vraie et complète. La destruction du membre central, le segment périphérique étant intact, n'entraîne qu'une paralysie incomplète, celle du mouvement volontaire, et encore pas chez tous les animaux. Le membre périphérique n'entre plus en jeu sous l'influence de la volonté, mais il agit encore sous des excitations réflexes, électriques, mécaniques (Edinger).

Fibres aberrantes. — A leur passage dans le pied du pédoncule cérébral, un certain nombre de fibres pyramidales refoulées en arrière, vers la calotte, par les fibres transversales de la protubérance, suivent un trajet irrégulier, important à connaître pour l'interprétation des dégénérations secondaires. Ces *fibres aberrantes* sont profondes ou superficielles. Les fibres profondes, constantes, constituent le pes lemniscus ou faisceau du pied à la calotte; les autres, superficielles, relativement rares, forment le faisceau en écharpe de Féré, et peut-être le tractus pédonculaire transverse (M. et Mme Déjerine, tome II, p. 51).

Entre-croisement des pyramides. — L'entre-croisement des pyramides a été découvert en 1709 par Mistichelli. On a vérifié son existence chez tous les mammifères observés; les mammifères seuls du reste possèdent un faisceau pyramidal, encore paraît-il faire défaut chez quelques-uns, l'éléphant, le tatou, le cétacés. Chez un certain nombre d'animaux, les pyramides sont petites relativement au cerveau, mal limitées, et leur croisement n'est pas fasciculé; chez d'autres, chez ceux qui possèdent des voies pyramidales bien développées, et l'homme en est le type, les pyramides sont fortes, nettes, et émettent des fascicules distincts.

Chez l'homme même, on constate de nombreuses variations indiquées par Flechsig. Déjà sur le nouveau-né on peut observer que les pyramides sont tantôt très grosses, tantôt très petites, ou bien que l'une dépasse l'autre en volume d'un tiers, la gauche étant ordinairement la plus grosse; c'est elle d'ailleurs qui dessert le côté droit du corps. Le type ordinaire, normal, celui de la semi-décussation (faisceau antérieur direct égal au tiers de la surface totale des voies pyramidales, faisceau latéral croisé, et cela des deux côtés), se rencontre dans 75 p. 100 des cas: mais dans quinze cas sur ce chiffre, le type est *asymétrique* : sur un des deux côtés, le faisceau de Türck est plus volumineux ou plus étroit que du côté opposé.

Dans 25 pour 100, on constate une véritable *anomalie*, symétrique ou asymétrique d'un côté à l'autre. Ces anomalies sont de deux sortes : 1° *absence bilatérale de croisement*. Les faisceaux croisés font défaut des deux côtés de la moelle et les faisceaux pyramidaux sont représentés par les faisceaux de Türck très élargis. Ce cas est extrêmement rare. — 2° *absence unilatérale du croisement*. D'un seul côté manque le faisceau croisé ou latéral. La pyramide qui ne s'est pas divisée passe tout entière dans le faisceau de Türck volumineux. Cette anomalie n'est pas fréquente. — 3° *Croisement total* : le faisceau de Türck fait défaut ou est réduit à quelques fibres, et le faisceau latéral absorbe la presque totalité des voies pyramidales.

Quelles sont les conséquences physiologiques que peuvent entraîner des anomalies aussi importantes et aussi fréquentes? Peut-on leur rapporter certaines irrégularités observées dans les paralysies cérébrales? Si l'on pense que le faisceau latéral est seul croisé et que le faisceau antérieur reste direct jusqu'à sa terminaison, on devra logiquement déduire de ces anomalies la possibilité de graves perversions physiologiques et pathologiques. Mais pour nous qui admettons le croisement total du faisceau pyramidal, des fibres de ses deux faisceaux, ces anomalies sont sans conséquences; ce ne sont que des variations morphologiques, des différences momentanées de trajet qui ne sauraient rien changer aux terminaisons définitives des nerfs cérébraux dans la moelle.

Marchi (*Neurol. Centralbl.*, 1885) a rapporté un cas jusque-là unique d'*entre-croisement double* du faisceau pyramidal. Sur un homme de 73 ans, mort quelques mois après une attaque d'hémiplégie gauche, on pouvait suivre un ruban de dégénération secondaire qui s'entre-croisait une première fois dans la partie initiale de la protubérance, et une seconde fois au collet du bulbe.

C'est encore à une variété dans l'entre-croisement des pyramides qu'il faudrait, d'après Hoche, rapporter le *faisceau de Pick*. Ce faisceau anormal qui n'est pas rare s'étend de la protubérance au cordon latéral de la moelle; il passe dans le bulbe, en dedans et un peu en avant de la substance gélatineuse. D'après Hoche, il s'agirait d'une portion du faisceau pyramidal qui se croiserait prématurément dans la protubérance et irait plus bas rejoindre dans le cordon latéral le reste du faisceau régulièrement décussé au niveau du bulbe (Voy. BECHTEREW, *l. cit.*, p. 423).

C. — Voie motrice accessoire.

L'existence d'une voie motrice accessoire, supplémentaire, distincte de la voie pyramidale, se déduit de l'expérimentation et aussi de certains faits pathologiques. La section complète des pyramides bulbaires chez le chien ne produit pas de paralysie complète. Tel est le résultat des nombreuses expériences faites sur cet animal par Brown-Séquard, Wertheimer, Starlinger et Bechterew. — Après section ou extirpation des pyramides, on peut provoquer dans les membres des mouvements croisés énergiques, en excitant l'écorce motrice de l'hémisphère. Et quant à la paralysie produite par l'opération, elle disparaît assez rapidement et l'animal recouvre sa motilité complète. (WERTHEIMER, *Arch. de physiol.*, 1896.)

Il existe donc une voie collatérale, qui est en partie sous la dépendance de l'écorce cérébrale, mais doit être aussi en partie autonome, car on peut provoquer des mouvements coordonnés après ablation de l'écorce motrice; ces mêmes mouvements se voient d'ailleurs chez l'animal nouveau-né, dont le faisceau pyramidal embryonnaire ne fonctionne pas encore (Bechterew).

Le trajet anatomique de cette voie, démontrée par la physiologie, ne peut que se présumer. Il est probable que, dans le cerveau, il est représenté par les fibres pyramidales et géniculées jusqu'à leur entrée dans le tronc cérébral, peut-être même par la couche optique et quelques-unes de ses radiations corticifuges; dans le tronc cérébral, par la substance réticulée; dans la moelle, par le faisceau fondamental et une petite portion du faisceau pyramidal.

La substance réticulée est un mélange complexe de cellules et de fibres, directes ou croisées. Elle peut, à son extrémité supérieure, recevoir l'impulsion motrice des fibres que le faisceau pyramidal abandonne au locus niger et aux noyaux ganglionnaires du pont, ou bien des cellules de la couche optique unies elles-mêmes à l'écorce. Ce courant suivrait les faisceaux de la formation réticulée, notamment le faisceau rubro-spinal ou f. de V. Monakow; par eux il arriverait dans le faisceau fondamental antérieur de la moelle et dans le cordon latéral que le faisceau rubro-spinal parcourt sur toute sa longueur. La substance réticulée est un réseau de voies locales où les fibres qui relient entre eux les divers étages du tronc cérébral sont parcourues par des excitations sensitives et motrices, ordinairement à court trajet, mais susceptibles, en cas d'obstruction des grandes lignes, de suppléer les voies principales. (Voy. plus haut, p. 378, et p. 387.)

En l'absence d'expériences ou de faits précis, on ignore quelle est chez l'homme l'importance de la voie motrice accessoire; elle est vraisemblablement bien moindre que chez les animaux. Les rapports entre l'écorce cérébrale et les muscles sont d'autant plus étroits que l'animal appartient à une espèce plus élevée. Chez le lapin, les lésions corticales ne produisent pas de trouble moteur. Chez le chien, la destruction des centres moteurs ne donne lieu qu'à une paralysie transitoire et suivie d'ataxie; nous avons vu qu'il en est de même de la section des pyramides. Chez le singe et chez l'homme, les lésions

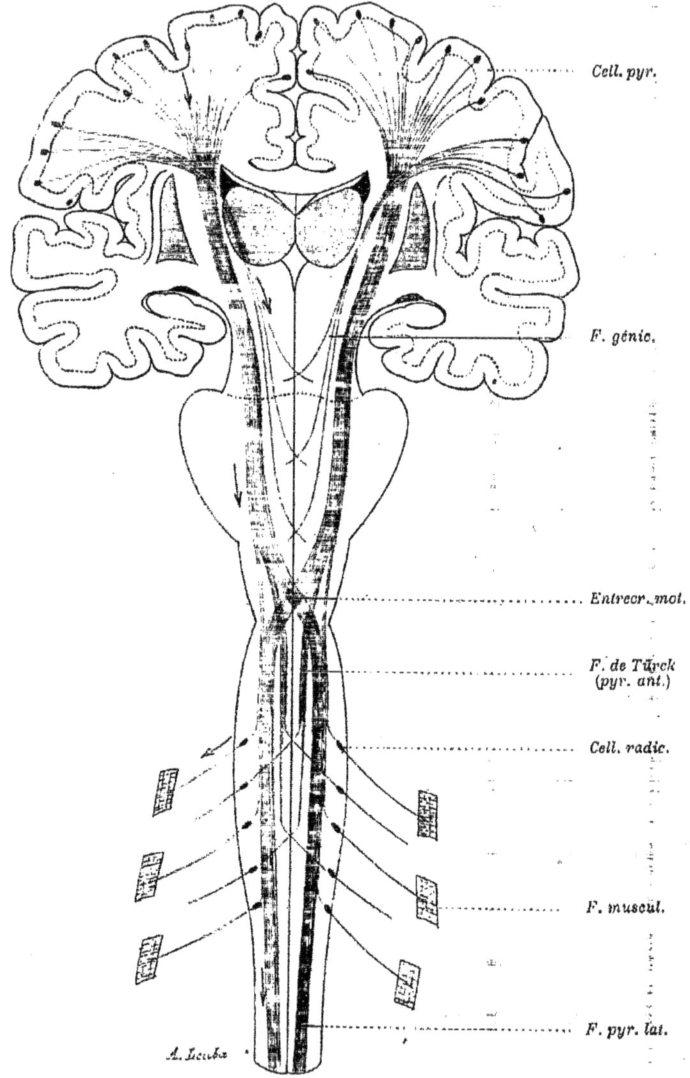

FIG. 364. — La voie motrice (schéma), en partie d'après Van Gehuchten.

Voie centrale et voie périphérique. — On a indiqué, au niveau de l'entre-croisement, les fibres homo-latérales.

graves des centres corticaux ou du faisceau pyramidal entraînent fatalement l'hémiplégie.

LIVRE SEPTIÈME

VAISSEAUX DES CENTRES NERVEUX

CHAPITRE PREMIER

VAISSEAUX DE LA MOELLE

Le système vasculaire de la moelle se distingue par plusieurs caractères : 1° il forme un système continu avec les vaisseaux du cerveau, de même que la moelle et l'encéphale sont les dérivés d'un même tube médullaire ; 2° il a des origines multiples, de type segmentaire, échelonnées sur toute la longueur de la colonne ; il n'y a pas une artère spinale, comme il y a une artère rénale, hépatique ou utérine ; on compte, pour cet organe impair et médian, 60 rameaux empruntés à 34 ou 36 artères différentes ; 3° les vaisseaux lymphatiques ne sont pas distincts, ils font corps avec les vaisseaux sanguins qu'ils enveloppent.

§ I. — ARTÈRES DE LA MOELLE

On considère généralement les artères de la moelle comme étant fournies par les artères vertébrales, branches de la sous-clavière. Les deux vertébrales, dans leur partie intra-crânienne, contournent le bulbe et se réunissent pour former le tronc basilaire. Dans ce trajet elles émettent successivement les deux *artères spinales postérieures*, qui descendent isolément le long des racines postérieures, puis les deux *spinales antérieures* qui, après un parcours de quelques centimètres, se fusionnent en un seul tronc impair et médian ; celui-ci occupe l'entrée du sillon médian antérieur. Ces artères relativement grêles sont renforcées à différents niveaux par des branches que leur abandonnent les artères voisines, les intercostales, les lombaires et autres.

Mais il y a bien des raisons de croire (Rauber, Kadyi) que les vaisseaux ont une disposition segmentaire, comme la colonne vertébrale et comme la forme primordiale de l'organe lui-même ; que par conséquent les troncs d'origine sont aussi nombreux et aussi distincts que les racines nerveuses, et que les vaisseaux longitudinaux sont les ramifications anastomotiques d'artères radiculaires indépendantes. Aussi l'artère spinale antérieure, loin d'aller en diminuant à partir de son origine, est-elle au contraire plus volumineuse à la région lombaire.

Nous plaçant à ce point de vue, nous choisirons comme type la moelle thoracique.

De l'aorte naissent à angle droit les artères intercostales qui, en dehors du corps vertébral, se divisent en deux branches : une antérieure, ventrale, intercostale proprement dite ; une postérieure, dorsale ou dorso-spinale. L'artère spinale qui provient de cette dernière pénètre dans le trou de conjugaison et se partage en deux rameaux, un rameau vertébral ou osseux et un rameau médullaire. C'est ce *rameau médullaire* qui est destiné à la moelle et que les au-

[CHARPY.]

teurs classiques appellent *branche de renforcement*. Il traverse la dure-mère avec les racines nerveuses et se bifurque en deux artères radiculaires antérieure et postérieure qui arrivent aux faces correspondantes de la moelle. De là un double arc artériel pour chaque espace intercostal; c'est l'arc postérieur

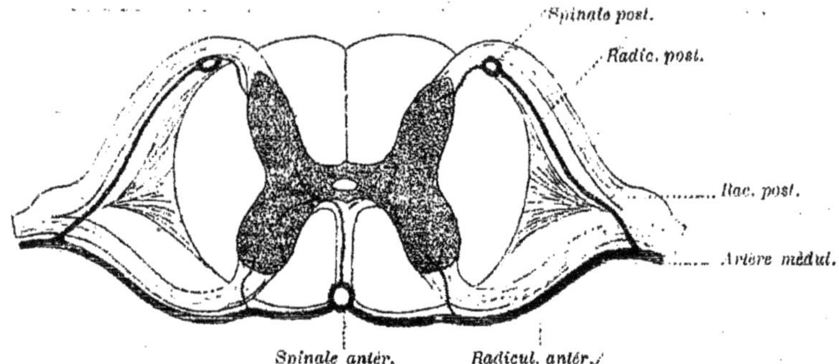

Fig. 365. — Type segmentaire des artères de la moelle.
Disposition schématique des artères médullaires à chaque segment de moelle. Imité de Kadyi.

qui fournit à la vertèbre correspondante et à son segment de moelle. Cette disposition existe sur toute la longueur de la colonne vertébrale, mais modifiée, comme le squelette lui-même, au cou et au bassin.

Les artères médullaires naissent successivement, de haut en bas, de la vertébrale, de la cervicale ascendante, des intercostales, des lombaires et des sacrées latérales. Les vertébrales fournissent deux branches descendantes, *artères spinales antérieures*, au moment où elles vont s'unir pour former le tronc basilaire; ces branches ne se fusionnent qu'après un certain trajet. Les autres artères médullaires perforent la dure-mère au même point que les racines, entre elles ou très près, et se divisent en deux branches radiculaires antérieure et postérieure.

1° L'*artère radiculaire antérieure* suit les filets de la racine antérieure auxquels elle donne quelques vaisseaux, arrive avec eux à la moelle, et croisant le cordon antérieur aborde le sillon médian où elle se divise en deux branches longitudinales ascendante et descendante, qui s'anastomosent bout à bout avec les branches semblables des radiculaires supérieure et inférieure. Mais comme l'artère droite se fusionne avec la gauche dès l'époque embryonnaire, au moment où les cordons antérieurs se juxtaposent, il n'y a qu'un seul tronc et non deux le long du sillon médian; la double branche que fournit la vertébrale et les dédoublements partiels de l'artère, donnant lieu à des formations insulaires fréquentes surtout à la région cervicale, sont le vestige de la dualité originelle de l'artère médiane. — Cette artère médiane et impaire, résultat de la fusion des branches radiculaires terminales, c'est l'artère *spinale antérieure*. Plus grosse aux renflements, plus étroite à la région dorsale, changeant brusquement de calibre suivant le volume des artères afférentes, la spinale antérieure suit toute la longueur de la moelle en décrivant de légères flexuosités; on la voit se détacher en saillie dans la gouttière d'entrée du sillon médian antérieur, à laquelle elle est fixée par une bandelette ligamenteuse, émanée de la pie-mère, qui la couvre depuis le bulbe jusque sur le filum et qui prend à la région lombaire un aspect tendineux.

2° L'*artère radiculaire postérieure* suit la racine correspondante qu'elle nourrit semblablement et, avant même d'atteindre la moelle, fournit ses branches ascendante et descendante qui s'appliquent sur le sillon collatéral postérieur, en avant des racines qui les cachent. La suite de ces branches anastomosées, le plus souvent du moins, avec les branches similaires des artères supérieures et inférieures, constitue l'*artère spinale postérieure* ; celle-ci,

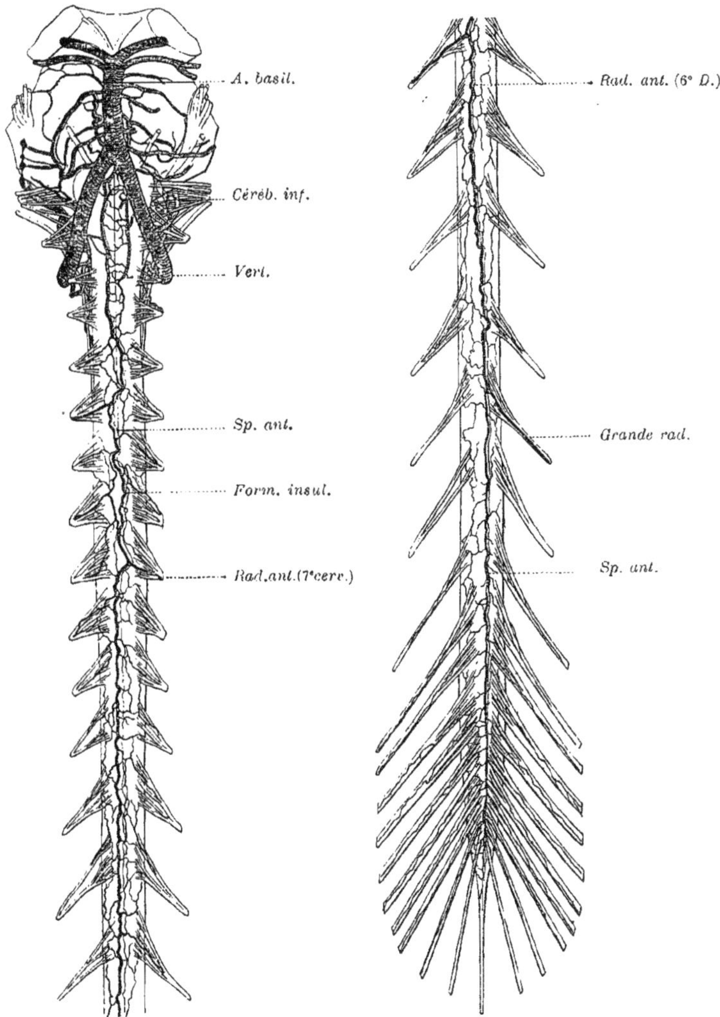

Fig. 366. — Artères de la moelle, face antérieure (d'après Kadyi).

assez grosse à la région lombaire, très grêle ailleurs, est unie par du tissu conjonctif aux racines et au cordon latéral dont elle occupe l'angle de jonction. A la région cervicale, elle provient directement de l'artère vertébrale, aussitôt que cette dernière a pénétré dans la cavité de la dure-mère. Il y a donc deux

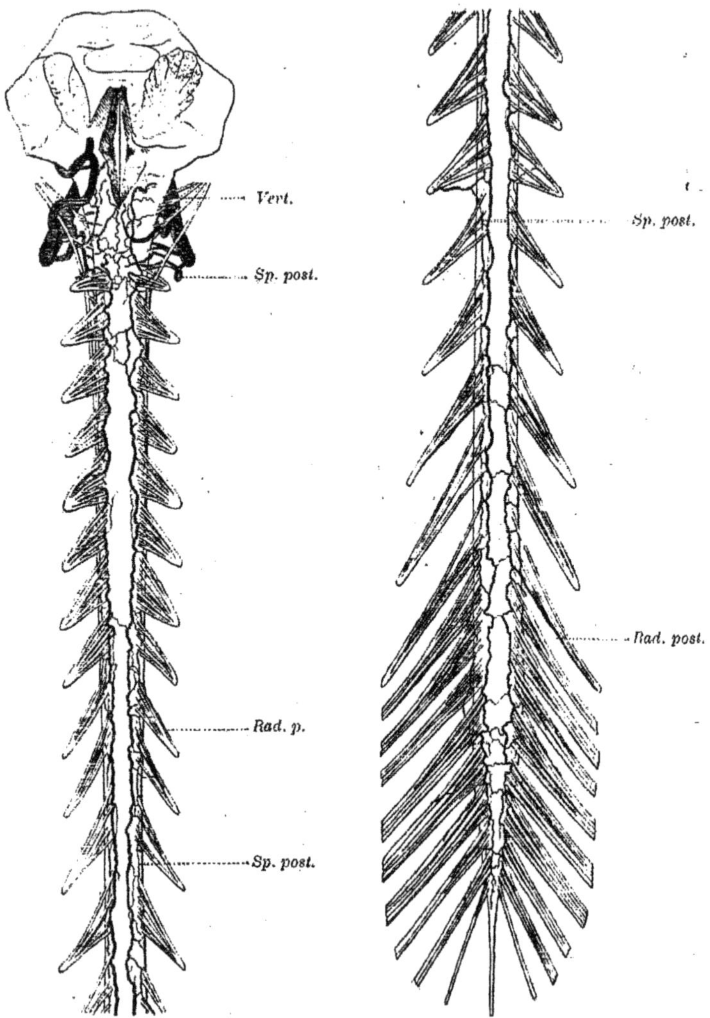

Fig. 307. — Artères de la moelle, face postérieure (d'après Kadyi).

artères spinales postérieures, puisque les troncs droit et gauche ne se fusionnent pas, et une seule spinale antérieure.

Les artères radiculaires postérieures sont plus petites (1 quart de mm.) que les antérieures, et même la somme de leur section est inférieure à l'artère antérieure unique, car c'est à celle-ci qu'incombe la nutrition de presque toute la substance grise.

Réseau de la pie-mère. — Les trois artères spinales ou chaînes principales sont contenues dans la pie-mère qui les enveloppe. Outre quelques branches propres à la moelle et aux racines, elles émettent des branches latérales qui s'anastomosent entre elles et donnent naissance à de nouvelles branches ascendantes et descendantes, à leur tour continues avec les branches voisines. De là un réseau à mailles allongées, complètement intra-pial, composé de branches transversales et longitudinales; ces dernières, qui répètent le type des chaînes principales, forment de chaque côté trois chaînes secondaires : la première petite, discontinue, située à l'entrée des racines antérieures, en avant et en arrière d'elles; la seconde, interradiculaire, unissant les territoires antérieur et postérieur, au niveau du ligament dentelé; la troisième, le long du bord interne des racines postérieures. Le réseau anastomotique est bien développé sur les cordons postérieurs, surtout au niveau des renflements, et forme sur la face postérieure de la moelle un dessin en échelle. Partout communicant, il constitue un réservoir sanguin, comparable au périoste, qui emmagasine le sang des radiculaires, répartit également sur toute la longueur de la moelle le liquide nourricier et égalise les pressions; il supplée à l'absence d'un grand nombre d'artères radiculaires. Il y a donc au fond une homogénéité vasculaire physiologique qui annule la disposition segmentaire.

Des troncs principaux et des vaisseaux du réseau partent à angle droit :

1° Les artères pénétrantes qui se classent en deux groupes . . . . { les a. centrales, les a. périphériques.

2° Des artérioles qui vont aux racines dont les artères radiculaires sont insuffisamment développées.

Les artères centrales, disposées en série échelonnée naissant de la spinale antérieure, parcourent d'avant en arrière le sillon médian antérieur et tournent à droite ou à gauche pour pénétrer dans la substance grise. Elles s'y ramifient et fournissent à toute la corne antérieure, à la région des commissures et à la base de la corne postérieure, y compris la colonne de Clarke. Les artères périphériques pénètrent par les fissures radiées de la moelle, notamment par le sillon médian postérieur, le sillon intermédiaire, le sillon collatéral postérieur et les lignes de pénétration des racines antérieures; elles nourrissent la substance blanche et la majeure partie de la corne postérieure.

Caractères généraux de la circulation artérielle. — 1° Ainsi qu'on l'a vu, les artères ont leurs troncs de pénétration horizontaux, c'est-à-dire perpendiculaires à la direction des faisceaux blancs et des colonnes cellulaires; mais leurs rameaux et leurs arborisations terminales sont verticaux, parallèles au grand axe de l'organe. Il s'ensuit que leurs territoires sont longitudinaux, en prisme ou cylindre aplati, comme les cloisons conjonctives ou névrogliques qui les contiennent; ils s'entrepénètrent dans le sens de la longueur et transversalement, leurs contours sont découpés en angle.

2° Toutes les artères sont *terminales* au sens de Cohnheim. Elles ne s'anastomosent ni avec les artères voisines ni avec les artères opposées, les périphériques ne s'unissent pas aux artères centrales, les centrales droite et gauche sont indépendantes. Telle est du moins l'affirmation catégorique de Kadyi, et c'est aussi ce qui me semble résulter de l'étude des moelles injectées que je possède et d'injections expérimentales que j'ai faites en poussant par les artères centrales. Cette disposition des artères se retrouve, comme on sait, dans le cerveau; elle est donc caractéristique des centres nerveux et peut se formuler ainsi : à l'extérieur tout communique, à l'intérieur rien ne communique.

Il semble dès lors qu'on pourrait facilement partager l'intérieur de la moelle en territoires vasculaires. Mais on remarquera que ces territoires seraient très nombreux, vu la multiplicité des artères périphériques, et très irréguliers, vu l'absence de situation fixe pour les rameaux terminaux, de sorte qu'un grand territoire d'une coupe serait un territoire étroit sur une autre. Il n'y a pas non plus de répartition physiologique. L'artère du sillon postérieur nourrit les cordons de Goll opposés; la colonne de Clarke tire ses vaisseaux de trois sources distinctes; la corne postérieure reçoit à sa base des artères centrales, dans sa tête des artères périphériques; la substance blanche et la substance grise ont une vaste zone mixte, comprenant presque le tiers de la surface de la moelle, où c'est tantôt l'un, tantôt l'autre système vasculaire qui se répand. Les seuls territoires qu'on puisse admettre sont ceux qui correspondent à des artères constantes, telles que les artères centrales, les artères de la corne postérieure, l'artère du sillon médian postérieur. En s'en tenant à la disposition générale, on peut dire que dans la substance grise le territoire des artères centrales est un territoire moteur, et celui des artères périphériques un territoire sensitif. D'autre part, le territoire d'une artère centrale étant beaucoup plus vaste que celui d'une branche périphérique, les effets d'une oblitération vasculaire, embolie ou thrombose, seront bien plus sensibles dans le premier que dans le second.

3° Les renflements de la moelle sont richement vascularisés, on ne compte pas moins de trois à cinq radiculaires antérieures pour le renflement cervical. Il n'en est pas de même de la partie dorsale, surtout de la dorsale supérieure. Est-on pour cela autorisé à parler d'insuffisance vasculaire (*Ad.*) et de prédisposition morbide?

Artères radiculaires. — Dans la région cervicale, la première radiculaire est constante et considérable (4 mm.), car elle n'est autre que la portion intra-rachidienne de l'artère vertébrale, qui après avoir traversé la dure-mère suit le premier nerf cervical et se dirige vers le bulbe. La vertébrale, première radiculaire totale, fournit dès son entrée sa branche descendante postérieure, l'artère *spinale postérieure* des auteurs, pour nous la partie initiale seulement de cette chaîne anastomotique que continue une deuxième radiculaire vers le quatrième ou cinquième nerf cervical; elle fournit ensuite près de la ligne médiane, ou un peu plus en dehors, sa branche descendante antérieure qui s'unit, tantôt immédiatement, tantôt sur le renflement cervical seulement, à la branche opposée pour constituer le commencement de l'artère *spinale antérieure*. Les deux vertébrales se fusionnent, comme on le sait, pour former le tronc basilaire, placé sur la gouttière médiane de la protubérance; le tronc basilaire n'est, dans notre manière de voir, qu'une branche ascendante d'artère radiculaire, identique à l'artère spinale antérieure, mais énorme en raison du puissant développement de la moelle intra-crânienne.

Théoriquement l'artère spinale antérieure est constituée par les affluents des 62 artères radiculaires antérieures; mais un grand nombre de ces artères avortent, elles s'épuisent dans les racines et n'arrivent pas à la moelle, ou si elles y arrivent, elles sont trop grêles pour lui fournir. Il n'y a ordinairement que 8 artères radiculaires antérieures (2 à 17 comme extrêmes), distribuées sans régularité soit comme côté, soit comme niveau; j'ai vu la presque totalité des radiculaires nourricières de la moelle être situées à gauche. Les plus importantes et les plus constantes sont les radiculaires cervicales inférieures, entre le cinquième et le septième nerf cervical, et la *grande artère radiculaire* (*grande artère spinale* d'Adamkiewicz). Cette dernière, plus commune à gauche qu'à droite, accompagne une des racines échelonnées entre le neuvième nerf dorsal et le deuxième lombaire; elle est la plus basse des radiculaires de son côté et donne une grosse branche descendante, longue parfois de 15 centimètres, qui est le principal vaisseau nourricier du renflement lombaire.

Arrivée à la base du cône terminal, elle émet de chaque côté une branche transversale arquée qui, passant sous l'extrémité du ligament dentelé, s'anastomose avec les spinales postérieures et forme avec elles l'*arcade cruciale*. Au-dessous de cette arcade, la spinale antérieure très réduite descend sur le filum terminale, englobée dans la pie-mère qui la recouvre; cette *artère terminale* peut être suivie au delà du cul-de-sac dural.

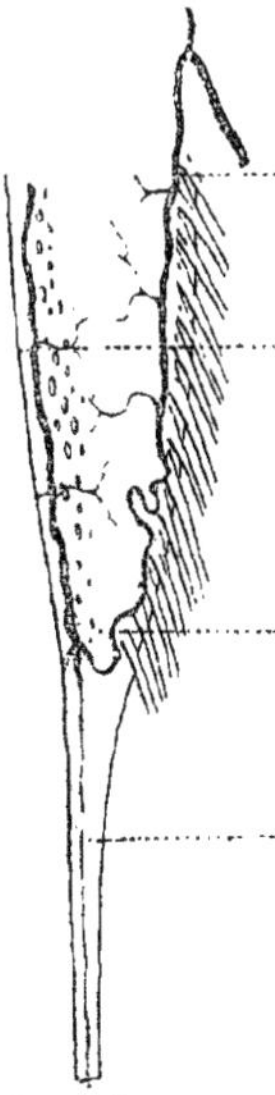

Spin. post.
Spin. ant.
Arc. cruc.
Art. du filum

Fig. 368. — Anastomose cruciale des deux artères spinales, au niveau du cône de la moelle.

Vue de la face latérale gauche.

Artères centrales. — Les artères centrales (*a. du sillon* d'Adamkiewicz; *a. centrales* des auteurs anglais et de Kadyi) naissent de la face postérieure de l'a. spinale antérieure. Leur série commence au-dessous de l'entre-croisement des pyramides et s'étage jusqu'au cône terminal, comprenant environ 200 branches (Adamkiewicz dit 260; j'en compte 180 sur une moelle de nouveau-né), soit six à huit en moyenne pour desservir un segment de moelle, et, remarque importante, ce nombre est le même, quelle que soit la hauteur du segment. Leur diamètre est de 0 mm. 1 à 0,2 ou même 0,27 en certains points, tandis que les artères périphériques sont presque capillaires. Chacune d'elles se dirige horizontalement en arrière dans le sillon méd. antér. sur un trajet de 3 à 5 mm., enveloppée par la cloison de la pie-mère. A la base du sillon elle touche la commissure blanche à laquelle elle adhère et là tourne ou à gauche ou à droite. Adamkiewicz admet que l'artère centrale se bifurque régulièrement en artère droite et gauche (*a. sulco-commissurales*); mais Kadyi s'est assuré, et je puis confirmer son observation, que ce cas est exceptionnel et ne se présente guère qu'à la région lombaire. La règle constante est que les artères droite et gauche sont indépendantes et alternées; elles naissent de la spinale antér. ou à des espaces réguliers et presque au même niveau ou assez souvent d'un tronc commun. L'artère centrale se coude donc à angle droit au fond du sillon pour suivre le canal latéral de la commissure et pénètre dans la moitié correspondante de la substance grise de la moelle.

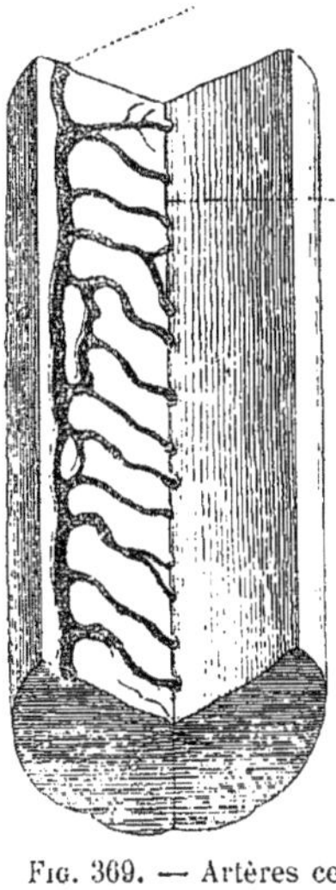

Spinale ant.
Fond du sill.

Fig. 369. — Artères centrales.

La moelle, ouverte et étalée par le sillon médian antérieur, montre la disposition des artères centrales sur une longueur d'un centimètre. — Grossi.

Dans la moelle, l'artère centrale arrive jusqu'à la région intermédiaire aux deux cornes, au sein de la substance gélatineuse. Là finit son parcours horizontal. Elle se divise en effet de suite, parfois même dès son passage dans la commissure, en deux branches verticales, une ascendante et une descendante, qui longent le côté du canal de l'épendyme; sur les pièces non injectées, leur coupe apparaît comme un trou nettement limité, presque toujours vide, bordé par du tissu conjonctif qui est la tunique adventice du vaisseau. Ce trou qui existe à droite et à gauche du canal central, et qu'on voit sur la plupart des coupes transversales, a été considéré tantôt comme la section d'une veine longitudinale, tantôt comme celle d'un canal lymphatique. On peut en rencontrer plusieurs d'inégal diamètre, les uns à côté des autres, quand les branches verticales se subdivisent prématurément en rameaux parallèles. Chacune des branches ascendante et descendante émet, de ses côtés et de son extrémité, des collatérales dont les ramifications longues, grêles, très flexueuses.

s'irradient dans le plan transversal, et passent entre les faisceaux nerveux ou entre les groupes cellulaires.

Le champ de distribution de l'artère centrale comprend : la substance gélatineuse centrale, les commissures, la corne antérieure en totalité et la base de la corne postérieure ; elle est l'artère nourricière de la moelle motrice, et des groupes cellulaires de la région ventrale ainsi que de la région intermédiaire. En arrière, on voit quelquefois des *rameaux postérieurs*, contournant la commissure, entrer dans la partie profonde du sillon intermédiaire qui sépare Goll de Burdach et du sillon méd. postérieur qui sépare les deux cordons de Goll; ces branches sont inconstantes et n'occupent jamais que la partie profonde de ces sillons dont la nutrition est surtout du domaine des artères périphériques. Mentionnons aussi les vaisseaux que ces rameaux postérieurs abandonnent en dedans à la colonne de Clarke. Latéralement les ramifications des artères centrales arrivent sur la limite de la substance grise; le plus grand nombre ne la dépassent pas; les plus fortes s'engagent dans les cloisons rayonnantes qui découpent en dentelures le contour des cornes antérieure et latérale, et s'avancent dans la substance blanche sans la traverser complètement.

Artères périphériques. — Tandis que les artères centrales sont uniques sur le plan horizontal, qu'elles pénètrent par une fente préformée, et que leurs ramifications terminales émanées d'une tige centrale forment un système divergent, centrifuge, les artères périphériques, qui abordent la moelle sur toute sa circonférence, constituent un système convergent, centripète, qui va à la rencontre du premier et s'entrepénètre avec lui. Elles émanent soit des artères spinales elles-mêmes, soit de leurs branches latérales qui, par leurs anastomoses, entourent la moelle d'une couronne vasculaire.

Parmi ces artères, les unes sont irrégulières dans leur nombre et leur situation, les autres sont constantes et font partie d'un plan défini.

Les artères irrégulières sont réparties sur toute la périphérie, à l'exception des sillons principaux.

Il y en a de courtes et de longues. Les courtes, qui sont en même temps de petit calibre, se terminent dans la zone externe de la substance blanche; avec des collatérales des artères longues, elles constituent les *vaisseaux marginaux*. Les longues ou grosses atteignent la substance grise. Parmi celles-ci il en est une *latérale* à peu près constante, qui part de l'insertion du ligament dentelé et va jusqu'à la corne latérale et à la formation réticulée.

Les artères périphériques constantes et régulières sont celles du sillon médian postérieur, — du sillon intermédiaire postérieur, — de la corne postérieure, — et des racines antérieures.

1° **Artère du sillon médian postérieur.** — Elle s'enfonce dans la cloison médiane impaire que la névroglie fournit à ce sillon. Il y en a en hauteur une série à peu près égale à celle du sillon antérieur, mais elles sont plus irrégulièrement espacées et leur calibre est petit (0 mm. 02 à 0 mm. 05). Les branches latérales courtes se répandent sur la face interne du cordon de Goll, tandis que le tronc arrive au fond du sillon, pour se terminer dans la commissure grise et la partie voisine de la corne postérieure, notamment dans la colonne de Clarke. Assez souvent l'artère s'arrête aux deux tiers postérieurs du sillon, et est alors suppléée dans la partie antérieure par des rameaux venus des artères centrales. Il y a donc là un territoire mixte, non anastomotique.

2° **Artère du sillon intermédiaire postérieur** (*a. interfuniculaire* d'Ad.). — Dans la région cervicale et la dorsale supérieure, un sillon cloisonné sépare le cordon de Goll de celui de Burdach. Une artère presque égale à celle du sillon postérieur parcourt cette fissure et se distribue aux deux cordons. Quand elle est volumineuse, elle se courbe en dehors et atteint la face interne de la corne postérieure. Cette artère existe sur toute la longueur de la moelle.

3° **Artères de la corne postérieure** (*a. radiculaires postérieures* de Duret). — Leur origine est dans le sillon collat. postérieur, où elles s'échelonnent en série irrégulière. Elles pénètrent avec les racines postérieures au milieu des cloisons piales et névrogliques et arrivent à la tête de la corne; là elles divergent en éventail et forment trois groupes : un groupe interne qui, entourant en arc la face interne de la corne, fournit à la substance grise et au faisceau de Burdach; un groupe externe, également arqué pour embrasser la face externe de la corne qu'il vascularise, ainsi que le cordon latéral voisin, jusqu'à la corne latérale; un groupe moyen qui traverse le sommet de la corne, se distribue à la substance de Rolando ainsi qu'au noyau de la corne postérieure et se prolonge dans la colonne de Clarke. La colonne de Clarke reçoit donc les artères de trois sources : des artères centrales, source principale d'après Adamkiewicz, des artères du sillon postérieur et des artères de la corne postérieure.

Les ramifications de ces groupes d'artères sont disposées longitudinalement autour de la corne postérieure.

4° **Artères des racines antérieures** (*radiculaires antérieures* de Duret). — Elles s'enfoncent avec les racines antérieures, horizontales comme elles, et atteignent en éventail convergent l'angle externe de la corne antérieure. Ces artères assez petites, au nombre de trois à six sur la coupe, fournissent à la substance blanche qu'elles parcourent et aux faces antérieure et latérales de la substance grise le long desquelles elles s'étalent. Elles sont voisines des branches terminales des artères centrales, mais ne s'anastomosent pas avec elles; elles peuvent les suppléer dans la partie périphérique de la substance grise.

§ II. — CAPILLAIRES ET VEINES

Les capillaires qui unissent les artères aux veines de la moelle forment des systèmes simples que ne compliquent point des subdivisions et des réunions répétées. Leurs réseaux se modèlent sur les éléments nerveux qu'ils entourent.

La disposition des veines rappelle celle des artères dans ses traits fondamentaux, mais en diffère sur plusieurs points importants. Il y a bien des veines centrales et des veines périphériques; mais tandis que les artères centrales représentent la plus grosse part des vaisseaux afférents, situés ainsi sur la face ventrale, les veines centrales sont petites et la majeure partie du sang s'en va par les veines périphériques, surtout par celles de la face postérieure. En second lieu, sauf pour la veine médiane antérieure, les veines ne sont pas en général satellites des artères et appartiennent plutôt au type des veines solitaires, à trajet indépendant.

Le sang des capillaires sort de la moelle par le système transversal des veines centrales et des veines périphériques, qui le conduisent aux veines longitudinales péri-médullaires; de là il est pris par les veines radiculaires antérieures et postérieures, et avec elles aboutit aux plexus extra-rachidiens des trous de conjugaison.

Nous distinguerons les veines en veines intra-médullaires, veines périmédullaires et veines radiculaires.

1° ***Veines intra-médullaires.*** — Elles comprennent, comme pour les artères, les veines centrales et les veines périphériques.

Les *veines centrales* ont la disposition des artères homonymes, mais elles sont deux fois plus nombreuses, et beaucoup plus petites, la somme de leur section égale à peine la moitié de celle des artères; leur territoire est conséquemment plus restreint, malgré la richesse de leurs ramifications. Au fond du sillon antérieur, les troncs droit et gauche s'anastomosent et vont ensuite se jeter isolément dans la veine médiane antérieure.

Beaucoup d'auteurs décrivent sous le nom de veines centrales ou *veines de Clarke* deux gros vaisseaux longitudinaux qui suivent toute la longueur de la moelle, à côté du canal de l'épendyme, et finissent au cône terminal en se résolvant en un plexus veineux. Pour Kadyi ces veines n'existent pas; non seulement toutes les coupes ne montrent pas la lumière de ces canaux, d'ailleurs vides, ou en montrent au contraire plusieurs; mais les orifices que l'on voit ne sont que la section des branches ascendante et descendante de chaque artère centrale, et la paroi conjonctive qui les limite est la tunique adventice de ces vaisseaux.

Les *veines périphériques* sont moins nombreuses que les artères correspondantes, mais beaucoup plus grosses; elles servent d'émissaires à la substance blanche et de plus à une partie notable de la substance grise où ne s'étendent pas les veines centrales. Elles partent de la substance grise, de sa zone périphérique et suivent, comme les artères, mais non à côté d'elles, les cloisons conjonctives irradiées.

Les veines intra-médullaires communiquent-elles entre elles, contrairement à leurs artères d'origine? Kadyi l'affirme et soutient que les artères seules sont terminales, les veines sont anastomotiques, disposition qui prévient toute stagnation du sang dans la moelle. Mais il est bien invraisemblable que les veines de la moelle soient construites sur un autre type que celles du cerveau, lesquelles ne communiquent pas entre elles, tant qu'elles sont dans l'épaisseur de la substance nerveuse. Leur aspect est le même sur les coupes, et je n'ai jamais vu d'anastomoses entre deux branches. Sans être tout à fait affirmatif, car mes injections étaient peut-être imparfaites, je dirai : les veines de la moelle sont comme les artères médullaires et comme les veines du cerveau : anastomotiques à l'extérieur, terminales à l'intérieur.

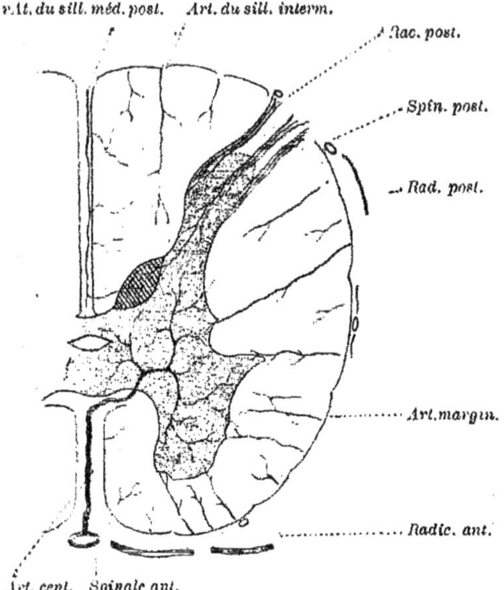

Fig. 370. — Artères et veines de la moelle.

Disposition des vaisseaux schématisée sur une coupe transversale de la moelle thoracique.

Veines périmédullaires. — Les veines périmédullaires sont, comme les artères, contenues dans l'épaisseur de la pie-mère. Elles constituent des troncs longitudinaux et un réseau anastomotique. Parmi les troncs longitudinaux on distingue : la veine *médiane antérieure*, satellite de l'artère; la *veine médiane postérieure* qui suit le sillon correspondant, et les *veines antéro-latérales* qui sont contiguës aux racines antérieures.

Veines radiculaires. — Du réseau de la pie-mère et des grosses veines médianes antérieure et postérieure, le sang passe dans les veines radiculaires homologues des artères, mais plus nombreuses qu'elles, en moyenne 38 pour 60 nerfs, et quelquefois bien davantage.

Les veines *radiculaires antérieures* sont nombreuses, mais elles sont petites et n'emmènent que peu de sang, celui des troncs médians antérieurs et des réseaux. On trouve ordinairement une grosse veine radiculaire entre le onzième nerf dorsal et le troisième lombaire, et une fois sur deux un vaisseau assez important au niveau du premier ou du deuxième nerf sacré. — Les veines *radiculaires postérieures* sont moins nombreuses, la région cervicale exceptée, mais volumineuses, contrairement aux artères homonymes ; c'est qu'elles emportent le sang de la partie postérieure, source principale du courant efférent de la moelle, notamment du plexus périmédullaire postérieur. Une d'entre elles est quelquefois très développée vers le troisième nerf lombaire. La région lombaire a donc les plus grosses veines.

Les veines radiculaires ne sont pas valvulées, puisqu'on les injecte à contre-courant; il n'en est pas de même hors du sac dural, car l'injection poussée de dehors en dedans ne peut traverser la dure-mère, ce qui suppose des valvules. Les veines radiculaires antérieures et postérieures se réunissent ordinairement en une seule veine (*veine médullaire*) qui perfore la dure-mère avec les racines, ou bien en un plexus qui peut sortir entre deux paires nerveuses. La veine médullaire se jette dans le gros plexus péri-ganglionnaire qui occupe le trou de conjugaison et par lui dans les veines intercostales ou leurs analogues.

Capillaires de la substance blanche. — Les capillaires distendus par l'injection ont un diamètre de 0 mm. 007 à 0 mm. 01 ; leurs mailles très grandes s'étendent dans le sens vertical, le long des faisceaux nerveux sur lesquels elles s'appliquent ou qu'elles contournent en spirale. Elles sont plus serrées dans le cordon de Goll et encore plus étroites dans la formation réticulaire, qui est d'ailleurs un mélange de substance grise et blanche. Leur direction est transversale seulement dans la commissure blanche, où elles naissent des réseaux de la pie-mère.

Capillaires de la substance grise. — Les capillaires y sont très fins (0 mm. 007) et laissent à peine passer un globule rouge. Leurs mailles serrées sont si irrégulières qu'il est difficile de leur assigner une forme ou une direction ; leur direction est toutefois plutôt longitudinale au niveau des colonnes cellulaires et leur étroitesse est d'autant plus grande que les cellules nerveuses sont plus agglomérées, comme dans la colonne de Clarke. Les capillaires passent autour des faisceaux nerveux ou des groupes cellulaires en trajets coudés et tortueux. Ainsi que Goll l'avait déjà remarqué, il n'y a aucun rapport de forme ou de grandeur entre le réseau capillaire et les cellules nerveuses; ce n'est qu'accidentellement qu'un élément nerveux semble reposer dans une couronne ou une maille vasculaire, pas plus qu'il n'est placé dans une maille de névroglie ; il peut être tout à fait au contact ou très éloigné du capillaire le plus voisin.

Adamkiewicz décrit dans la corne antérieure et dans la partie lombaire et sacrée de la corne postérieure un réseau capillaire à type carré ; dans la corne postérieure des parties dorsale et cervicale un réseau serré à type conique, en buisson naissant du sommet des artères. Il y a cinq ou sept de ces buissons sur un centimètre de hauteur. Cette disposition caractérise la tête et le col ; à la base de la corne, le type carré reparaît.

Y a-t-il entre les artères et les veines d'autres communications que celles des capillaires? Un certain nombre d'anatomistes et d'histologistes ont décrit dans différents organes, dans le cerveau notamment, des anastomoses directes entre ces deux genres de vaisseaux par des branches analogues aux canaux dérivatifs de Sucquet. On ne sait s'il en existe dans la moelle. Kadyi dit avoir rencontré, entre les artères et les veines, des vaisseaux d'union qu'il croit normaux, dont le diamètre dépassait trois ou quatre fois celui des capillaires ordinaires.

Veines intra-médullaires périphériques. — Parmi les veines périphériques constantes, à disposition régulière, il faut citer :

1° Les *veines du sillon médian postérieur*, moins nombreuses mais plus grosses que les artères, plus longues aussi, car elles viennent de la commissure postérieure où elles avoisinent les branches des veines centrales. Elles se jettent dans la veine médiane postérieure.

2° Les *veines du sillon intermédiaire postérieur* ou interfuniculaires, qui offrent les mêmes particularités. Elles sont situées entre les faisceaux de Goll et de Burdach.

3° Les *veines de la corne postérieure*. Ces veines importantes, de 0 mm. 1, qui emmènent le sang de presque toute la corne postérieure y compris la colonne de Clarke et la formation réticulée, sont la voie efférente la plus considérable de la moelle. Dans la substance de Rolando, elles prennent une disposition en éventail verticalement déployé, et de là, mêlées aux racines, suivent le sillon collatéral postérieur pour arriver à la surface.

[*CHARPY.*]

4° Les *veines des racines antérieures*, également importantes, suivent les cloisons que parcourent dans la moelle les racines antérieures et leurs petites artères.

5° La *veine du cordon latéral* est assez constante et vient de la corne latérale, où elle se confond avec les rameaux extrêmes des veines centrales. Elle traverse un peu obliquement le cordon latéral.

Veines périmédullaires. — 1° La veine *médiane antérieure*, satellite de l'artère spinale antérieure. C'est bien une veine véritable à parois propres, et non comme on l'a dit un sinus creusé dans la pie-mère; car si sa coupe est triangulaire à l'état vide à cause de la forme en V des lèvres du sillon, elle est circulaire à l'état de plénitude. Unique à la région lombaire, le plus souvent double ou triple à la région cervicale et dorsale, et alors coupée d'anastomoses en échelons, elle ondule à l'entrée du sillon médian, placée derrière l'artère c'est-à-dire plus profondément, ou à ses côtés si elle est dédoublée. Elle recueille les veines centrales, les veines des parois du sillon médian et les veines du cordon antéro-latéral, et se déverse dans les radiculaires antérieures.

A la partie supérieure, la veine médiane antérieure se fond dans les plexus veineux du Pont de Varole. Elle finit en bas par la veine terminale, qui est sa continuation directe. La *veine terminale*, de volume très variable, quelquefois large de 1 mm., longe le filum terminale dans lequel elle est plongée avec l'artère homonyme au milieu d'un tissu cellulo-adipeux qu'enveloppe la pie-mère, et perfore le cul-de-sac dural pour se perdre on ne sait où. Le sang y suit un trajet descendant. Cette veine est sujette à de nombreuses anomalies; elle peut faire défaut et être remplacée par un plexus, ou bien aller en s'amincissant, de sorte que le cours du sang y est alors probablement ascendant.

2° La *veine médiane postérieure*. Cette veine n'a pas d'artère homologue. Large de 1 à 2 mm., manquant rarement, bien qu'à la région dorsale elle puisse être remplacée par des réseaux, elle commence au cône terminal, suit le sillon médian postérieur et se jette au collet du bulbe dans la première veine radiculaire. Elle reçoit le sang du sillon médian postérieur et des cordons de Goll et le déverse par des branches transversales dans les veines radiculaires postérieures.

3° Les *veines antéro-latérales*. Ces veines longent la ligne postérieure d'insertion des racines antérieures; elles reçoivent le sang des veines comitantes des racines antérieures et des faces latérales, et se déchargent soit dans les radiculaires antérieures, soit dans la veine médiane. Adamkiewicz admet aussi des veines postéro-latérales en avant des racines postérieures. Ces chaînes latérales sont très irrégulières et discontinues.

4° *Plexus de la pie-mère*. Ce plexus est formé par les troncs longitudinaux des veines précédentes unis entre eux à l'aide de branches transversales, elles-mêmes ramifiées et subdivisées. Les plus riches réseaux sont ceux qui recouvrent les cordons postérieurs de la moelle et qui forment, avec la veine médiane postérieure et les veines latérales, un lacis vasculaire qui se déverse dans les radiculaires postérieures. Assez souvent les veines de la pie-mère sont variqueuses, chez les vieillards surtout.

§ III. — SYSTÈME LYMPHATIQUE DE LA MOELLE

Gaines lymphatiques périvasculaires. — Les vaisseaux lymphatiques de la moelle et des autres centres nerveux présentent une conformation particulière. Au lieu d'être des canaux indépendants comme dans les autres organes, ils sont disposés en manchon continu autour des vaisseaux, d'où leur nom de *gaines lymphatiques périvasculaires*; une disposition semblable existe dans les vaisseaux du mésentère de la grenouille. Virchow avait déjà observé que l'adventice des vaisseaux des centres nerveux présentait une forme spéciale et qu'elle se laissait distendre comme un sac par les infiltrations de sang ou de sérosité; Robin reconnut sa disposition canaliculée et sa nature lymphatique. La gaine lymphatique enveloppe tous les vaisseaux, artères, veines et capillaires; sur ces derniers elle semble appliquée sur la paroi même et sans espace vide; elle est plus marquée sur les artères que sur les veines. Sa paroi externe est la tunique adventice, ce qui la fait désigner comme gaine lymphatique adventitielle, et sa paroi interne est la tunique musculaire du vaisseau; les faces opposées de l'espace vide ainsi intercepté sont tapissées par l'endothélium festonné caractéristique, et dans l'espace lui-même circule de la lymphe avec des globules blancs et des granulations. Le canalicule est continu, cloisonné par places par de petites travées conjonctives qui vont d'une face à l'autre et sont elles aussi à revêtement endothélial; de là une certaine disposition spongieuse qui doit ralentir le cours de la lymphe. Ces gaines commencent et finissent dans l'espace sous-arachnoïdien, et sont facilement injectables par cet espace. Au moment où une artériole s'enfonce dans la pie-mère, elle traverse la couche endothéliale interne de l'espace sous-arachnoïdien et entraîne avec elle un prolongement de cette couche qui va constituer sa gaine; de même quand la veinule sort de la pie-mère, son revêtement lymphatique se fond dans l'endothélium de l'arachnoïde et l'espace péri-vasculaire s'ouvre par conséquent dans l'espace sous-arachnoïdien. Il ne débouche pas dans des ganglions, et on n'a pas réussi à injecter des troncs lymphatiques le long des racines nerveuses où ils devraient passer.

Espaces lymphatiques. — Outre les canaux intra-adventitiels, on a décrit dans les centres nerveux des espaces lymphatiques variés, dont l'existence est des plus contestables. His a conclu d'injections faites par piqûre dans la substance de la moelle qu'il existait autour des vaisseaux, en dehors de leur gaine lymphatique et ne communiquant pas avec elle, un réseau de canalicules endothéliaux, ramifiés comme les vaisseaux qu'ils accompagnent, dilatés et flexueux par place, et constituant les *espaces périvasculaires* ou *extra-adventitiels*; à la surface ils débouchent dans un système lacunaire situé entre la pie-mère et la moelle, *espace épispinal*. Cet espace ne communiquant pas avec les vaisseaux de la pie-mère, la lymphe qu'il contient se déverserait par filtration dans le réservoir sous-arachnoïdien ou bien remonterait jusque dans les espaces épicérébraux de l'encéphale qui sont en relation avec des lymphatiques de la méninge vasculaire. Bien que la question ne soit peut-être pas tranchée à fond, cependant beaucoup d'observateurs considèrent les espaces périvasculaires et épispinaux de His comme des productions artificielles. Les injections poussées dans les espaces réels, comme le sous-arachnoïdien, ne s'y engagent pas; et dans les œdèmes, les inflammations, les globules rouges ou blancs extravasés s'accumulent toujours dans la gaine lymphatique adventitielle, et non dans un espace en dehors d'elle. — Rauber en donne une autre interprétation. Il admet un système lymphatique primitif, existant chez l'embryon antérieurement aux véritables vaisseaux, et constitué par les fentes qui séparent les feuillets blastodermiques et leurs plissements. Quand apparaissent les vaisseaux du système lymphatique secondaire ou définitif, ces vaisseaux entourés de tissu conjonctif s'enfoncent dans les fentes lymphatiques primitives et les comblent plus ou moins, en sorte que les espaces libres qu'on peut rencontrer à la surface de la moelle ou à la surface des fissures intra-médullaires sont les restes de la disposition embryonnaire, complètement éclipsés par la disposition définitive (gaines lymphatiques intra-adventitielles), mais peut-être encore utiles au cours de la lymphe.

D'Abundo (Sulle via linfatiche del systema nervoso centrale. *Annali di Nevrol.*, 1891 et 1896), en faisant pénétrer de l'encre de Chine dans la moelle de chiens vivants, l'a vue se répandre au bout de plusieurs jours dans des directions définies, grâce aux globules blancs qui transportent les granulations soit entre les éléments de la moelle soit dans la gaine périvasculaire. Ces expériences démontrent la circulation de la lymphe, mais ne nous font pas connaître les voies interstitielles. Celles de Guillain (*Revue neurol.*, 1899) sont semblables, comme technique et comme résultat, aux observations de l'auteur italien.

Kadyi a vu une fois l'injection poussée par les veines pénétrer dans un système de canaux ramifiés, placés verticalement à côté du canal de l'épendyme. Il présume qu'il s'agit là de canaux lymphatiques, mais sans l'affirmer, le cas étant isolé et l'injection pouvant s'être frayé une voie artificielle.

Enfin il ne faut pas oublier que le canal de l'épendyme remplit peut-être les fonctions d'une voie lymphatique.

En résumé, la circulation lymphatique est étroitement unie à la circulation sanguine, au double point de vue du mécanisme de la progression des liquides et des échanges nutritifs; on peut supposer que cette disposition engainante régularise la tension et protège les éléments nerveux contre les chocs ou les variations de pression des vaisseaux sanguins. La lymphe exsudée de la gaine péri-artérielle se répand dans les espaces conjonctifs, à travers les cellules et les prolongements névrogliques; une certaine partie doit même passer directement par osmose le long des fibres névrogliques qui sont fixées aux parois vasculaires: elle baigne les éléments nerveux et elle est reprise par la tunique lymphatique des veines. Ces conditions sont du reste les mêmes pour le cerveau.

Bibliographie. — Il existe sur les vaisseaux de la moelle de l'homme deux travaux étendus : 1° celui d'Adamkiewicz, *Die Blutgefässe des menschlichen Rückenmarkes*, in C. R. Académie des sciences de Vienne, 1882; il repose sur l'étude de douze moelles injectées: — 2° celui de Kadyi, qui a injecté vingt-neuf moelles, *Ueber die Blutgefässe des menschlichen Rückenmarkes*, Lemberg, 1889. Ce dernier travail diffère de celui d'Adamkiewicz sur plusieurs points importants. On trouvera dans ces auteurs l'indication détaillée de la technique à suivre.

Sur la circulation de la moelle chez les animaux, et spécialement chez le chien et le lapin, voy. : Hoche, *Zeitschr. f. Morphol.*, 1899.

Chez le lapin, la ligature de l'aorte abdominale, au-dessous des artères rénales, prolongée pendant une heure, entraîne la paralysie définitive des membres postérieurs (*expérience de Stenson*, 1667). Cette paralysie est due à l'anémie aiguë de la moelle lombo-sacrée dont la substance grise, et par conséquent les cellules motrices qu'elle contient, est rapidement nécrosée sans pouvoir se réparer; la substance blanche, plus résistante, reste intacte. Cette expérience, employée aujourd'hui pour détruire la substance grise de la moelle, prouve que les anastomoses artérielles sont insuffisantes pour rétablir immédiatement la circulation. Elle ne réussit pas ordinairement chez le chien. Hoche a montré que la moelle de cet animal possède des anastomoses suffisantes entre les branches spinales : une injection modérée poussée dans une artère intercostale s'étend dans le système vasculaire antérieur de la moelle jusqu'aux extrémités de celle-ci.

CHAPITRE DEUXIÈME

VAISSEAUX DE L'ENCÉPHALE

§ I. — CIRCULATION ARTÉRIELLE DU TRONC CÉRÉBRAL

BULBE, PROTUBÉRANCE ET CERVELET.

La circulation artérielle de tous ces organes compris entre la moelle et le cerveau est du domaine des artères vertébrales, branches des sous-clavières.

L'*artère vertébrale*, après avoir suivi le canal des apophyses transverses, perfore la dure-mère entre l'atlas et l'occipital, pénètre dans le crâne par le trou occipital et gagne la gouttière basilaire. De la face latérale du bulbe, elle s'est portée sur sa face antérieure et, arrivée au sillon qui sépare le bulbe de la protubérance, elle s'unit à angle aigu ou même à angle droit avec la vertébrale opposée pour former le tronc basilaire.

Les vertébrales sont souvent asymétriques. L'une ou les deux peuvent être déjetées de côté. Sur 57 sujets, Ehrmann les a trouvées 17 fois inégales; 9 fois la gauche était plus grosse, 8 fois la droite, et 5 fois l'une avait un volume double de l'autre. Mori, sur 35 cerveaux de sujets sains d'esprit, a constaté que la gauche était plus grosse dans 20 pour 100 des cas, la droite dans 2 pour 100. Lœwenfeld, pour 61 sujets, donne les chiffres suivants : la gauche plus grosse, 24 fois; la droite, 31 fois; les deux artères égales, 6 fois. Quand la vertébrale est très petite, et elle peut n'être que la moitié de l'autre, elle est ordinairement suppléée par l'autre artère ou par une branche anormale.

La vertébrale gauche est un peu plus dans l'axe de l'aorte ascendante, parce qu'elle naît de la partie verticale de la sous-clavière, et non, comme à droite, de la partie horizontale; cette disposition favorise peut-être les embolies vertébrales gauches.

Le *tronc* ou *artère basilaire*, né de la convergence des vertébrales, est un gros vaisseau de 4 mm. de diamètre (2 mm. 5 à 3,5 de D. intérieur). Il s'étend du bord inférieur au bord supérieur de la protubérance, trajet qui mesure 25 à 30 mm. en moyenne, souvent moins quand les vertébrales se réunissent tardivement. Il repose en avant sur la gouttière basilaire osseuse, en arrière sur le sillon médian ou basilaire de la protubérance, sillon qui, d'ailleurs, ne paraît pas être produit par son contact, car il existe sans changement alors même que l'artère est déjetée sur le côté. Il n'est pas rare en effet de voir le tronc basilaire décrire une courbe à convexité droite. Sur tout son parcours, l'artère est contenue dans un canal sous-arachnoïdien, canal protubérantiel médian, qui s'ouvre en avant dans le confluent central, et elle est fixée à la surface du pont de Varole par des lamelles de tissu sous-arachnoïdien.

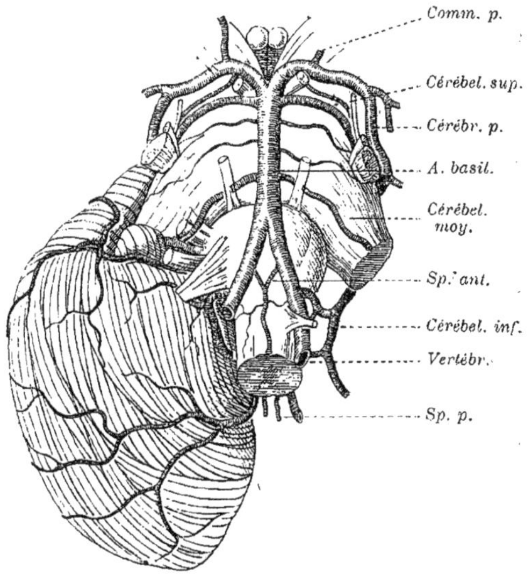

Fig. 371. — Artères du bulbe, de la protubérance et du cervelet, d'après Hirschfeld.

Vue de face.

L'artère basilaire est originellement double, puisqu'elle représente les deux vertébrales momentanément unies; la trace de cette duplicité se retrouve dans une cloison médiane plus ou moins longue et plus ou moins profonde qu'on voit assez souvent sur la face interne de sa paroi antérieure, ou encore dans son dédoublement partiel donnant lieu à des formations insulaires qui sont normales chez le cheval. L'éperon qui marque en bas l'adossement des deux artères vertébrales favorise les thromboses en ralentissant le cours du sang.

Au delà de la protubérance, le système vertébral artériel se redivise, le tronc basilaire se bifurque et donne ses deux branches terminales, les cérébrales postérieures qui font partie de l'hexagone de Willis.

Les collatérales importantes fournies par les artères vertébro-basilaires sont les suivantes :

A. **Collatérales des vertébrales.** — 1° La *spinale postérieure*. Elle naît dès la pénétration de la vertébrale dans le sac dural; assez souvent elle vient de la cérébelleuse inférieure. Cette petite artère se dirige en arrière et en bas; elle se divise en deux branches, une ascendante très courte qui monte vers le bord du plancher ventriculaire, une descendante longue qui commence la chaîne des spinales postérieures. La branche ascendante peut être remplacée par une ou deux artérioles naissant directement de la vertébrale et montant derrière les racines du pneumogastrique. — 2° La *cérébelleuse inférieure* (cérébell. infér. et postér. ou vertébro-cérébell.). Très flexueuse, elle embrasse le bulbe, en passant de sa face antérieure à sa face postérieure; elle traverse les racines de l'hypoglosse, contourne ou traverse celles du pneumogastrique et arrive sur les côtés du quatrième ventricule, à 2 cm. au-dessus du bec du calamus, dans l'angle qui sépare le bulbe du cervelet; là elle disparaît en s'enfonçant dans la profondeur. Après ce trajet en anse double, elle se divise en branche interne ou médiane qui occupe la scissure interhémisphérique du cervelet et s'épuise sur le lobe médian, et en une ou deux branches externes ou latérales destinées à la face inférieure du cervelet. — 3° La *spinale antérieure*. Elle naît de l'angle même de réunion des vertébrales ou à 1 cm. au plus en dehors, et descend obliquement sur la face antérieure du bulbe pour s'unir à celle du côté opposé et commencer la chaîne impaire de la spinale antérieure de la moelle. Les deux spinales antérieures sont souvent asymétriques; leur réunion peut se faire très près, d'où un losange ou un delta avec l'angle des vertébrales, ou bien à une distance de plusieurs centimètres seulement.

B. **Collatérales du tronc basilaire.** — 1° La *cérébelleuse moyenne* (cérébell. infér. et antér.). La plus petite des cérébelleuses, elle naît près de l'origine de l'artère basilaire, quelquefois de sa partie moyenne, passe sur les racines du mot. oc. externe, se dirige en dehors vers le lobule du pneumogastrique qu'elle entoure en anse et se distribue à la face antérieure du cervelet. Les cérébelleuses moyennes peuvent faire défaut d'un seul côté ou des deux, et sont alors suppléées soit par la cérébelleuse inférieure, soit par un rameau du tronc basilaire. Leur origine peut se faire à la fois sur le tronc basilaire et sur la vertébrale. — 2° L'*auditive interne*, petite artère qui suit le nerf auditif, et se porte avec lui à l'oreille interne. — 3° La *cérébelleuse supérieure*. Elle semble une branche de bifurcation de l'artère basilaire, comme la cérébrale postérieure, dont elle n'est séparée que par le tronc du moteur ocul. commun et dont elle suit la courbure dans le sillon sus-protubérantiel. Elle s'infléchit en arc et s'irradie d'avant en arrière sur toute la longueur de la face supérieure du cervelet par deux branches, une externe qui fournit à l'hémisphère correspondant, une interne qui donne deux rameaux à la valvule de Vieussens et au vermis supérieur.

La cérébelleuse supérieure est essentiellement l'artère du vermis supérieur; toutefois, dès son origine et avant son arrivée sur le cervelet, elle émet des branches centrales qui s'enfoncent dans le tronc cérébral, notamment dans la partie supérieure de la protubérance, et des branches périphériques qui vont sur le pédoncule cérébral s'anastomoser en plexus avec des rameaux fournis par la cérébrale postérieure.

Cette artère peut être très volumineuse et suppléer des cérébrales postérieures atrophiées. Quelquefois elle se bifurque au niveau même du tronc basilaire, ou bien elle est accompagnée d'une ou deux branches accessoires; c'est pour cela que certains auteurs décrivent deux cérébelleuses supérieures, placées immédiatement l'une derrière l'autre.

Les artères du bulbe et de la protubérance appartiennent vraisemblablement au type segmentaire comme celles de la moelle, mais les segments médullaires sont ici tellement déformés et les paires nerveuses crâniennes si difficiles à classer qu'il faut renoncer à établir une analogie complète. Tout au plus peut-on considérer l'artère vertébrale, dans son trajet le long du premier nerf cervical, comme une énorme radiculaire de plusieurs paires nerveuses, dont les spinales postérieures et antérieures représentent les branches descendantes, et le tronc basilaire la branche ascendante. L'artère basilaire semble en effet le prolongement intra-crânien de l'artère spinale antérieure.

1° CIRCULATION ARTÉRIELLE DU BULBE

Les vaisseaux nourriciers du bulbe, issus des vertébrales, des spinales, de la cérébelleuse inférieure et de la partie initiale du tronc basilaire, peuvent être répartis en quatre groupes : artères radiculaires, centrales, périphériques et choroïdiennes. Toutes ces artères naissent directement des troncs vasculaires.

Seules les artères périphériques destinées aux cordons proviennent surtout du réseau pie-mérien qui enveloppe le bulbe ; ce réseau est d'ailleurs loin d'être aussi développé que celui de la surface cérébrale ; comme dans toutes les régions où elle recouvre de la substance blanche, la pie-mère est peu vasculaire et les vaisseaux nourriciers du bulbe sont principalement des vaisseaux directs, indépendants du réseau.

A. ***Artères radiculaires***. — Très fines, de 1/3 à 1/4 de mm., elles abordent les racines nerveuses (hypoglosse, facial, auditif, moteur externe, nerfs mixtes) près de leur émergence et se divisent en deux branches : une branche

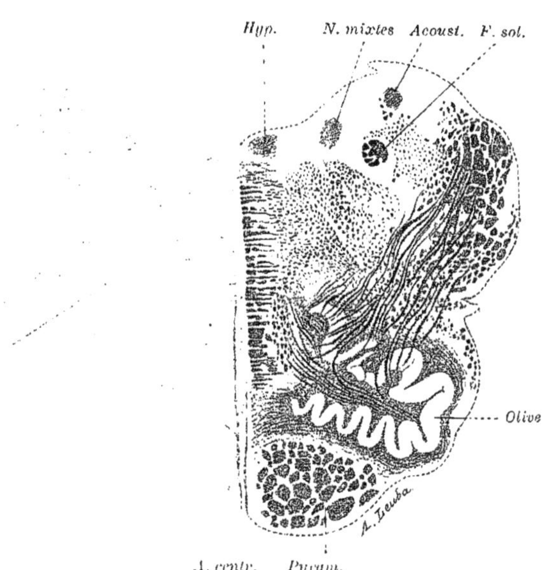

FIG. 372. — Artères du bulbe (d'après Adamkiewicz).

Coupe transversale par l'olive. — Quelques noyaux de nerfs crâniens ont été indiqués. — La terminologie est celle du texte.

externe qui suit en direction centrifuge les filets radiculaires auxquels elle fournit, une branche interne qui remonte le long de la racine, pénètre avec elle dans le bulbe et la suit par trois ou quatre rameaux jusqu'à son noyau cellulaire. Au niveau des fossettes latérales du bulbe, elles forment de véritables buissons de rameaux perforants.

B. ***Artères centrales***. — Ce sont les *artères médianes* ou *des noyaux*, de Duret ; elles sont analogues aux artères centrales de la moelle et méritent d'en conserver le nom. Adamkiewicz, comme pour la moelle, les décrit sous le nom d'*artères du sillon*.

Chacune d'elles, très petite, de 1/4 à 1/6 de mm., naît isolément d'un tronc notable, disposition que nous retrouverons à la base du cerveau, s'enfonce immédiatement dans la substance nerveuse et va tout droit, en émettant de rares collatérales, jusqu'au plancher du quatrième ventricule, pour se terminer autour du noyau d'origine de l'hypoglosse en un réseau capillaire serré. Toutes sont sur la ligne médiane, comme pour la moelle; elles sont donc échelonnées en hauteur et parallèles, et leur trajet est antéro-postérieur. On en reconnaît deux groupes, un groupe supérieur (*a. sous-protubérantielles* de Duret) qui naît du tronc basilaire à son origine même et pénètre dans les orifices du trou borgne ou fossette interpyramidale, un groupe inférieur qui provient des spinales antérieures et plonge dans le sillon médian du bulbe. Les artères de ce dernier groupe sont d'autant plus courtes qu'on se rapproche davantage de l'entre-croisement des pyramides, et s'arrêtent avant d'avoir atteint la face postérieure, le plancher ventriculaire n'existant pas à ce niveau.

D'après Adamkiewicz, le noyau de l'hypoglosse est alimenté principalement par la terminaison de l'artère centrale, accessoirement par l'artère du sillon médian postérieur au-dessous du calamus et par la terminaison des vaisseaux radiculaires.

C. ***Artères périphériques ou des cordons.*** — Ces artères sont réparties sur toute la périphérie du bulbe, à l'exception du plancher ventriculaire. Elles naissent, le plus grand nombre du réseau pie-mérien, les autres, plus rares mais plus fortes, de toutes les artères voisines, notamment des cérébelleuses, des spinales postérieures avec leurs branches ascendante et descendante. Elles sont destinées aux cordons et aux masses grises autres que les noyaux moteurs. Il faut mentionner à part celles des noyaux de Goll et de Burdach. L'olive reçoit ses vaisseaux de plusieurs sources : de rameaux périphériques ou artères olivaires, de l'artère radiculaire de l'hypoglosse, et même de collatérales de l'artère centrale.

D. ***Artères choroïdiennes.*** — La cérébelleuse inférieure, au moment où elle passe entre le bulbe et le cervelet, donne quatre artérioles distinctes, deux pour les plexus choroïdes, dont l'extrémité renflée et libre à la face externe du cervelet est d'autre part vascularisée par la cérébelleuse moyenne, et deux pour la toile choroïdienne. Les artères du plexus choroïde émettent en outre plusieurs rameaux qui vont au plancher ventriculaire, de même que celles des plexus choroïdes cérébraux fournissent à la couche optique et au corps strié.

Sur les artères du bulbe voy. : Duret, Sur la distribution des artères nourricières du bulbe rachidien. *Arch. de Physiol.*, 1873; — Adamkiewicz, Die Arterien des verlængerten Markes. *Acad. des sc. de Vienne*, 1890. Ce dernier travail contient de fort belles planches. La terminologie de l'auteur est conforme à celle qu'il a adoptée pour la moelle.

J'ai suivi surtout la description de Duret.

2° CIRCULATION ARTÉRIELLE DE LA PROTUBÉRANCE

La disposition est la même que pour le bulbe, sauf que tout est concentré sur la face antérieure, la seule face libre du pont de Varole. Le réseau pie-mérien est peu développé; les artères nourricières sont surtout directes.

Les deux artères *radiculaires* sont celles de l'auditif, artère *auditive interne*, qui accompagne le nerf dans l'oreille moyenne, et celle du trijumeau. Cette dernière, née de la basilaire, se porte sur le tronc nerveux et s'y divise en deux branches; malgré son volume, elle a encore pour artères auxiliaires des branches à peu près constantes de la cérébelleuse moyenne.

Les artères *centrales* proviennent du tronc basilaire et perforent la substance nerveuse du sillon médian; on en compte de quatre à six assez volumineuses. Elles sont surtout destinées aux noyaux du facial, du moteur externe et du trijumeau.

Duret les appelle médio-protubérantielles, et désigne sous le nom de sus-protubérantielles les artères qui émanent des cérébrales postérieures à leur origine même, s'enfoncent entre les pédoncules cérébraux et se dirigent en arrière et en haut pour atteindre les origines du pathétique et du moteur commun. Cette distinction est un peu arbitraire. Les artères sus-protubérantielles sont des artères pédonculaires, et d'autre part les artères centrales, qui alimentent le noyau du pathétique et le noyau du moteur commun dans sa partie postérieure, naissent du tronc basilaire ou des cérébelleuses postérieures et traversent la protubérance en ligne sagittale, d'avant en arrière, en côtoyant le raphé (Shimamura).

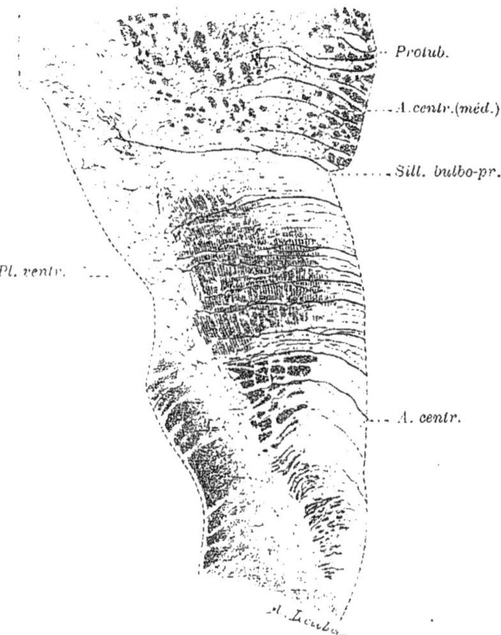

Fig. 373. — Artères centrales du bulbe et de la protubérance, d'après Adamkiewicz.

Coupe médiane antéro-postérieure.

En groupant les artères nourricières des noyaux du bulbe et de la protubérance, on peut distinguer trois catégories : 1° un groupe inférieur ou *bulbaire* comprenant le spinal, l'hypoglosse, le pneumo-gastrique et le glosso-pharyngien, c'est-à-dire la moitié inférieure du plancher ventriculaire, dont les artères centrales viennent des spinales antérieures pour les deux premiers, de la bifurcation inférieure de la basilaire pour les deux autres. L'oblitération de la partie inférieure du tronc basilaire est un fait redoutable, puisqu'elle supprime le sang artériel du noyau du pneumogastrique; — 2° un groupe moyen ou *protubérantiel*, qui répond à la moitié supérieure du plancher ventriculaire, et dans lequel rentrent le facial, le moteur oc. externe et le nerf masticateur du trijumeau. Les artères naissent du tronc basilaire, et ce tronc étant unique, son oblitération entraîne des accidents bilatéraux; — 3° un groupe supérieur ou *pédonculaire*, qui fournit les vaisseaux du moteur commun et du pathétique, par la bifurcation supérieure du tronc basilaire.

Nous n'avons cité que des artères de noyaux moteurs; celles des noyaux sensitifs terminaux sont encore mal connues.

3° CIRCULATION ARTÉRIELLE DU CERVELET

Le cervelet reçoit de chaque côté les trois cérébelleuses, en tout six artères; quatre proviennent du tronc basilaire et deux des vertébrales (voy. p. 563).

Autant les cérébelleuses supérieures sont fixes comme volume et comme position, autant les cérébelleuses inférieures et les moyennes sont inconstantes; elles peuvent manquer par paires, ou bien d'un seul côté, être petites ou volumineuses d'un ou des deux côtés, naître à des hauteurs variables. Les cérébelleuses inférieures naissent assez souvent du tronc basilaire, comme c'est le cas normal chez le cheval et la brebis; elles sont parfois côtoyées par une *collatérale accessoire*, que Lautard a vue oblitérée ainsi que l'artère principale, dans un cas de ramollissement tuberculeux du cervelet. Il suit de ces variations qu'une embolie ou une thrombose soit des artères vertébrales, soit du tronc basilaire produiront dans le cervelet une zone de ramollissement d'étendue très diverse.

Les artères cérébelleuses sont toutes anastomosées entre elles par leurs branches de division, qui dessinent à la surface un grand réseau vasculaire; elles le sont d'un côté à l'autre, comme aussi avec les artères du cerveau, par les cérébrales postérieures, et avec les artères du bulbe par la cérébelleuse inférieure. Duret dit que ces anastomoses sont rares et n'ont lieu que par des branches de 1/4 de mm., comme pour le cerveau; mais tous les auteurs sont d'accord pour considérer le système artériel du cervelet comme formant un tout continu, grâce à de nombreuses voies d'union; la ligature du tronc basilaire total n'empêche pas les injections de remplir toutes les artères cérébelleuses.

C'est pour cette raison que les foyers de ramollissement sont très rares dans le cervelet et, quand ils se présentent, ils sont ordinairement mal limités. Pour la même raison il est difficile de reconnaître des territoires vasculaires définis. Tout ce que l'on peut dire, c'est que la cérébelleuse supérieure se distribue surtout à la face supérieure de l'organe, la moyenne à la face antérieure et à la grande circonférence; l'inférieure, à la face inférieure. Le lobe médian, avec ses vermis supérieur et inférieur et la valvule de Vieussens, reçoit les branches internes des cérébelleuses supérieure et inférieure. La cérébelleuse moyenne, à son défaut la supérieure, fournit une grosse branche, l'*artère du corps dentelé* ou artère rhomboïdale, qui pénètre dans cet organe par son hile et s'y distribue en rameaux irradiés. C'est à la rupture de ce vaisseau que sont dues les grosses hémorragies intra-cérébelleuses.

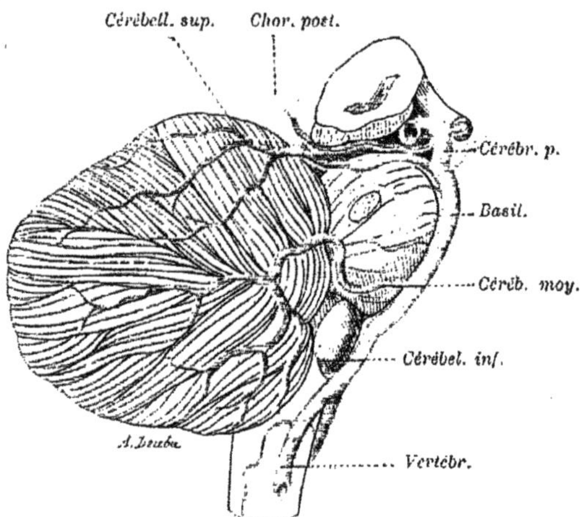

FIG. 374. — Artères du cervelet (d'après Hirschfeld). Vue latérale.

Les grosses artères rampent à la surface des circonvolutions sans pénétrer dans les sillons où la pie-mère n'est pas dédoublée. Elles se résolvent en un réseau qui occupe la face externe de la pie-mère, et c'est de ce réseau pie-mérien, prolongé dans les sillons de diverses grandeurs, que partent les artères nourricières de l'écorce, dirigées perpendiculairement à la surface. Les capillaires qu'elles émettent dans la substance blanche ont leurs mailles larges, allongées dans le sens des fibres nerveuses; ceux de la substance grise, et surtout ceux qui entourent les grandes cellules de Purkinje, forment un réseau serré, à mailles ovalaires, dont le grand axe est disposé radiairement (Obersteiner).

Les artères du bulbe, de la protubérance et du cervelet sont-elles du type terminal ou du type anastomotique ? Duret le premier a déjà montré que ce sont des artères terminales, à territoire indépendant, mais il a soutenu à tort qu'il en était de même pour les gros troncs et les ramifications extérieures. La disposition est en effet la même pour tous les centres nerveux, pour la moelle comme pour le cerveau. Le système artériel de la surface est parfaitement anastomotique, soit par la réunion de ses branches, soit par l'interposition d'un réservoir commun, le réseau vasculaire de la pie-mère. Au contraire, le système profond est terminal; ou pour mieux dire, dès qu'une artère, grosse ou petite, est devenue pénétrante, intra-bulbaire ou intra-protubérantielle, elle ne communique plus avec ses voisines, et son territoire est fermé, indépendant. Aussi l'oblitération des artères centrales, consécutive à l'obstruction d'une vertébrale ou du tronc basilaire, prive-t-elle de sang les noyaux nerveux correspondants, complètement s'ils n'ont qu'une artère nourricière, incomplètement s'ils ont une vascularisation accessoire par les artères périphériques ou les radiculaires. La forme du foyer de ramollissement est un cône à sommet antérieur et médian, à base ventriculaire.

4° CIRCULATION ARTÉRIELLE DU PÉDONCULE CÉRÉBRAL

Les pédoncules cérébraux comprennent des parties blanches et quatre masses principales de substance grise, le locus niger, les noyaux d'origine du moteur commun et du pathétique, le noyau rouge et les tubercules quadrijumeaux. Un nerf volumineux, le moteur ocul. commun, émerge à la face ventrale entre les artères cérébrale postérieure et cérébelleuse supérieure; le pathétique, très petit, apparaît sur la face dorsale.

Les a. pédonculaires proviennent en grande majorité de la cérébrale postérieure qui contourne le pédoncule en décrivant les trois quarts d'un cercle; elles naissent de son tronc même ou de ses branches; un petit nombre ont pour origines la choroïdienne antérieure, la communicante postérieure, la cérébelleuse supérieure.

Nous les classerons en : artères centrales, artères radiculaires, artères périphériques ou des faisceaux, artères jumelles,

1° ***Artères centrales.*** — Ce sont les artères médianes sus-protubérantielles de Duret. Nées du tronc basilaire à sa bifurcation même ou des artères voisines, cérébrales postérieures et cérébelleuses supérieures à leur origine, elles s'enfoncent dans le trou borgne interpédonculaire, et se dirigent en arrière et en haut, en sens sagittal à travers le pédoncule, côtoyant le raphé qui les sépare des artères semblables du côté opposé. Ces vaisseaux, les plus gros et les plus longs de toutes les artères pédonculaires, continuent la série des artères médianes de la moelle, du bulbe, de la protubérance. Ils fournissent des branches collatérales au noyau rouge et se terminent dans les noyaux du moteur commun et du pathétique; leur analogie est frappante avec les artères médianes bulbaires qui nourrissent le noyau de l'hypoglosse. Shimamura s'est assuré, par des injections pénétrantes, que leur territoire est terminal, qu'il ne communique ni avec les territoires latéraux, ni probablement avec le territoire central du côté opposé, ni avec le réseau des tubercules quadrijumeaux ; il a la forme d'un triangle à base inférieure (ou antérieure). Il pense que si le noyau du moteur oc. commun est si fréquemment atteint de processus inflammatoire, ceci tient à la limitation de son territoire vasculaire, à son caractère terminal, ainsi qu'à sa situation au confluent du système carotidien et du système vertébral.

2° ***Artères radiculaires.*** — Alezais a décrit l'artère radiculaire du moteur oc. commun; elle naît, en règle générale, de la cérébrale postérieure en dedans du nerf. Mais souvent il existe plusieurs vaisseaux qui s'anastomosent entre eux et avec les artères centrales et couvrent de leur plexus l'espace interpédonculaire (Shimamura). L'artère radiculaire, accolée au tronc nerveux, lui abandonne des branches externes, puis s'enfonce avec ses racines dans le sillon d'où elle émerge, et se déploie, dans le sens longitudinal, en un éventail de six ou sept gros rameaux que l'on peut classer en antérieurs, moyens et postérieurs. Ils fournissent à la partie externe du locus niger.

Les artères centrales et les artères radiculaires sont, au point de vue de leur situation, des artères pédonculaires internes ou interpédondulaires, qui s'engagent par les trous internes de l'espace perforé postérieur. Ce même espace livre passage à des artères pédonculaires et à des artères optiques (artères postérieures du troisième ventricule).

3° ***Artères périphériques.*** — Ces petites artères naissent des vaisseaux voisins, cérébrale postérieure, communicante postér., choroïdienne antérieure, artère optique. Elles contournent souvent en arc la face latérale et dorsale du pédoncule, sur une certaine étendue, puis s'enfoncent en sens radié à travers le pied pédonculaire, le sillon latéral et le locus niger, l'étage supérieur ou région de la calotte.

4° ***Artères jumelles.*** — On désigne sous ce terme abrégé les artères des tubercules quadrijumeaux, *TQ*. Ceux-ci sont recouverts d'un réseau vasculaire qui compte parmi les plus riches de l'encéphale. Trois couples d'artères l'alimentent : les artères jumelles *antérieures*, rameaux très courts qui vont aux *T*. antérieurs; les jumelles *moyennes*, les plus importantes, dont les ramifications se déploient entre les *T*. antérieurs et postérieurs; les jumelles *postérieures*, destinées aux *T*. postérieurs. Les deux premières viennent de la cérébrale postérieure, la troisième de la cérébelleuse supérieure.

Les artères nourricières qui naissent de ce réseau s'enfoncent à des distances régulières dans la substance grise des tubercules quadrijumeaux qu'elles parcourent en direction radiée. Leur territoire ne communique pas avec celui des noyaux d'origine du moteur oc. commun et du pathétique.

On peut joindre à ce groupe l'*artère des corps genouillés*, branche de la cérébrale postérieure.

. Sur les artères du pédoncule cérébral, voy. : Duret, dans ses deux mémoires de 1873 et 1874; — Alezais et d'Astros, Circulation artérielle du pédoncule cérébral. *Journal de l'Anatomie*, 1873; — Shimamura (de Tokio). Ueber die Blutversorgung der Pons und Hirnschenkelgegend, *Neurol. Centralbl.*, 1894.

§ II. — CIRCULATION ARTÉRIELLE DU CERVEAU.

Les artères du cerveau proviennent de deux sources, du système carotidien et du système vertébral.

La carotide interne sortant du sinus caverneux aborde perpendiculairement la base du cerveau et immédiatement, à l'angle externe du chiasma, se divise en éventail, donnant quatre branches, deux volumineuses antérieures (artères cérébrales antérieure et moyenne), deux beaucoup plus petites qui sont postérieures (artères communicante postérieure et choroïdienne p.). Toutes sont dirigées horizontalement, par conséquent coudées à angle droit sur leur tronc d'origine. — Le système vertébral est représenté par le tronc basilaire qui, au bord supérieur de la protubérance, se bifurque en ses deux branches terminales, les cérébrales postérieures.

Le système carotidien est de beaucoup le plus important, car il représente les 2/3 des troncs d'origine; la surface de la section de l'artère basilaire étant 1, celle des deux carotides réunies est 2, rapport qui est un chiffre constant; aussi la ligature d'une carotide est grave pour le cerveau. Ajoutons que les hémorragies cérébrales se font surtout dans son domaine, que c'est elle qui charrie presque exclusivement les embolies, et qu'elle a sous sa dépendance le cerveau moteur et tous les centres d'aphasie. Les carotides droite et gauche, à la base du cerveau, ont une surface sensiblement égale, et l'on ne peut avec de Fleury attribuer le plus grand volume de l'hémisphère gauche (fait inconstant d'ailleurs) à la prépondérance de la carotide gauche. Sur 57 sujets, Ehrmann a trouvé 36 fois les deux artères exactement égales, 5 fois la gauche plus volumineuse et 16 fois la droite. Les chiffres de Lœwenfeld sont différents. 125 sujets, de 20 à 60 ans, lui ont donné : 12 fois égalité, 31 fois la droite plus large et 79 fois la gauche; la plus grande différence atteignait 4 mm. dans la circonférence. Il faut dire que cet auteur a tenu compte des différences les plus minimes.

En s'unissant dès leur origine, les artères émanées des carotides et du tronc basilaire constituent l'**hexagone de Willis**, c'est-à-dire une figure géométrique à six côtés. Les deux côtés antérieurs sont formés par les *cérébrales antérieures*, qui, nées des carotides, se portent en avant et en dedans à la rencontre l'une de l'autre, et après un trajet de 15 mm. s'unissent par une anastomose transversale, la *communicante antérieure*. Celle-ci a une longueur moyenne de 2 à 3 mm. et un D. intérieur de 1 mm. Elle figure l'angle antérieur tronqué et, quand elle est un plus longue, cet angle devient un petit côté d'heptagone. — Les côtés moyens sont les *communicantes postérieures*, qui viennent de la carotide, marchent directement en arrière et s'unissent aux cérébrales postérieures. Leur longueur est de 15 mm., leur D. extérieur est de 1 mm. 5 (intérieur 0,6 à 1 mm.). — Aux côtés postérieurs répondent sur un trajet de 1 cm. les artères *cérébrales postérieures*, depuis leur origine du tronc basilaire jusqu'au point où elles reçoivent les communicantes. Chaque côté de l'hexagone a donc de 10 à 15 mm., et les diamètres de sa surface sont de 2 cm. environ.

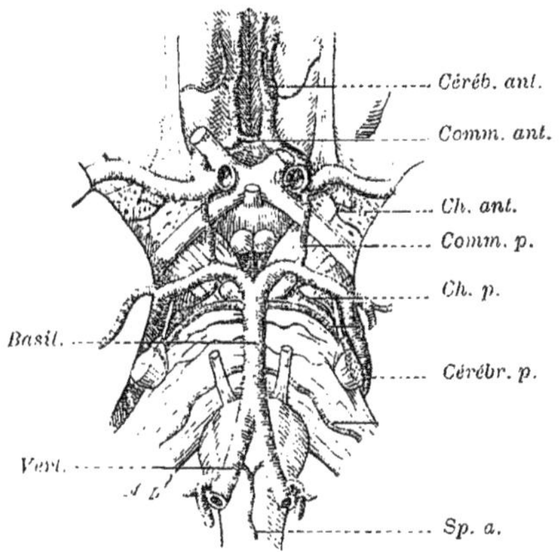

Fig. 375. — Hexagone de Willis sur la base de l'encéphale.

Si l'hexagone n'a que six artères formant ses six côtés, il en a davantage en comptant ses angles, car nous trouvons, à l'angle antérieur, la communicante antérieure; à l'angle postérieur, le tronc basilaire; aux angles latéraux, les carotides. Dix artères prennent donc part à sa constitution, même douze quand les communicantes postérieures naissent des artères sylviennes; aussi le terme d'hexagone est-il quelquefois remplacé par celui de *polygone* ou de cercle artériel de Willis.

Le volume de l'hexagone, et par suite celui du système artériel total du cerveau, n'est pas, comme on pourrait le croire, proportionnel à celui de la masse nerveuse. Les surfaces de section des gros vaisseaux varient dans de grandes limites, celle de la carotide de 5 à 9 mm. carrés, celle du tronc basilaire de 5 à 8,5; et la somme de ces surfaces ne croît pas comme le poids du cerveau (Ehrmann, Lœwenfeld). Deux encéphales de même poids peuvent avoir une surface artérielle égale chez le premier à 1, et chez le second à 1,8, presque au double — Les différences sexuelles ne sont pas nettes. — L'âge influe, en augmentant progressivement le volume des artères; ici, comme pour l'aorte (Beneke), l'accroissement est physiologique jusque vers 40 ans; au delà, le volume cesse de croître, ou si l'artère se dilate, c'est un fait d'ordre pathologique, lié à la diminution de l'élasticité.

Si l'on fixe une moyenne entre les chiffres extrêmes, on reconnaît que ces chiffres représentent d'un côté une insuffisance vasculaire, de l'autre une vascularisation excessive. Ces deux types circulatoires sont tantôt en rapport avec un état semblable de l'arbre artériel de tout l'organisme, de l'aorte notamment, tantôt indépendants et propres au cerveau. Un tel état anatomique ne peut être sans influence sur les hémorragies, les ramollissements, ou sur les maladies inflammatoires. On peut aussi penser qu'une insuffisance organique des artères cérébrales doit s'opposer à la puissance et à la continuité du travail intellectuel, qu'elle favorise la fatigue et par suite l'apparition de toutes les névroses qui naissent de l'épuisement cérébral. C'est cette insuffisance dans le développement artériel, insuffisance congénitale, qui porte sur le calibre vasculaire et peut-être aussi sur la constitution de ses parois, que Lœwenfeld considère comme la tare organique, par laquelle s'expliquent la prédisposition aux hémorragies cérébrales et leur transmission héréditaire. Les varices, les hémorroïdes nous offrent des exemples analogues d'imperfection vasculaire constitutionnelle.

(Lœwenfeld, *Studien über Ætiologie... der spontanen Hirnblutungen*, 1886.)

L'hexagone entoure en couronne la selle turcique. Il est situé dans le confluent sous-arachnoïdien inférieur ou réservoir central, ses artères battent dans une couche liquide abondante et doivent tendre à soulever le cerveau. Ce confluent est divisé en deux loges par une cloison transversale; les carotides et les communicantes postér. occupent la loge antérieure, les cérébrales postér. la loge postérieure (fig. 96). Par sa continuité, le cercle artériel assure l'unité vasculaire du cerveau. Dans le sens antéro-postérieur, la continuité est établie par les communicantes postérieures; entre les moitiés droite et gauche, par la communicante antérieure et par le tronc basilaire impair et médian.

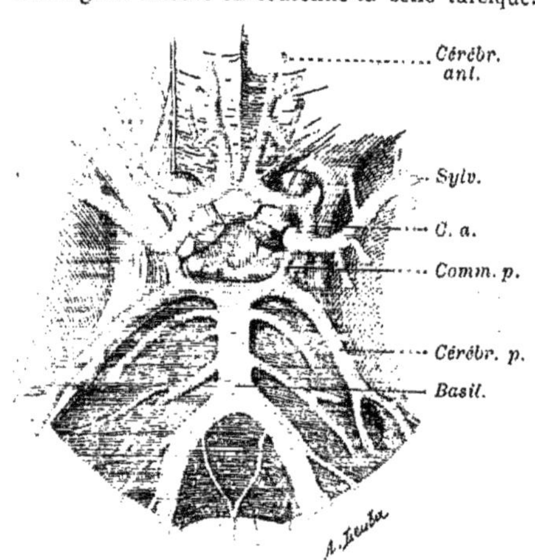

Fig. 376. — Hexagone de Willis sur la base du crâne (d'après Bourgery).

L'hexagone n'est pas constitué de la même façon chez les animaux, du moins chez la plupart. Chez les rongeurs, le système vertébral est énorme; au contraire chez les ruminants et en général chez les animaux domestiques, les vertébrales n'arrivent pas dans le crâne, le tronc basilaire est formé par les occipitales, branches de la carotide externe, et la carotide interne fournit les trois cérébrales, en même temps qu'elle reçoit dans une arcade transversale la fin de l'artère basilaire. Il n'y a pas de communicante postérieure; le tronc basilaire communique avec la carotide interne d'abord par sa terminaison assez grêle, puis par une branche anastomotique qu'il envoie à la carotide dans le sinus caverneux, branche qui fait défaut ou est très grêle chez le cheval, volumineuse et à peu près constante chez l'âne. Cette même anastomose a été plusieurs fois constatée chez l'homme, et coïncidait ordinairement avec des artères vertébrales peu développées. On comprend, d'après cette disposition, que la ligature simultanée des deux carotides primitives est constamment mortelle chez le cheval; elle supprime la presque totalité du sang encéphalique, des trois cérébrales par la carotide interne, et du tronc basilaire par la carotide externe qui fournit les occipitales, origines de ce tronc; le sang ne peut plus arriver que par les anastomoses des vertébrales, d'ailleurs peu développées, avec les occipitales et par celles-ci au tronc basilaire; mais à son tour, le tronc basilaire n'est relié au système carotidien que par de très petites anastomoses. Il n'en serait pas de même chez l'âne, le chien ou le lapin.

Les artères de l'hexagone présentent d'après Triepel (*Deut. medic. Woch.*, 1897) une particularité de structure : le tissu élastique y est rare. La membrane élastique externe fait défaut et l'adventice est privée de ses fortes fibres longitudinales. Comme cette régression est d'autant plus marquée qu'on s'éloigne plus de la lumière du vaisseau, l'auteur en conclut que la membrane élastique interne se développe sous l'influence de la pression sanguine, tandis que les formations élastiques externes dérivent des mouvements du corps, qui font défaut dans la cavité crânienne.

ANOMALIES DE L'HEXAGONE

Chez l'homme, les **anomalies de l'hexagone** sont très fréquentes. Voici les plus communes, observées sur 57 sujets des deux sexes (par Ehrmann).

Communicante antérieure. — Six fois longue de 6 à 8 mm.; douze fois courte au point qu'il y avait fusion des deux cérébrales; — douze fois double, dont une très petite; une fois triple; deux fois en Y; — quatre fois très large: sept fois petite, ou même filiforme.

La communicante antérieure fait défaut chez la brebis. Chez le chien, l'âne, le cheval, chez certains singes et anormalement chez l'homme, elle est remplacée par la fusion plus ou moins étendue des deux cérébrales antérieures formant une sorte de tronc basilaire.

Communicante postérieure. — 11 fois très volumineuse avec cérébrale postérieure grêle; 2 fois des deux côtés, et 2 fois d'un seul côté, dont 5 à gauche et 4 à droite. Il semble dans ces cas que la cérébrale postérieure, qui, d'abord étroite, devient subitement très grosse après avoir reçu la communicante, naît de la carotide et non du tronc basilaire. Cette interprétation est probablement exacte, car chez beaucoup d'animaux la cérébrale postérieure est une branche carotidienne, et l'anomalie s'explique par la réversion. — 17 fois les communicantes sont au-dessous du D. moyen, petites (circonfér. intér. de 1 mm. à 1 mm. 5 au lieu de 2 à 3 normal) ou filiformes (circonf. intér. inférieure à 1 mm.); 6 fois d'un seul côté, 11 fois des deux côtés à la fois. Lombroso et Giacomini ont signalé son volume anormal chez les criminels.

Mentionnons encore d'autres anomalies graves et rares : l'absence d'une communicante postérieure, une carotide donnant les deux sylviennes ou bien les deux cérébrales antérieures. Dans un cas cité par Kundrat (ligature de la carotide, mort 27 heures après, encéphalomalacie de la moitié du cerveau), la carotide interne fournissait les trois cérébrales, le tronc basilaire se terminait dans les cérébelleuses inférieures et celles-ci n'avaient avec les cérébrales postér. que des anastomoses filiformes.

Un grand nombre de ces anomalies jouent un rôle considérable dans l'interruption de la circulation à la suite d'une ligature de la carotide ou d'une obstruction d'un point de l'hexagone par thrombose ou embolie. Les plus importantes sont l'étroitesse des cérébrales postérieures et celle des communicantes postérieures; dans les deux cas, les communications entre le système carotidien et le système vertébral sont insuffisantes pour qu'ils puissent se suppléer. Ehrmann fait remarquer que le chiffre des accidents cérébraux graves, à la suite de la ligature d'une carotide (21 p. 100), coïncide avec celui des anomalies de l'hexagone rendant les anastomoses insuffisantes (24 p. 100).

Les anomalies de l'hexagone sont plus fréquentes chez les aliénés que chez les sujets normaux. Frigerio, sur 37 cerveaux d'aliénés, a noté 21 fois d'importantes anomalies vasculaires. Lombroso, sur 71 cerveaux de criminels, signale 26 anomalies, et notamment une fois l'absence des communicantes postérieures et 18 fois la grosseur anormale de ces mêmes communicantes. Mori (*Rivista sp. di freniatria*, 1894) a étudié comparativement 35 cerveaux normaux et 35 cerveaux d'aliénés. Les cerveaux normaux ont fourni 22 anomalies, dont 13 des cérébrales et 9 des cérébelleuses; les autres, 33 anomalies, dont 32 des cérébrales et 1 des cérébelleuses. Il y avait, dans le premier cas, 13 encéphales sans anomalies, et dans le second 2 seulement sur 35. Il faut noter aussi que la plupart des anomalies chez les sujets sains d'esprit, tout en étant moins nombreuses, étaient beaucoup plus insignifiantes (division précoce, différence de calibre), tandis que chez les aliénés un grand nombre étaient des anomalies complexes, graves, rappelant des types que l'on observe chez les mammifères non primates. Ces anomalies comprenaient sur ces mêmes cerveaux d'aliénés :

10 fois, la cérébr. postér. naissant de la carot. interne;
5 fois, l'absence de la communic. postérieure;
2 fois, la communic. antér. double;
5 fois, une artère accessoire du corps calleux.

Sur les anomalies de l'hexagone, voy. : Ehrmann, *Thèse de Strasbourg*, 1858. — Lautard, Anomalies des artères de la base de l'encéphale, *Thèse de Paris*, 1893. — Batujeff, *Anat. Anzeiger*, 1889.

Les vaisseaux qui naissent de l'hexagone ou du prolongement de ses artères constitutives et des autres artères de la base, sylvienne et choroïdienne, peuvent être réparties en trois catégories : les artères corticales destinées aux circonvolutions, les artères centrales pour les ganglions intra-cérébraux, et les choroïdiennes pour les plexus choroïdes des ventricules.

Quelques artérioles se rendent en outre à la surface même de la base du cerveau, surtout aux organes inscrits dans l'hexagone. Ainsi le chiasma optique reçoit ses artères de la communicante antérieure, de la carotide et de la communicante postérieure; le nerf optique à son origine, de la cérébrale antérieure; la bandelette optique, de la communicante postérieure en avant, et de la choroïdienne antérieure en arrière; les tubercules mamillaires ont deux branches de la communicante postérieure; cette même artère fournit au tuber et à la tige pituitaire un vaisseau qui s'y divise en rameaux ascendants et descendants. La glande pinéale est alimentée par la cérébrale postérieure, près de sa division, et quelquefois par la fin de l'artère du corps calleux, branche de la cérébrale antérieure (Duret).

A. — ARTÈRES CORTICALES OU PÉRIPHÉRIQUES

Les artères corticales sont représentées par les ramifications dernières des trois artères cérébrales, antérieure, moyenne et postérieure. Chacun de ces gros troncs, naissant de la carotide ou du tronc basilaire, rampe d'abord sur la substance blanche de la base, et dans cette partie initiale de son parcours qui mesure 15 à 30 mm., donne les artères centrales, au moins la plupart; puis il arrive au contact de la substance grise et de suite se divise en deux ou plusieurs branches. Ces branches, rectilignes chez le fœtus, flexueuses chez l'enfant et l'adulte, cheminent à la surface des circonvolutions, dans des directions radiées qui ne sont pas celles des sillons ou des scissures, les très gros troncs exceptés; elles coupent souvent perpendiculairement plusieurs circonvolutions, tour à tour plongeant dans les sillons et reparaissant sur le sommet des plis.

1° **Artère cérébrale antérieure.** — La cérébrale antérieure ou *artère du corps calleux* naît de la partie antéro-interne de la carotide. Son D. extérieur est de 2 mm. 8 à 2 mm. 5, et son D. intérieur de 2 mm. Son atrophie unilatérale est fréquente, à gauche surtout; elle est alors suppléée par l'autre.

Par une courbe à concavité interne, elle se dirige en avant et en dedans sur l'espace perforé, en longeant le pôle frontal et en passant au-dessus du nerf optique. A l'entrée de la scissure interhémisphérique, elle envoie à la cérébrale opposée une branche transversale de 2 à 3 mm. de longueur, souvent moindre encore; cette branche, unique anastomose entre les artères droite et gauche, est la *communicante antérieure*, qui ne donne qu'une seule collatérale destinée au bec calleux et au septum lucidum, exceptionnellement l'artère médiane du corps calleux. L'artère contourne ensuite le genou, s'engage dans le sillon du corps calleux dont elle occupe ordinairement l'entrée et non le fond, à côté de l'artère opposée, et, après avoir longé ce sillon d'avant en arrière, se relève pour se terminer dans le précuneus, en avant de la scissure occipitale. Souvent la cérébrale se divise dès le genou du corps calleux en ses branches terminales; Biscons a vu une fois les branches collatérales naître d'une grande branche parallèle qui longeait la scissure sous-frontale, et deux fois les deux cérébrales

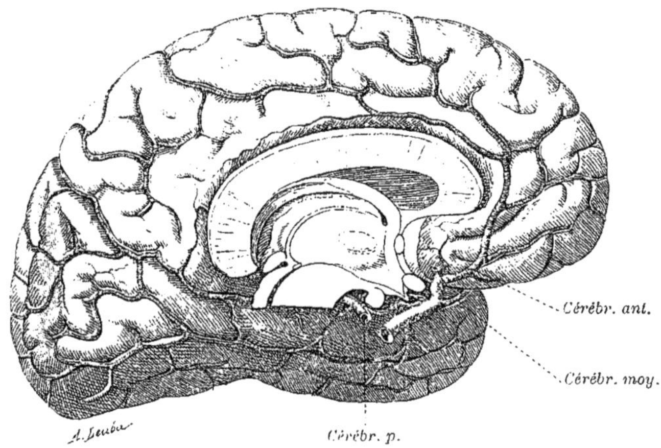

Fig. 377. — Artères de la face interne du cerveau.
Le territoire de la vertébrale postérieure est ombré.

fusionnées en un seul tronc à partir de la communicante, elles ne se séparaient que pour donner leurs branches terminales.

La cérébrale antérieure, outre les artères centrales nées de sa partie initiale, fournit des collatérales internes et des collatérales ou terminales externes.

Parmi ses collatérales internes, il faut signaler : 1° des rameaux pour le bec du corps calleux, ordinairement donnés par la communicante, et un peu plus loin les *artères des piliers* du trigone, artères assez volumineuses au nombre de une à deux, qui perforent le corps calleux et vont irriguer son bec, les piliers antérieurs de la voûte, la commissure blanche antérieure et le septum lucidum; — 2° une artère *méningée* qui au niveau du genou se porte sur la faux du cerveau. Langer dit que chez l'enfant elle communique avec la méningée moyenne, fait qu'Heubner n'a pas retrouvé sur l'adulte; — 3° l'artère *calleuse supérieure* ou *artère médiane* du corps calleux. Cette artère, normale chez certains singes, est inconstante chez l'homme et peut être remplacée par des rameaux isolés. Quand elle existe, elle naît ou de la cérébrale antérieure ou de la communicante antér., suit la face supérieure du corps calleux, près de la ligne médiane et jusqu'à son bourrelet, quelquefois jusqu'à la glande pinéale dans laquelle elle se termine. Ses branches vont, les unes à la circonvolution du corps calleux, les autres à la paroi supérieure du ventricule latéral, après avoir perforé le corps calleux. Cette artère sert surtout à suppléer l'artère cérébrale antérieure, quand cette dernière est insuffisante.

Les collatérales externes sont des artères *corticales*. La première et la plus constante se voit sur la face orbitaire du lobe frontal : elle se distribue essentiellement à la première frontale (gyrus rectus), au nerf olfactif et à son trigone, accessoirement à une partie variable de F^2, tantôt à toute sa face orbitaire, tantôt à la moitié interne de cette face. Elle mérite le nom d'*artère olfactive* ou de *branche orbitaire* (Frontale interne et inférieure de Duret).

Suivant la manière dont se comporte la cérébrale antér., les branches qui suivent sont terminales ou collatérales; en tout cas il y a toujours une branche qui suit le sinus du corps calleux et représente le tronc de l'artère ou sa branche terminale postérieure suivant les cas. Duret en reconnaît trois, qu'il appelle toutes frontales internes et qu'il distingue en *F.* antérieure, moyenne et postérieure; mais ce nombre est des plus inconstants et varie de deux à quatre et plus. Toutes fournissent au lobe du corps calleux. Les *branches antérieures* ou *frontales* vont à la face interne de F^1 et contournent en haut le bord sagittal de l'hémisphère pour se distribuer à la face externe de F^1 et à une partie de F^2, son pied excepté. Les branches *moyennes* ou *rolandiques* vont au lobule paracentral et sur la face externe de la tête des deux rolandiques F^a et P^a. La *postérieure* ou *pariétale*, continuation du tronc principal, répand ses ramifications sur la première pariétale, sur sa face interne ou lobule carré et sur sa face externe, le long du bord sagittal.

2° ***Artère cérébrale moyenne ou sylvienne***. — C'est la plus grosse de toutes, 4 mm. 5 de D. extérieur. Son volume et sa continuation directe avec la carotide en font un des chemins habituels des embolies. Elle se dirige en dehors sur l'espace perforé, et dans cette partie initiale donne les artères centrales sylviennes, quelquefois la communicante postérieure, auquel cas la cérébrale moyenne fait partie de l'hexagone; puis au bout de 20 à 25 mm., arrivée au pôle de l'insula, elle se divise en ses branches terminales. Cette division est variable : on observe tantôt un éventail de quatre branches, tantôt une bifurcation avec subdivision ultérieure d'une branche en trois, ou encore trois branches dont une se bifurque plus loin, ou même

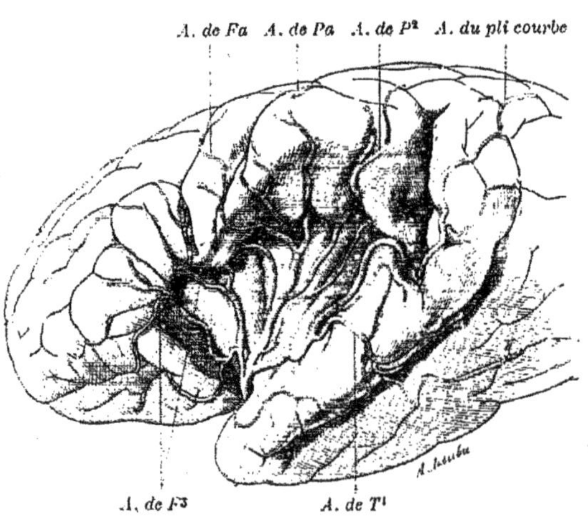

FIG. 378. — Artère sylvienne ou cérébrale moyenne, d'après Poirier.

Face externe de l'hémisphère gauche. — L'insula est à découvert.

le tronc se continue jusqu'au bout émettant seulement des collatérales de ses bords supérieur et inférieur. Les terminales rampent d'abord dans les sillons divergents de l'insula, puis se séparent pour prendre des directions définies; comme leur tronc d'origine, elles sont situées dans l'espace sous-arachnoïdien plein de liquide qui porte le nom de *canal sylvien*.

Duret a décrit quatre branches et leur a donné des noms spéciaux; mais soit par la division ultérieure d'une branche de bifurcation d'abord unique, soit par l'émission de collatérales, ce nombre est souvent changé; on peut trouver jusqu'à dix artères de quelque volume se portant isolément aux circonvolutions. Lautard observe que, chez le chien et chez la brebis comme chez l'homme, les collatérales sont irrégulières et complexes. Nous aimons mieux les désigner d'après les circonvolutions où elles se rendent; celles-ci étant au nombre de cinq principales, nous décrirons donc les artères suivantes :

1° *Artère de la troisième frontale* (Frontale ext. et inf. de Duret). C'est la première branche de la sylvienne et c'est aussi une des plus constantes. Charcot l'a vue plusieurs fois oblitérée dans l'aphasie. Elle dépasse en haut F^3 et atteint la partie inférieure de F^2.

2° *Artère de la frontale ascendante* (Pariétale antér. de Duret). Fournit à F^a, moins sa partie supérieure qui est nourrie par la cérébrale antér., et au pied de F^2.

3° *Artère de la pariétale ascendante* (Pariét. moy. de Duret). Son territoire est d'abord la pariétale ascendante, moins son extrémité supérieure, puis une partie du pied de la première et de la deuxième pariétales.

4° *Artère de la pariétale inférieure* (Pariét. postér. Duret). Cette grosse artère, qui occupe la fin de la scissure de Sylvius et n'est que la continuation du tronc originel de l'artère sylvienne, est destinée à la pariétale inférieure P^2 et surtout à son volumineux pli marginal ou lobule du pli courbe,

5° *Artère de la première temporale.* Elle naît souvent de la précédente, mais d'autres fois elle est isolée ou même elle est remplacée par 2, 3 et jusqu'à 5 branches distinctes qui émanent du bord inférieur de l'artère principale de la scissure. Contrairement à toutes les précédentes, elle se dirige en bas et se distribue à la première temporale. Il n'est pas rare qu'elle fournisse aussi à T^2 et à T^3, c'est-à-dire à toute la face externe du lobe temporal.

Le lobe de l'insula n'a pas d'artères spéciales; il n'y a pas d'artères insulaires, mais un réseau commun alimenté par de petits rameaux latéraux, venant de plusieurs des branches sylviennes et il faut lier toutes ces branches si l'on veut essayer d'injecter une partie isolée de l'insula (Heubner). Ce même réseau insulaire nourrit l'avant-mur qui est une formation corticale, et le noyau amygdalien.

3° **Artère cérébrale postérieure** (artère cérébrale profonde). — Son D. extérieur est de 2 mm. à 2 mm. 5, son D. intérieur varie de 1 mm. 5 à 2 mm. De l'angle du tronc basilaire, sur le bord supérieur de la protubérance, elle se dirige en dehors et contourne le pédoncule cérébral qu'elle embrasse en cercle; arrivée près des tubercules quadrijumeaux, elle fait un crochet qui la porte en arrière et en dehors sur le lobe occipital, où elle se divise immédiatement en ses branches terminales. Cette division peut se faire dès que l'artère a reçu la communicante. Dans ce trajet elle est successivement placée dans le confluent inférieur, le canal circumpédonculaire et le confluent supérieur.

Elle reçoit la communicante postérieure, à 5-12 mm. de son origine basilaire, et émet un grand nombre de collatérales. Duret en décrit 10. Signalons les artères centrales sus-protubérantielles, les artères radiculaires du moteur oc. commun, les artères du ventricule moyen, les artères périphériques du pédoncule cérébral, l'artère de la corne d'Ammon, l'artère des corps genouillés, les artères jumelles, les artères optiques postérieures, et les choroïdiennes postérieures. La plupart de ces vaisseaux ont déjà été décrits avec la circulation du pédoncule cérébral.

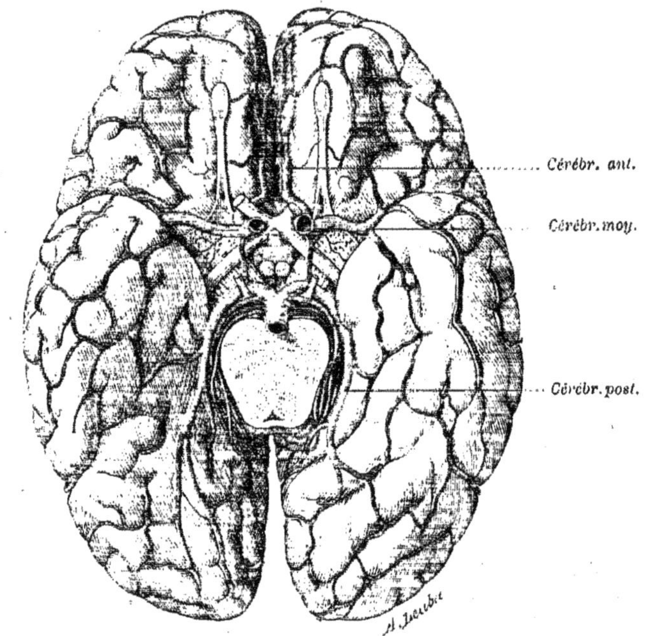

Fig. 379. — Artères de la face inférieure du cerveau.

Les cérébrales postérieures sont souvent grêles, ce qui est le cas normal chez beaucoup d'animaux, et sont alors suppléées par un des vaisseaux suivants : une communicante postérieure volumineuse, à laquelle elle semble être inversement proportionnelle, — la cérébelleuse supérieure, — une collatérale anormale, provenant de la carotide interne et se distribuant à la région temporo-occipitale, — une branche anormale résultant de la fusion d'un rameau du tronc basilaire avec une branche anormale de la carotide interne (Lautard).

La division en branches terminales est encore moins nette que pour les autres cérébrales. Ordinairement il y a 3 branches, la principale continuant la direction première et longeant la scissure calcarine; d'autres fois cette dernière seule existe et les autres artères ne sont que des collatérales de ce tronc principal. Dans le cas où il y a trois branches distinctes, on reconnaît une branche temporale *antérieure* qui se porte en avant à la cinquième et à la quatrième temporale, et s'avance jusque sur la troisième, et même sur la deuxième, quand la sylvienne ne donne que de courtes branches pour T^1; — une *temporale postérieure*, qui se distribue surtout à la face inférieure du lobe temporal, dans sa partie postérieure élargie qui confine au lobe occipital; — enfin une branche *occipitale postérieure*, prolongement du tronc d'origine, cachée au fond de la scissure calcarine à laquelle l'attache un tissu sous-arachnoïdien remarquablement résistant. Elle se dirige vers le pôle occipital et fournit à tout le lobe occipital, ainsi qu'à l'ergot de Morand. C'est l'artère de la

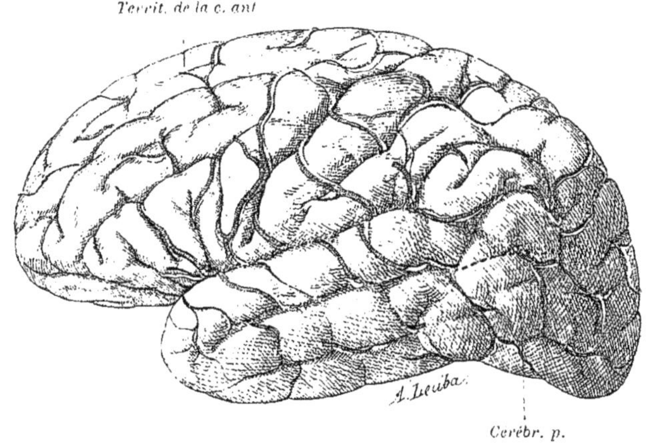

FIG. 380. — Artères de la face externe du cerveau.
Le territoire de la cérébrale moyenne ou sylvienne est teinté en gris (fin quadrillé).

sphère visuelle; elle abandonne des rameaux importants, *artères calcarines*, à l'écorce calcarine et à la partie inférieure des radiations optiques.

Territoires vasculaires. — Les trois artères cérébrales se partagent la surface de l'hémisphère; il y a là trois grands territoires dont on se rendra mieux compte par un dessin que par une description. La cérébrale antérieure comprend : la moitié interne du lobule orbitaire, et toute la face interne de l'hémisphère jusqu'à la scissure occipitale interne et le bord sagittal correspondant. De la cérébrale moyenne dépendent la partie moyenne de la face externe, le cerveau moteur, à l'exception de la tête des rolandiques, et les centres de l'appareil des signes. Le lobe occipital tout entier, avec son cuneus, et la plus grande partie du lobe temporal constituent le domaine de la cérébrale postérieure. La circonvolution de l'hippocampe T^5 est alimentée par trois vaisseaux, par la choroïdienne antérieure qui est son artère principale, et par les branches temporales de la sylvienne et de la cérébrale postérieure. Les ramollissements du lobe occipital sont relativement rares, le système vertébral étant bien moins souvent atteint de thrombose ou d'embolie que le système carotidien; il communique en outre largement avec les artères cérébelleuses.

Dans le territoire principal on peut reconnaître des territoires secondaires ou départements qui répondent aux branches terminales de l'artère principale.

Il s'en faut que les grands territoires aient une limite anatomique précise; encore bien moins les territoires secondaires, car nous avons déjà dit que les branches collatérales ou terminales variaient d'un sujet à l'autre. C'est pour cela que les répartitions topographiques indiquées par Duret, Heubner, Staderini, ne concordent pas exactement entre elles. Les zones frontières entre deux grands territoires sont des zones communes aux deux domaines vasculaires, et la situation de cette zone commune peut varier de plusieurs centimètres, par conséquent d'une circonvolution ou plus. Nous verrons plus loin que l'importance de ces territoires est d'ailleurs diminuée par la présence d'un réseau anastomotique.

Staderini (Distrib. des artères à la surface cérébrale de quelques mammifères, *Revue de Hayem*, 1889) a indiqué les territoires vasculaires chez les animaux domestiques. Ceux de l'homme et du singe sont semblables.

Réseau de la pie-mère. — Qu'elles soient collatérales ou terminales, les branches artérielles qui s'étalent à la surface des circonvolutions ne se recourbent pas pour pénétrer dans la substance nerveuse à laquelle elles sont pourtant destinées; elles aboutissent à un réseau parallèle comme elles à la surface, le réseau vasculaire artériel de la pie-mère, *réseau pial* ou *pie-mérien*. Il existe aussi un réseau veineux sus-jacent au précédent que nous décrirons avec les veines.

Duret a combattu instamment l'existence de ce réseau. Pour lui non seulement les troncs artériels n'ont que des anastomoses rares et insuffisantes, mais leurs ramifications ultimes dans la pie-mère n'ont aucune communication ni entre elles ni avec celles des branches voisines; elles sont terminales; elles ne forment pas un réseau, elles forment des *arborisations*, c'est-à-dire des divisions indépendantes à la façon de plusieurs arbres rapprochés. Heubner, Cadiat et moi-même (voy. Thèse de Biscons, Bordeaux, 1890) avons repoussé l'opinion de Duret qui n'est pas défendable. Le dessin qu'il a donné est celui d'une injection imparfaite, dans laquelle la matière injectée n'a pas rempli les extrémités des rameaux ou s'en est retirée. Il n'y a nulle part des arborisations, mais partout au contraire un réseau extrêmement communicant. Pour s'assurer du fait, il n'y a qu'à faire des injections partielles sur un cerveau extrait, en se servant d'une injection froide et pénétrante, à couleur tranchante, telle que de l'eau colorée par du bleu de Prusse soluble ou de l'alcool contenant en dissolution de la cire à cacheter noire. On verra les réseaux naître sous ses yeux et l'injection courant de proche en proche remplir tout le cerveau pour revenir dans le bout central de la ligature.

La richesse des anastomoses corticales a encore été constatée récemment par Henschen, dans ses recherches sur la circulation du lobe occipital et des centres corticaux de la vision (*Rapport au Congrès international de 1900*. Traduction Dor).

Déjà avant de constituer le réseau, les gros troncs vasculaires ont pu s'envoyer des branches d'union volumineuses, sous-arachnoïdiennes, comparables à celles des artères des membres; ces anastomoses ont été plusieurs fois constatées et je les ai observées nettement sur des cerveaux chez lesquels les trois grandes artères avaient été injectées avec des couleurs différentes. Mais elles sont inconstantes, peut-être même exceptionnelles; Kolisko est du même avis, tandis qu'Heubner les croit fréquentes.

Les anastomoses constantes et générales sont celles du *réseau*. Celui-ci est placé à la face externe de la pie-mère réduite sur le cerveau à sa couche interne ou intima, et appliqué contre elle par des lamelles de tissu sous-arachnoïdien. Galien observe que la pie-mère sert à fixer les vaisseaux et à les empêcher de glisser sur la surface humide du cerveau. Tant que les vaisseaux afférents ont plus de 1 mm. de D., ils sont libres, en partie du moins, dans l'espace sous-arachnoïdien; à partir de 1 mm., ils sont fixés à la pie-mère. On reconnaît dans le réseau vasculaire deux espèces de mailles, de grandes mailles (réseau primaire de Heubner) formées par la réunion d'artères importantes, de 1 mm. de D. à 0 mm. 5, et de petites mailles (réseau secondaire) contenues dans les premières et renfermant des vaisseaux très rapprochés, d'une grande ténuité. Les anastomoses des grandes mailles se font soit par des rameaux collatéraux, soit par la jonction bout à bout des artérioles de deux territoires voisins; celles des fines mailles sont des plus variées, en arcades, en îlots. Ce second réseau est assez difficile à injecter; il arrive souvent que l'injection remplit le grand réseau et de là ses grosses branches afférentes, malgré leur

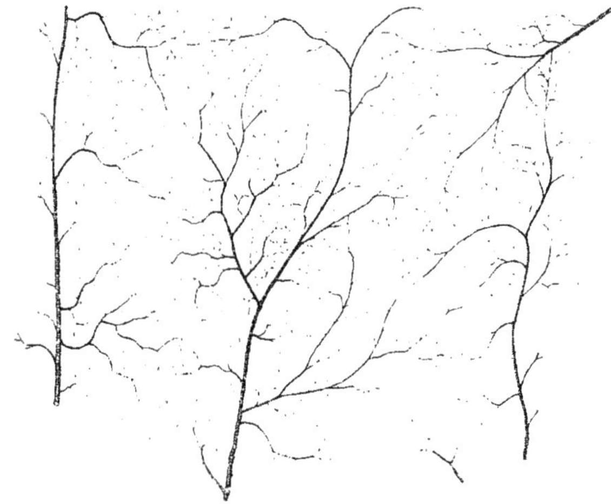

Fig. 381. — Réseau artériel de la pie-mère.

Injection au bleu soluble. — Les bouts libres sont ou des points non injectés ou des artères nourricières coupées.

éloignement et leurs flexuosités, sans passer dans les petites mailles intercalaires. Tous les vaisseaux sont d'ailleurs parallèles à la surface des circonvolutions, que celles-ci soient en relief ou qu'elles se creusent en sillons; d'après Biscons, les anastomoses tronculaires sont beaucoup plus nombreuses dans la pie-mère des sillons.

Le *réseau pie-mérien* constitue un vaste réservoir canaliculé, alimenté par trois sources, les trois artères cérébrales, remplissable par une seule au besoin; les grands territoires sont les parties du réservoir commun où chaque source artérielle répartit ses nombreux débouchés; ce n'est donc pas un lot qui lui appartient en propre, c'est seulement la surface qu'elle remplit normalement, avec le plus de facilité et de rapidité. Du réseau émanent les artères nourricières.

Artères nourricières. — De même que le réseau d'une distribution d'eau qui étend ses mailles à travers les rues d'une ville, donne naissance à une quantité de conduits distincts, parallèles dans chaque rue, qui alimentent les maisons et ne communiquent pas entre eux, de maison à maison, de même sur le réseau de la pie-mère, canalisation neutre, variable pourtant par rue et par quartier, se branchent perpendiculairement une quantité innombrable de fines artérioles qui s'enfoncent dans l'écorce nerveuse et se distribuent à ses différents étages, chacune isolée, indépendante, en un mot terminale. Ce sont les artères *corticales nourricières* (terminales de Duret).

Par le fait qu'elles sont précédées des nombreuses divisions et subdivisions des gros troncs et du vaisseau, ces artères sont beaucoup plus loin du cœur que les artères centrales; cette condition, jointe à leur direction perpendiculaire aux mailles du réseau, doit tout à la fois amortir considérablement et uniformiser

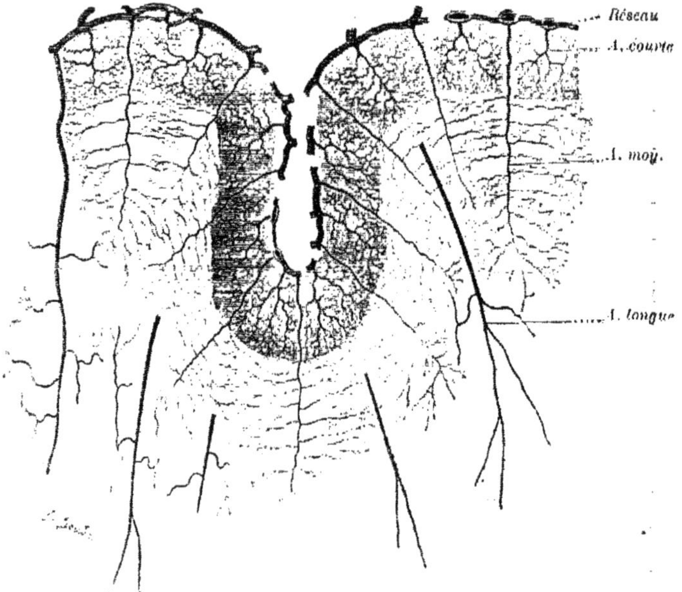

Fig. 382. — Artères nourricières de l'écorce cérébrale.

Injection au bleu soluble. — Coupe passant par un sillon. — L'écorce est ombrée.

la pression vasculaire; les cellules nerveuses corticales qu'elles nourrissent sont des éléments fragiles et délicats qui, par cette disposition et par l'interposition d'un liquide entre elles et les vaisseaux, sont préservés des chocs cardiaques et des changements brusques de tension.

On distingue deux catégories d'artères nourricières, les artères courtes et les artères longues.

1° **Artères nourricières courtes.** — « Un nombre prodigieux de filaments vasculaires, semblables à des cheveux et remarquables par leur excessive ténuité et par leur défaut d'anastomoses se répand dans la substance grise (Cruveilhier). » Elles sont en général perpendiculaires aux couches corticales, ce qui leur donne une disposition d'ensemble radiée, mais un certain nombre sont obliques. Elles apparaissent sur la coupe comme une haie de buissons touffus. Ces touffes sont surtout épaisses dans la profondeur ; à la surface, traversée par le tronc du buisson, est une zone peu vasculaire. Les ramifications abondantes s'épuisent à mesure qu'elles abordent des couches de plus en plus profondes et ne dépassent pas un parcours de 2 à 3 mm.

2° **Artères nourricières longues ou artères médullaires.** — Presque aussi nombreuses que les précédentes, avec lesquelles elles alternent régulièrement, elles naissent ordinairement des plus gros troncs du réseau. Elles sont d'ailleurs plus volumineuses que les artères de la substance grise, en raison du long trajet qu'elles ont à parcourir. Après avoir traversé l'écorce grise en sens normal, elles se recourbent dans la substance blanche pour suivre une direction parallèle à celle des fibres nerveuses. Elles se distribuent au centre ovale, dans toute son étendue ; ce sont elles, avec leurs veines satellites, qui produisent le piqueté vasculaire de ce centre quand il est congestionné.

Je distinguerai deux espèces d'artères médullaires : 1° les *artères moyennes*, sous-corticales, qui occupent au-dessous de la substance grise une zone de 2 à 3 mm. Ces vaisseaux, légèrement ondulés, alternant régulièrement avec les artères courtes, émettent à angle droit des branches transversales qui s'engrènent avec les branches voisines ; leurs ramifications sont plus serrées. — 2° Les *artères longues*, dont le trajet peut atteindre 4 ou 5 cm. Difficiles à injecter, elles présentent un type dichotomique angulaire et des ramifications grêles, espacées. Les artères divergentes qu'on voit au fond des sillons sont, d'après Duret, celles qui atteignent les parties les plus éloignées de la substance blanche.

Les artères nourricières ont des caractères communs. Elles émettent peu de collatérales, étant très rapprochées les unes des autres, et se terminent par des extrémités arborisées plutôt que pénicillées. Elles ont la structure des artères et non des capillaires ; les petites n'ont qu'une couche musculaire, les grosses en ont plusieurs ; leur tunique adventice est une gaine lymphatique creusée d'un espace endothélial cloisonné, espace intra-adventitiel, où circule un liquide en communication avec le liquide sous-arachnoïdien. Dans la période embryonnaire et la première enfance, une graisse abondante, sous forme de vésicules adipeuses, infiltre l'adventice des artères, non seulement dans l'écorce grise, mais dans tout le cerveau du nouveau-né ; cette réserve nutritive sert peut-être à la formation de la myéline ; elle disparaît en grande partie vers l'âge de 5 ans pour être remplacée par des grains de pigment fixés sur la face externe de la gaine lymphatique (Obersteiner). — Enfin ces artères sont *terminales*, comme toute artère intra-cérébrale. Elles ne communiquent pas entre elles. Les artères médullaires du centre ovale ne communiquent pas non plus avec la terminaison des artères centrales qui émanent de la capsule interne et des ganglions centraux ; de là entre ces deux grands domaines, cortical et central, une zone neutre mal vascularisée, aux confins des deux sources artérielles ; elle occupe le centre ovale et se fait remarquer par la fréquence des ramollissements en petits foyers et des formations lacunaires chez les vieillards. Les foyers de ramollissement ou d'hémorragie dans le territoire d'une artère courte sont nécessairement très petits, du volume d'un pois à celui d'une tête d'épingle ; ceux des artères médullaires sont plus grands, en forme de cône à base périphérique, à sommet profond.

Valenti et d'Abundo (*Institut anat. de Pise*, 1890) ont étudié les artères nourricières chez quelques animaux, principalement chez le lapin et chez le chat. Ils ont constaté que pendant toute la vie intra-utérine ces artères sont anastomotiques ; les anastomoses commencent à s'oblitérer à la naissance, et dans l'âge adulte la disposition est la même que chez l'homme et présente comme chez lui le type terminal. Duret nie ces anastomoses chez l'embryon humain du 3e au 4e mois ; il y aurait lieu de faire sur ce sujet de nouvelles recherches.

Vaisseaux capillaires. — D'une manière générale, les capillaires du cerveau sont constitués par la tunique endothéliale des artères, plus développée à cause de son isolement, et par la gaine lymphatique très mince appliquée contre l'endothélium. Leur D. oscille de 5 à 8 μ. Lapinsky (*Arch. f. Psych.*, 1894) rattache aux capillaires sanguins des capillicules, observés déjà par Kronthal qui les considérait comme des voies lymphatiques, et dont le D. peut s'abaisser à 1 μ 5; ils sont en communication avec les vaisseaux sanguins et laissent passer des globules rouges étirés en bâtonnet.

Les réseaux capillaires se font remarquer par leur disposition très serrée dans les noyaux des nerfs crâniens, les corps genouillés, le corps de Luys. Les anastomoses transversales d'un côté à l'autre de la ligne médiane sont rares.

Dans l'écorce cérébrale, Duret a décrit trois réseaux : 1° un réseau *superficiel*, occupant sur 0 mm. 5 d'épaisseur la couche blanche externe; ses mailles carrées sont larges et parallèles à la surface; 2° un réseau *moyen*, le plus fin et le plus riche, entourant surtout les cellules pyramidales, sur une épaisseur de près de 2 mm.; il correspond à la partie la plus active de l'écorce; 3° un réseau *de transition*, placé sur les limites de la substance blanche et de la substance grise; il est à mailles larges, et son champ mesure 1 mm. de hauteur. Ce réseau est très important, car il recueille presque tout le sang des premiers réseaux, et c'est de lui que part le plus grand nombre des veines corticales.

Dans la substance blanche, on trouve un réseau capillaire, dont les mailles très grandes sont allongées dans le sens des fibres nerveuses.

Entre les artères et les veines du cerveau, existe-t-il des communications directes autres que les vaisseaux capillaires? Un certain nombre d'anatomistes, Sucquet, Hyrtl, et d'histologistes, Arnold, Hoyer, Cadiat, Heubner, et avant eux Schrœder van der Kolk, ont décrit des anastomoses directes entre les artères et les veines de certains organes, sortes de canaux dérivatifs, fonctionnant comme voies de décharge en cas d'engorgement du système capillaire. On est encore mal fixé sur cette question. S'agit-il de faits accidentels? dans quelles conditions s'observe cette disposition? Ce que l'on peut dire pour le cerveau, c'est que soit chez l'homme, soit chez les animaux, des injections colorées pénétrantes de poudres insolubles, poussées par les artères, ne s'engagent pas dans les veines; même des injections de bleu soluble ne franchissent que très difficilement les capillaires. Ces faits me paraissent démontrer que, s'il y a des communications directes, ou bien ce ne sont que des anastomoses précapillaires de très faible volume ou bien ce sont de véritables anomalies.

B. — ARTÈRES CENTRALES

Sur la face ventrale de la moelle et du bulbe, des artères, nées des gros troncs antérieurs, pénètrent directement à travers la substance blanche pour atteindre les noyaux gris intérieurs; de même à la base du cerveau, qui est sa face ventrale, les vaisseaux de l'hexagone émettent des branches perforantes destinées aux masses ganglionnaires centrales, corps striés et couches optiques. Dans les deux cas, ces artères portent le nom d'*artères centrales*. A peine mentionnées et sans nom dans nos anciens traités classiques, elles ont pris maintenant une importance capitale, car elles sont par excellence le siège des lésions pathologiques qui conduisent aux hémorragies cérébrales.

Les artères centrales proviennent des artères de la base, c'est-à-dire de l'hexagone et des troncs vasculaires voisins, tels que la cérébrale moyenne et la choroïdienne antérieure; même le groupe des optiques postérieures, qui apparaît sur la face externe du pédoncule cérébral, est encore à la base du cerveau. Heubner a donc raison d'appeler leur territoire, *territoire basal*. Elles naissent de la partie initiale des troncs vasculaires, tant qu'ils n'ont pas encore fourni de branches de bifurcation ; ainsi sur les cérébrales antérieures, elles ne vont pas au delà de la communicante; sur la cérébrale moyenne, elles s'arrêtent au pôle de l'insula, à l'entrée de la scissure de Sylvius, et sur la cérébrale postérieure, au point où cette artère se coude pour se trifurquer. Leur origine est sur le bord supérieur ou dorsal du tronc même, à angle droit sur lui, en sorte qu'on ne les voit pas si on ne soulève pas ce tronc de la surface cérébrale.

Chacune est isolée, parallèle à sa voisine, et monte tout droit dans la substance nerveuse; Heubner les compare aux rejetons qui poussent au pied des grands arbres, comparaison quelque peu forcée qui assimile le tronc vasculaire aux racines de l'arbre.

Il est bon d'indiquer que toutes les artères de la couche optique et des corps striés ne proviennent pas des vaisseaux de la base; il en est qui sont fournies

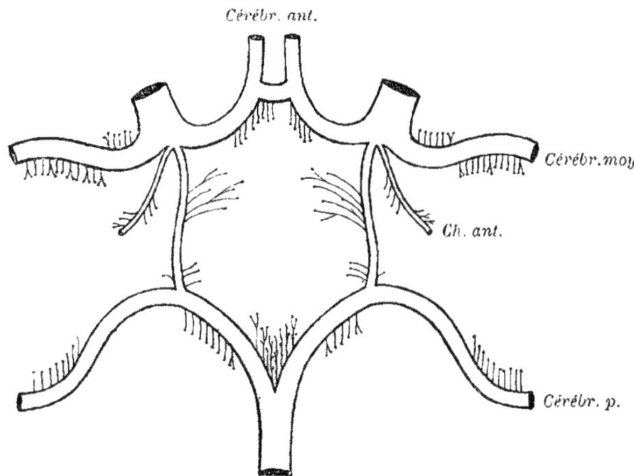

Fig. 383. — Origine des artères centrales (schéma).

par les artères ventriculaires, c'est-à-dire par les artères périphériques invaginées.

On répartit les artères centrales en deux groupes, antérieur et postérieur, entre lesquels on peut intercaler un groupe intermédiaire.

1° Le **groupe antérieur** comprend les artères qui naissent des cérébrales antérieure et moyenne. Un groupe *médian antérieur* provient de la cérébrale antérieure en deçà de la communicante antérieure et de cette communicante elle-même; les artères perforent le corps calleux ou suivent un trajet rétrograde pour pénétrer par la partie interne de l'espace perforé antérieur, et par cinq ou six rameaux entrent dans la tête du noyau caudé (artères *striées antérieures*). — Un second groupe, *latéral antérieur*, bien plus important, se détache de la partie initiale de la sylvienne ou même de sa bifurcation quand celle-ci est précoce, et se dispose en série linéaire de branches de 0 mm. 5 à 1 mm. 5 de D.; quelquefois une branche importante vient du tronc même de la carotide; toutes s'engagent dans les orifices de l'espace perforé antérieur et montent en haut et en dehors, pour se recourber ensuite d'arrière en avant et aborder les ganglions centraux.

Les artères de ce groupe qui naissent près de la carotide sont les *striées internes* (ou *lenticulaires*), elles vont aux deux membres internes ou noyau pâle du noyau lenticulaire. Celles qui ont leur origine en dehors, à la partie externe de l'espace perforé, sont les *striées externes*; elles ont pour terminaison le troisième membre (putamen) du noyau extra-ventriculaire; quelques-uns de leurs rameaux les plus longs atteignent en haut soit le corps du noyau caudé (*a. lenticulo-striées*), soit la couche optique (*a. lenticulo-optiques* ou *optiques antérieures*). Les artères striées ne s'épuisent donc pas dans le noyau lenticulaire ; elles se prolongent jusqu'au thalamus et au noyau intra-ventriculaire ; pour cela elles sont obligées de traverser la capsule interne où elles peuvent être rompues et par leur hémorragie atteindre tel ou tel des faisceaux qui passent à ce niveau.

Parmi les striées externes qui vont au troisième membre du noyau lenticulaire, il en est qui s'y enfoncent directement par sa base, mais la plupart s'appliquent en éventail sur sa face externe et la pénètrent à des hauteurs différentes ; elles sont situées dans la capsule externe ou plus exactement dans l'espace décollable qui sépare la capsule du corps strié. Il en est une surtout, longue et volumineuse, que Charcot a appelée l'*artère de l'hémorragie cérébrale*, car c'est à ses dépens que se fait le plus grand nombre de ruptures artérielles, et peut-être y est-elle prédisposée par le soutien insuffisant qu'elle trouve dans ce milieu. Elle longe la base du noyau extra-ventriculaire, puis se dirige en avant et en dedans, et pénètre dans le ganglion par quatre à cinq rameaux.

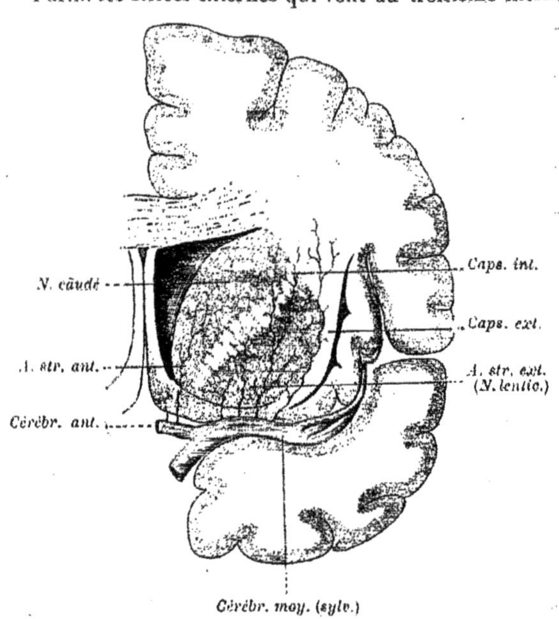

Fig. 384. — Artères striées.

Coupe frontale passant par le tronc de la scissure de Sylvius (esp. perf.). — Figure en partie schématisée.

2° Le **groupe intermédiaire** n'est que l'ensemble des petites artères qui proviennent soit de la communicante postérieure, soit de la choroïdienne antérieure. Elles fournissent quelques rameaux au bras postérieur de la capsule interne et à la couche optique ; mais le plus grand nombre a pour zone de distribution le troisième ventricule. Duret a donné le nom d'*optiques internes* à ces branches qui naissent de la communicante postérieure et il les a distinguées en antérieures, qui pénètrent entre le tuber cinereum et les tubercules mamillaires par l'espace perforé latéral, et postérieures qui s'engagent par la partie la plus avancée de l'espace perforé interpédonculaire ; mais comme toutes ces artères qui montent verticalement et n'ont qu'un court trajet paraissent s'épuiser surtout dans les parois du ventricule qu'elles longent, il vaut mieux les appeler : *artères du ventricule moyen.*

3° Le **groupe postérieur** comprend les artères ganglionnaires qui émanent des cérébrales postérieures. Une première série se voit sur le bord interne du pédoncule cérébral, à l'angle de bifurcation du tronc basilaire, groupe *postérieur interne* ou de l'espace perforé postérieur. Celles qui occupent la ligne médiane, à la bifurcation du tronc basilaire, sont les artères centrales

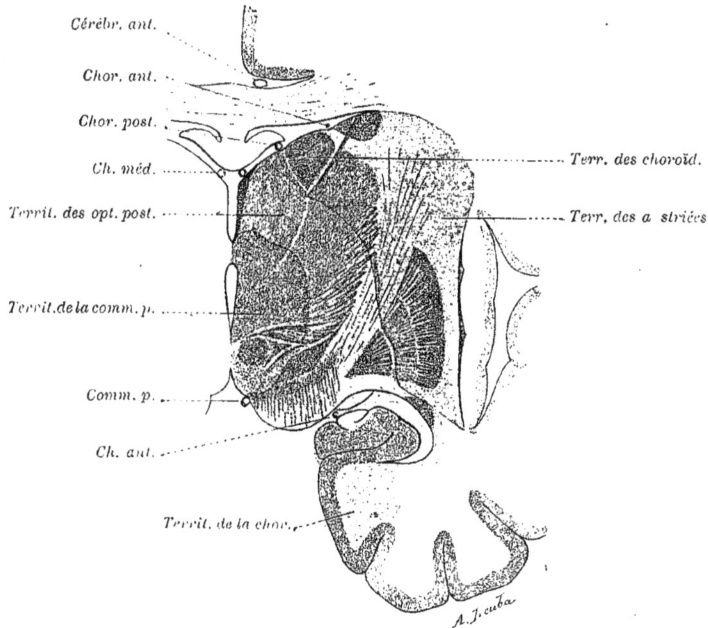

Fig. 385. — Territoires vasculaires des artères centrales, coupe vertico-transversale.

En rose, à gauche, communicante postérieure ; à droite, artères striées. — En bleu, en haut, choroïdiennes antérieure et postérieure ; en bas, choroïdienne antérieure. — En gris foncé, à gauche, choroïdienne médiane. — En gris clair, artères optiques post. de la cérébrale postérieure. — Figure schématisée.

des noyaux d'origine du moteur commun et du pathétique, et représentent la fin des artères spinales ; les latérales sont, comme celles de la communicante postérieure qu'elles suppléent souvent, des *optiques internes postérieures* ou pour mieux dire des *artères postérieures du ventricule moyen.* — Beaucoup plus en dehors, sur le bord externe du pédoncule cérébral, mais toujours de son tronc non encore bifurqué, la cérébrale postérieure émet les artères *optiques externes postérieures*, qui forment le groupe *postérieur externe.* On les voit pénétrer, au nombre de trois ou quatre et plus, dans les sillons transversaux qui sont sous le pulvinar, le long des bras des corps genouillés, longer un moment le pédoncule et s'avancer horizontalement dans les régions postérieure et moyenne de la couche optique et jusque dans la substance grise du ventricule moyen. Elles sont volumineuses ; quand elles se rompent, le foyer peut être limité à la couche optique, mais si l'hémorragie est étendue, elle envahit les ventricules (inondation ventriculaire) ou fuse dans le bras postérieur de la capsule interne et le long du pédoncule cérébral.

En résumant la distribution centrale par régions, nous obtiendrons les groupements suivants :

1° **Substance grise du ventricule moyen.** — Artères perforantes (optiques internes), fournies par la communicante postérieure et par la cérébrale post., dans l'espace interpédonculaire; artères fournies par les choroïdiennes médianes.

2° **Couche optique.** — La couche optique, qui appartient au cerveau intermédiaire, est surtout vascularisée par la cérébrale postérieure, qui est du territoire vertébral. Elle reçoit d'elle directement les optiques postérieures, et indirectement, par la choroïdienne postérieure, des branches moins nombreuses. Du territoire carotidien : les optiques antérieures (lenticulo-optiques), branches des striées externes qui émanent de la cérébrale moyenne; très accessoirement, des perforantes de la choroïdienne antérieure, destinées à sa partie la plus externe, et des rameaux périphériques de cette même choroïdienne par le sillon opto-strié.

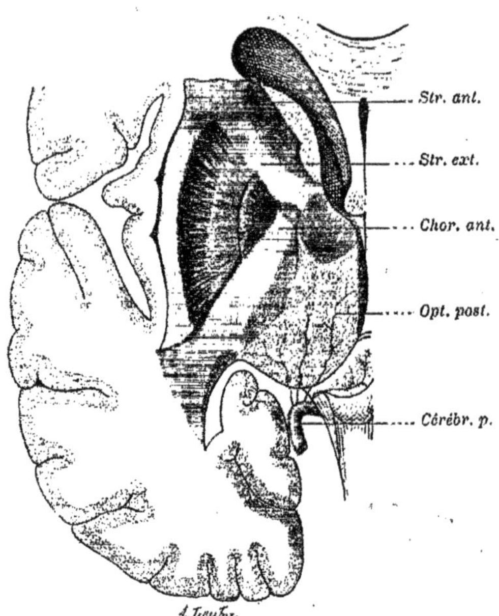

FIG. 386. — Territoires vasculaires des artères centrales, coupe horizontale.

En rose, territoire des artères striées. — En bleu, choroïdienne antérieure. — En bleu pâle, territoire inconstant de la choroïdienne antér. — Figure schématisée.

3° **Noyau caudé.** — A la tête du noyau caudé vont : les striées antérieures, perforantes de la cérébrale antérieure; une partie des striées externes, perforantes de la cérébrale moyenne; et, suivant Duret, la terminaison de la choroïdienne postérieure. A sa queue : des branches de la choroïdienne antérieure.

3° **Noyau lenticulaire.** — Au globus pallidus, les striées internes de la cérébrale moyenne. Au membre le plus interne du globus pallidus, les perforantes de la choroïdienne antérieure. Au membre externe ou putamen, les striées externes.

4° **Capsule externe.** — Artères striées externes.

5° **Capsule interne.** — Au bras antérieur, les striées internes, émanées de la sylvienne et de la cérébrale antérieure depuis son origine jusqu'à la communicante antérieure.

Le bras postérieur qui contient les faisceaux moteurs et sensoriels, est alimenté par trois artères : 1° Par la cérébrale moyenne, qui lui abandonne les rameaux postérieurs des striées externes (lenticulo-optiques); ce territoire sylvien comprend la partie supérieure de la capsule, au-dessus de l'angle du membre moyen du noyau lenticulaire. — 2° Par la communicante postérieure, dans le tiers antérieur de sa partie profonde, surtout par la grosse branche que Duret appelle l'artère optique interne et antérieure. — 3° Par la choroïdienne antérieure, dans les deux tiers postérieurs de cette même partie profonde. Si la communicante est petite, la choroïdienne fournit à toute l'étendue de la partie profonde du bras postérieur (Kolisko).

Les artères centrales, provenant directement du tronc des cérébrales, sont par cela même moins éloignées du cœur que les artères corticales; elles sont la troisième division artérielle à compter de l'aorte. Ce sont en outre des artères terminales, qui n'émettent que quelques branches latérales et se terminent en pinceaux, sans communiquer avec les artères voisines. On peut les injecter une à une avec une seringue de Pravaz, et on observe que chacune est indépendante, sans branche anastomotique, et que si on force l'injection, on n'agrandit pas le territoire, on produit seulement une extravasation. Pour ces deux raisons, leur proximité des gros troncs et l'absence de voies de décharge anastomotiques, il est probable que la tension du sang qu'elles contiennent est sujette à de nombreuses variations et qu'elle doit en général être plus élevée que dans les vaisseaux corticaux. On peut voir là une circonstance prédisposante aux artérioscléroses et aux anévrysmes miliaires, si fréquents dans le domaine des artères ganglionnaires. Mendel (*Sem. médic.*, 1891) dit s'être assuré, par un dispositif expérimental spécial, que la pression est sensiblement la même dans les artères striées que dans la carotide, et qu'elle est beaucoup plus élevée que dans les artères corticales. Virchow objecte que les artères striées devraient être flexueuses, si la tension y était plus forte et qu'en tous cas cette condition ne suffit à expliquer ni la rupture hémorragique ni l'unilatéralité de ces ruptures.

C. — ARTÈRES CHOROÏDIENNES

Les prolongements que la pie-mère envoie dans le ventricule moyen et dans les ventricules latéraux, bien que très amoindris comparés à leur grand développement dans la vie embryonnaire, reçoivent pourtant encore de nombreux vaisseaux, qui sont peut-être la source du liquide ventriculaire. Ce sont les artères *choroïdiennes* (ventriculaires de Duret).

On distingue trois paires d'artères choroïdiennes : les choroïdiennes antérieure, postérieure et médiane.

1° ***Artère choroïdienne antérieure*** (ch. inférieure de quelques auteurs). — Cette artère, constante, soit chez l'homme soit chez les animaux domestiques, naît de la carotide interne, entre l'origine de la communicante postérieure et la bifurcation en cérébrale moyenne et cérébrale antérieure. Son calibre intérieur est de 0 mm. 5; il est relativement beaucoup plus considérable chez le fœtus; les plexus choroïdes

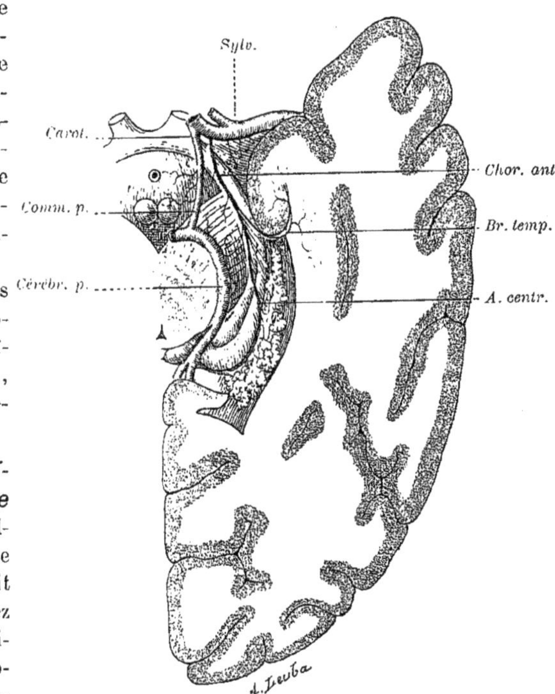

Fig. 387. — Artère choroïdienne antérieure.

Cerveau disséqué et vu par sa base. La corne temporale du ventricule latéral est ouverte.

sont alors volumineux et la choroïdienne égale presque les autres artères de la base.

Elle peut provenir de la cérébrale postérieure; en cas d'absence, ce qui est rare, elle est suppléée par la communicante postérieure.

Elle se dirige en dehors et en arrière, longe la bandelette optique d'abord sur son bord externe, puis sur son bord interne et pénètre dans la corne inférieure du ventricule latéral. Dans son trajet intra-ventriculaire, qui s'étend jusqu'au trou de Monro, elle occupe le bord externe du plexus choroïde latéral.

Sur la base de l'encéphale elle émet les collatérales suivantes : — 1° l'artère de la cinquième temporale. Ce vaisseau constant s'anastomose en réseau avec les branches temporales de la cérébrale moyenne et de la cérébrale postérieure, destinées également à la circonvolution de l'hippocampe; — 2° de petites branches pour la bandelette optique et le pédoncule cérébral, branches anastomosées avec des rameaux analogues de la communicante postérieure; — 3° des artères centrales ou perforantes, signalées par Heubner, artères volumineuses, non anastomotiques, au nombre de trois ou quatre, jusqu'à huit, qui pénètrent dans les trous qu'on voit en dehors et en dedans de la bandelette optique et sur cette bandelette même. Elles sont destinées au bras postérieur de la capsule interne et au membre interne du noyau lenticulaire.

Dans le ventricule latéral, la choroïdienne se divise en nombreuses branches parallèles, anastomotiques entre elles et avec la choroïdienne postérieure. Elle donne des rameaux à la toile choroïdienne, d'autres à la queue du noyau caudé, et d'autres nombreux qui s'enfoncent dans le sillon opto-strié.

Kolisko observe que la choroïdienne antérieure se comporte comme une grosse artère de la base. Elle possède un territoire périphérique et un territoire central.

Le territoire *périphérique* comprend surtout la bandelette optique, la cinquième temporale et le plexus choroïde. Comme il est largement anastomotique, il peut être suppléé par toutes les artères voisines. S'il y avait insuffisance dans la circulation collatérale, l'oblitération du tronc artériel provoquerait l'hémianopsie et l'hémianosmie.

Le territoire *central* embrasse le globus pallidus du noyau strié extra-ventriculaire, le bras postérieur de la capsule interne, dans ses deux tiers postérieurs et en hauteur jusqu'à l'angle supérieur du membre moyen du noyau extra-ventriculaire, exceptionnellement la partie la plus externe de la moitié supérieure de la couche optique. Comme ce territoire est terminal, l'oblitération des branches centrales est une lésion grave. Kolisko a rassemblé plusieurs observations de ramollissement de la capsule interne par oblitération de la choroïdienne antérieure. On a noté de l'hémiplégie, de la paralysie de la face et de la langue, quelquefois même de l'hémianesthésie ou de l'hémianopsie. Le faisceau cortico-protubérantiel de Meynert peut être englobé dans la lésion.

2° ***Artère choroïdienne postérieure*** (ch. supérieure et antérieure, Henle, Theile; postérieure et latérale, Duret). — Cette artère naît de la cérébrale postérieure, aussitôt après l'abouchement de la communicante postérieure, contourne le pédoncule cérébral, et, pénétrant par la partie moyenne de la fente de Bichat, s'engage dans le plexus choroïde latéral dont elle longe le bord interne. Elle s'y divise en quatre ou cinq longues branches parallèles, qui donnent des rameaux externes aux villosités du plexus, des rameaux internes à la toile choroïdienne. Cette artère est relativement atrophiée; elle ne dépasse pas en avant le sommet de la couche optique et ne fournit pas aux parois ventriculaires (Duret).

3° ***Artère choroïdienne médiane*** (ch. postérieure et médiane, Duret; supérieure et postérieure, Henle et Theile; sans nom dans nos classiques français). — C'est une branche récurrente de la cérébelleuse supérieure (de la cérébrale post. d'après Duret), souvent assez volumineuse, qui, après avoir fourni aux tubercules quadrijumeaux et à la valvule de Vieussens, s'engage dans la toile choroïdienne. Elle occupe le plexus choroïde médian, et s'y bifurque parfois en deux troncs parallèles, qui s'étendent jusqu'à la tête du noyau caudé. Dans le ventricule moyen, elle donne des branches collatérales à la glande pinéale, aux parois du ventricule et à la couche optique. Ses rameaux terminaux sont destinés à la tête du noyau caudé, qui, dans le cas où les artères

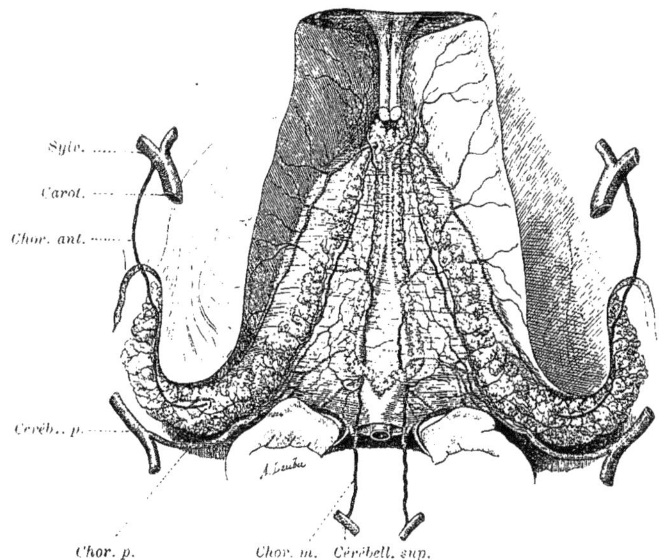

Fig. 388. — Artères choroïdiennes.

Figure schématisée.

centrales de la cérébrale antérieure sont peu développées, est presque exclusivement vascularisée par la choroïdienne médiane.

Les trois artères choroïdiennes communiquent largement entre elles dans la toile choroïdienne, et les injections poussées par la choroïdienne antérieure arrivent rapidement dans la cérébrale postérieure. Aussi l'oblitération du tronc de l'une d'entre elles serait sans influence sur la nutrition des parois ventriculaires.

Conditions anatomiques de la circulation cérébrale artérielle.

Sur toute l'étendue des centres nerveux, la disposition du système artériel semble pouvoir être exprimée par la même formule : *la substance nerveuse est nourrie par des artères terminales provenant d'un réseau anastomotique.*

La moelle nous a déjà présenté à sa surface un double réseau : un grand réseau ou couronne vasculaire constituée par les gros troncs afférents anastomosés, d'où partent directement les artères centrales et d'autres vaisseaux de la substance grise postérieure; un fin réseau, issu du premier et contenu dans la pie-mère, qui donne naissance aux vaisseaux nourriciers de la substance blanche. Nous avons dit que, d'après Kadyi, toutes les artères, une fois entrées dans la moelle, étaient terminales, c'est-à-dire non anastomotiques. — La surface du cerveau offre une disposition analogue. A la base est un grand réseau, l'hexagone de Willis; c'est de lui ou des gros troncs qui en procèdent qu'émanent les artères centrales ou ganglionnaires, destinées à la substance grise profonde. Sur toute l'écorce s'étend un réseau fin, réseau pial, formé par les ramifications répétées et anastomosées des gros troncs afférents; il fournit les artères nourricières des circonvolutions, qui sont terminales comme les artères ganglionnaires. Dans la moelle comme dans le cerveau, les artères centrales et les artères périphériques représentent deux territoires distincts, le premier enclavé dans le second, tous deux s'entrepénétrant sur leurs confins, mais ne communiquant pas ensemble; chacun d'eux à son tour, territoire central et territoire cortical, est subdivisé en une infinité de territoires secondaires également fermés et indépendants.

Le système artériel de l'encéphale communique-t-il avec celui de la dure-mère? Nous avons signalé les rameaux que la cérébrale antérieure, plusieurs artères corticales de la scissure interhémisphérique et les cérébelleuses abandonnent à la dure-mère, mais cela n'implique pas des communications entre les deux systèmes artériels. Heubner, qui s'est servi d'injections pénétrantes et qui a injecté une trentaine de cerveaux extraits avec leur dure-mère, dit que l'injection des artères cérébrales n'a jamais passé dans la méningée moyenne, et nie par conséquent toute relation vasculaire. Cependant, au moins chez les animaux de laboratoire, la ligature des deux vertébrales et des deux carotides ne supprime pas complètement la pression vasculaire dans l'hexagone (Corin), ce qui semble indiquer quelque voie d'apport secondaire.

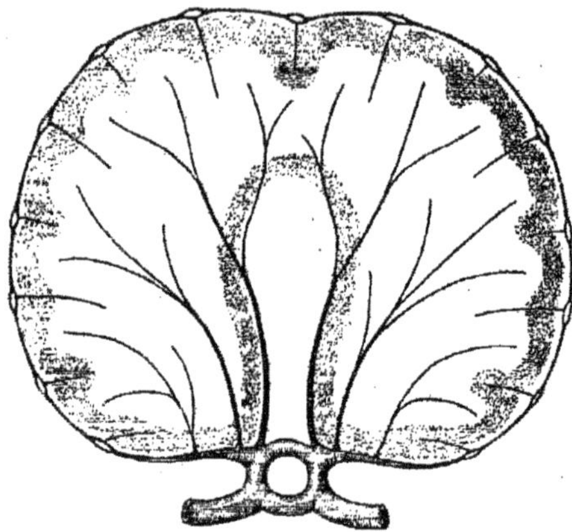

Fig. 389. — Circulation périphérique et c. centrale. Schéma.

L'hexagone est le premier réseau anastomotique. La division des branches, leur situation perpendiculaire à la carotide et leur volume moindre que celle-ci, ralentissent le sang et diminuent la pression; la tension qui, dans la carotide du chien, atteint 120 à 180 mm. de mercure, n'est plus que de 80 à 90 dans l'hexagone, avec des écarts de 60 à 130 (Corin). Les communications d'avant en arrière entre les carotides et les vertébrales sont établies par les communicantes postérieures, que secondent des anastomoses disposées sur la convexité entre les cérébrales moyennes et les cérébrales postérieures. Les communications bilatérales, de droite à gauche, ont pour voies: en avant la communicante antérieure, en arrière la jonction des deux cérébrales postérieures en un tronc unique, le tronc basilaire, et en dehors de l'hexagone les anastomoses qui unissent le réseau des cérébelleuses avec les artères du lobe occipital, ainsi que le territoire mixte du pédoncule cérébral. On signale aussi des artérioles anastomotiques entre les faces internes des hémisphères, au-dessus du genou du corps calleux, au-dessous de la faux; les pies-mères droite et gauche sont en effet au contact à ce niveau.

Chez le cheval, la ligature simultanée des deux carotides est constamment mortelle, parce que le tronc basilaire ne communique pas ou ne s'unit que par un rameau très grêle avec la carotide. L'âne peut survivre, si on espace les ligatures de 36 heures; chez lui l'anastomose est constante et considérable. Le lapin résiste, au moins au point de vue cérébral, à la ligature des deux carotides et de la vertébrale droite; la vertébrale gauche suffit à la circulation totale. La pression vasculaire de l'hexagone est à peine influencée; le cerveau examiné 10, 20, 40 heures après la ligature est pâle, mais non altéré. Il faut lier les quatre vaisseaux pour amener la mort. Enfin le chien supporte la ligature des quatre artères du cerveau, les deux vertébrales et les deux carotides; il y a des troubles graves immédiats, mais qui disparaissent quelques heures après ou même bien plutôt. A. Cooper, sur un chien qu'il injecta 9 mois après cette quadruple ligature, constata que la circulation s'était rétablie par des anastomoses des branches de la sous-clavière avec la carotide externe qui fournit en partie le tronc basilaire, et des intercostales supérieures avec les vertébrales (Voy. les expériences de Ehrmann, de Corin). Chez l'homme, il y a des cas assez nombreux où la ligature des deux carotides, faite à intervalle de 6 à 10 jours seulement, n'a pas produit d'accidents cérébraux; de même la ligature du tronc brachio-céphalique, qui supprime une carotide et une vertébrale. Quant à la ligature d'une carotide seule, nous avons dit que, dans la majorité des cas, les accidents cérébraux observés dépendent d'une anomalie de l'hexagone ou de l'obstruction d'une de ses branches par artériosclérose.

Il en est de même des oblitérations expérimentales ou pathologiques des gros vaisseaux de l'hexagone. Ces dernières sont communes chez les sujets âgés ou alcooliques, et se présentent souvent sans ramollissement concomitant. Même des oblitérations multiples peuvent, si elles sont disséminées d'une certaine façon, ne pas troubler notamment le fonctionnement hydraulique de l'hexagone : Heubner a donné le dessin d'un cerveau chez lequel quatre artères oblitérées, une vertébrale gauche, le segment moyen du tronc basilaire, la sylvienne gauche, la cérébrale antérieure droite, n'avaient pas produit d'infarctus. Il fait observer que la condition dangereuse, c'est l'occlusion de deux artères du même côté, ce qui arrive souvent pour les cérébrales antérieure et moyenne, toutes deux d'origine carotidienne; dans ce dernier cas, la cérébrale postérieure, elle-même souvent rétrécie, est insuffisante à compenser les interruptions de l'hexagone.

Du réseau hexagonal ou de ses prolongements immédiats naissent les artères centrales, qui sont des artères terminales, à territoire fermé. Nous avons déjà fait remarquer que cette origine rapprochée et leur caractère terminal y entretenaient une tension tout à la fois plus variable et plus forte; observons en outre que leurs anastomoses originelles sont beaucoup plus limitées que pour les artères corticales. Ces artères sont surtout menacées dans les oblitérations locales des vaisseaux de la base. Qu'un caillot ou une endartérite végétante ferme la partie initiale de la cérébrale moyenne sur une longueur seulement de 2 cm., toutes les artères centrales du groupe latéral antérieur seront fermées en même temps; une partie notable des striées externes et internes ne pourra plus conduire le sang aux noyaux ganglionnaires, dont la nutrition sera dès lors compromise.

Les artères corticales ou périphériques possèdent un second réseau, interposé entre elles et l'hexagone, le réseau pie-mérien; il couvre toute la surface des circonvolutions qui est une surface grise. Bien que les artères qui pénètrent dans la substance nerveuse soient, comme les artères ganglionnaires, des artères terminales, cependant leur très grand nombre et leur très grand rapprochement leur enlèvent leur indépendance; leur circulation est entièrement sous la dépendance du réseau d'où elles procèdent. La présence de ce réservoir commun, extrêmement divisé et extrêmement communiquant, entraîne plusieurs conséquences :

1° On peut admettre que la circulation doit y être notablement ralentie, et que la tension intra-vasculaire y est tout à la fois faible et uniforme. Le fait qu'une injection poussée par une artère afférente, après avoir rempli le réseau, s'engage beaucoup plus facilement dans les autres artères afférentes que dans les vaisseaux nourriciers de l'écorce, prouve que ce réseau forme un tout solidaire, continu, qui régularise la distribution du sang et l'emmagasine avant de le laisser passer à la substance nerveuse.

2° La suppléance est facile en cas d'obstruction d'une des branches afférentes. C'est ce que l'on constate de visu dans les injections partielles après avoir lié une artère un peu volumineuse; c'est ce que prouvent aussi les observations pathologiques ou expérimentales, où l'on a vu le tronc d'une grosse artère comme la sylvienne complètement oblitéré sans lésion cérébrale consécutive. Quand une cérébrale est fermée par un caillot ou par l'athérome de ses parois et que cette occlusion entraîne un ramollissement nécrobiotique, ce n'est donc pas parce que son territoire est complètement interdit à l'apport du sang, c'est parce qu'il y a d'autres conditions défavorables, telles que l'artériosclérose du réseau lui-même ou des autres artères afférentes, l'insuffisance de la circulation totale, peut-être même des phénomènes locaux de vaso-constriction. Il n'est pas dans l'économie un seul organe, chez lequel la ligature d'un gros tronc artériel ne puisse, dans certaines circonstances, déterminer la gangrène.

3° Avec un réseau vasculaire, il ne peut pas y avoir de territoire au sens absolu du mot, même avec des artères terminales issues de ce réseau. Heubner insiste sur ce point que le réservoir de la pie-mère est une sorte de terrain neutre qui reçoit de tous et rend à tous, et que lorsqu'on parle de la région où se distribue une artère comme étant son territoire, ceci ne peut s'entendre que comme d'un lieu que le sang de cette artère remplit plus promptement et plus facilement; ce sont des lieux de passage habituels. Il est probable toutefois que les nerfs vasculaires nombreux que possède la pie-mère doivent donner à chaque artère qui les porte une certaine autonomie, en réglant dans son domaine la constriction et la dilatation de ses branches.

[*CHARPY.*]

Les deux travaux qui ont créé la question des artères du cerveau et l'ont en grande partie résolue sont : DURET, Recherches anatomiques sur la circulation de l'encéphale, *Arch. de physiologie*, 1874; — HEUBNER, *Die luetische Erkrankung der Hirnarterien*, 1874.
Voyez aussi : BISCONS, Recherches sur les artères cérébrales, *Th. Bordeaux*, 1890; — KOLISKO, Ueber die Beziehung der Arteria chor. anterior, 1891.

§ III. VEINES DE L'ENCÉPHALE

I. — CIRCULATION VEINEUSE DU BULBE

Les veines du bulbe, comme celles de la protubérance, n'ont été étudiées avec quelques détails que par Hédon et par Kadyi. Leur disposition rappelle celle de la moelle dans ses traits principaux; nous retrouvons là encore des veines médianes et des veines radiculaires. — On distingue une veine médiane antérieure et une veine médiane postérieure, toutes deux suite et terminaison des veines de même nom que nous avons décrites à la surface de la moelle.

La circulation veineuse du bulbe est loin d'être indépendante. Elle forme un système continu avec celui de la moelle au-dessous, au-dessus avec celui de la protubérance; par ce dernier et même par des veinules directes, elle communique avec la circulation du cervelet.

1° **Veine médiane antérieure.** — La *veine méd. ant.* suit de bas en haut le sillon médian correspondant; arrivée au sillon bulbo-protubérantiel, elle se jette dans le réseau veineux qui recouvre la face antérieure du Pont. Elle reçoit sur son trajet les veines centrales qui émergent de la profondeur et qui sont surtout nombreuses dans le trou borgne, entre les bases des pyramides. Latéralement elle émet les veines radiculaires de l'hypoglosse qui, après avoir recueilli le sang de la pyramide et de l'olive, forment un plexus délicat sur les racines du nerf (*veines radiculaires* de l'hypoglosse) et vont avec elles au trou condylien antérieur, où elles se jettent dans le plexus veineux qui occupe ce canal. Dans certains cas, cinq fois sur treize, ce plexus est remplacé par une veine de moyen volume que Kadyi appelle la *veine hypoglosse* du bulbe, et qu'il vaut mieux nommer la *veine radiculaire* de l'hypoglosse.

2° **Veine médiane postérieure.** — La *veine méd. post.* de la moelle se continue dans le sillon postérieur du bulbe, où elle reçoit de minces veinules du sillon et des veines latérales du corps restiforme, ainsi que de la pyramide postérieure. Arrivée à l'écartement des cordons postérieurs, à la pointe du plancher ventriculaire, elle se coude à angle droit pour suivre son trajet terminal qui est des plus variables. Elle peut en effet se diriger en arrière et perforer la dure-mère, ou en avant pour s'unir à la veine médiane antérieure, ou, ce qui est le cas habituel, se diriger en dehors et finir comme veine radiculaire du premier nerf cervical ou même des nerfs mixtes; elle se déverse alors dans les plexus veineux du trou occipital. Dans cette partie transversale de son parcours, elle reçoit ordinairement la veine choroïdienne du quatrième ventricule.

La veine médiane communique latéralement avec les *veines radiculaires* des *nerfs mixtes* (pn.-gastrique, glosso-pharyngien), veines isolées ou fondues en plexus, quelquefois même représentées par la terminaison de la veine médiane. Elles se jettent dans les veines du trou occipital.

II. — CIRCULATION VEINEUSE DE LA PROTUBÉRANCE

On ne trouve pas sur la face antérieure de la protubérance une veine médiane analogue à la veine médiane du bulbe ou à l'artère basilaire; mais un riche réseau, *plexus protubérantiel*, qui couvre toute cette face, recueille le sang des parties nerveuses sous-jacentes, et se déverse latéralement dans les veines flocculaires du cervelet qui elles-mêmes se rendent au sinus pétreux supérieur. Quelques veinules indépendantes s'ouvrent isolément dans les sinus voisins ; on observe dans certains cas une veine radiculaire du trijumeau.

A la partie inférieure, le plexus protubérantiel communique avec les veines du bulbe, notamment avec la veine médiane antérieure; latéralement avec les veines cérébelleuses, et à la partie supérieure avec les veines basilaires, tributaires de la veine de Galien. Ces dernières relations sont établies soit par des anastomoses directes avec les veines basilaires, soit par l'abouchement de petites veines du pont de Varole dans une branche transversale qui unit les deux veines basilaires le long du bord supérieur de la protubérance.

Sur le plancher du quatrième ventricule, on trouve dans le sillon médian ou tige du calamus une veine médiane dont les vaisseaux efférents traversent d'arrière en avant les organes nerveux et vont se jeter dans les veines anté-

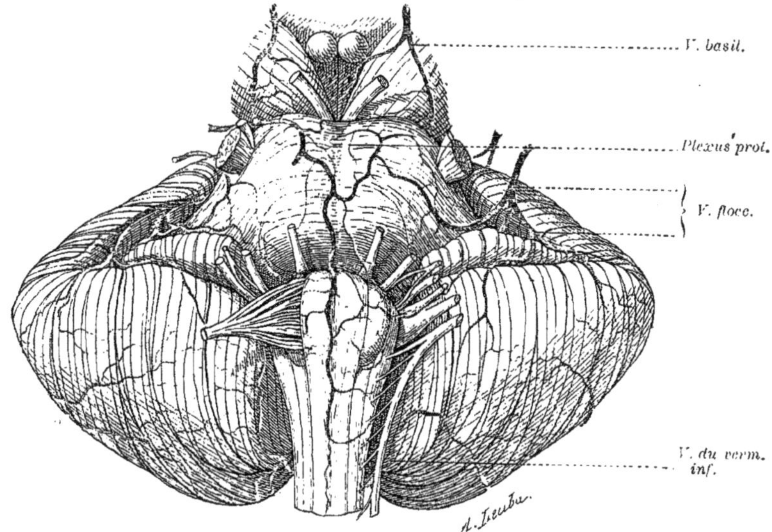

Fig. 390. — Veines bulbaires, protubérantielles et cérébelleuses.

rieures du bulbe et de la protubérance. Sur les côtés sont des veinules, à direction et terminaison variées; la plus remarquable est l'étoile veineuse qui occupe la fossette antérieure et lui donne une teinte bleuâtre.

III. — CIRCULATION VEINEUSE DU CERVELET

Les veines du cervelet se divisent en médianes et latérales, elles-mêmes subdivisées, comme l'indique le tableau suivant sur lequel se trouve désigné, entre parenthèses, l'aboutissant des groupes veineux.

Veines médianes	supérieure (veine de Galien).
	inférieure (pressoir d'Hérophile).
Veines latérales	antérieures ou flocculaires (sinus pétreux).
	postérieures (sinus latéral).

1° ***Veine médiane supérieure.*** — Cette veine est ordinairement unique, quelquefois double. Elle occupe la face supérieure du cervelet et par ses nombreuses branches d'origine et quelques rameaux latéraux recueille le sang de la partie supérieure et antérieure du cervelet; elle se dirige d'arrière en avant le long du vermis supérieur et, arrivée au niveau des tubercules quadrijumeaux, monte verticalement, pour se jeter dans une des veines cérébrales internes, immédiatement avant leur fusion avec la veine de Galien (Browning), plus rarement dans l'extrémité antérieure du sinus droit. Près de sa terminaison, elle reçoit une branche de la valvule de Vieussens et des pédoncules cérébelleux supérieurs, souvent aussi de petites veines des T. quadrijumeaux et du pédoncule cérébral.

2° **Veine médiane inférieure.** — Signalée par quelques auteurs sous le nom d'*azygos cérébelleuse postérieure*, inconstante ou dissociée en plusieurs troncs, elle occupe la scissure postérieure du cervelet, reçoit les veines du vermis inférieur et se dirige d'avant en arrière pour se terminer dans le pressoir d'Hérophile ou dans son voisinage.

3° **Veines latérales antérieures** ou **flocculaires.** — Ces veines importantes arrivent de la grande circonférence du cervelet dans sa partie antérieure, surtout du grand sillon circonférentiel où elles recueillent, par de nombreuses collatérales, le sang des parties latérales de l'hémisphère cérébelleux. Parvenues en avant, au débouché du grand sillon, au niveau du flocculus ou lobule du pneumogastrique, d'où elles tirent leur nom, elles s'unissent en groupe, quelquefois même en un tronc unique, et vont se déverser dans le sinus pétreux, ordinairement dans le supérieur. Outre les veines de l'hémisphère, elles reçoivent une branche importante, simple ou double, la *veine du corps dentelé*, qui accompagne l'artère de même nom et représente le système veineux central; quelquefois un rameau des veines basilaires, et enfin des rameaux de faible volume du pédoncule cérébelleux moyen, de la protubérance et même du bulbe. Les veines efférentes du plexus protubérantiel aboutissent ordinairement aux veines flocculaires.

4° **Veines latérales postérieures.** — Ces petites veines, nées de la circonférence dans sa partie postérieure, se jettent dans le sinus latéral.

Les veines du cervelet sont perpendiculaires par leurs gros troncs à la direction des lames et des sillons, tandis que leurs rameaux d'origine sont parallèles aux lames; c'est dire que les veines principales sont dirigées surtout dans le sens antéro-postérieur et les veines d'origine dans le sens transversal. Elles s'anastomosent toutes entre elles, les médianes avec les latérales, les supérieures avec les inférieures, et constituent un réseau à larges mailles, analogue au réseau artériel, mais dont les branches ne sont ni satellites des artères, ni flexueuses comme elles. Elles sont encore anastomosées avec les veines de la protubérance et celles du bulbe, et au voisinage du trou occipital soit avec les veines vertébrales soit avec les veines sous-cutanées de la région cervicale supérieure (Luschka), relation à noter, car elle justifie les émissions sanguines à la nuque dans les affections cérébelleuses. Bien que la cérébelleuse supérieure appartienne au système des veines de Galien et que les flocculaires communiquent avec les veines basilaires, il y a pourtant une certaine indépendance entre la circulation veineuse du cervelet et celle du cerveau, ainsi que l'attestent des observations, dans lesquelles l'autopsie a montré un des deux territoires veineux fortement congestionné, l'autre ayant conservé son aspect normal.

IV. — CIRCULATION VEINEUSE DU CERVEAU

A ne considérer que la morphologie apparente des veines cérébrales, aucune analogie ne semble exister entre elles et les artères; non seulement elles ne sont pas satellites des vaisseaux artériels, mais leur disposition à la surface et dans la profondeur du cerveau, leur accumulation sur la partie supérieure ou dorsale, leurs relations avec les nombreux sinus du crâne, les éloignent de plus en plus du type artériel. Et cependant les caractères fondamentaux, organiques, sont les mêmes de part et d'autre. Il y a, comme pour les artères, des veines périphériques et des veines centrales; les veines, dans l'épaisseur de la substance nerveuse, sont terminales, c'est-à-dire indépendantes, et à la surface de cette même substance sont anastomotiques; le sang veineux passe des veines dans les sinus et de ceux-ci dans la veine jugulaire interne qui est le grand collecteur efférent, comme l'artère carotide interne est le grand afférent.

Les sinus crâniens étant décrits dans l'Angéiologie, nous n'étudierons ici que les veines cérébrales.

Leur structure présente quelques particularités. En dehors de l'endothélium et d'une membrane amorphe, on voit des lamelles élastiques alternativement circulaires et longitudinales, qui forment trois couches sur les gros vaisseaux, la moyenne étant la plus épaisse et d'aspect réticulé. Les veines de grand et de moyen calibre possèdent des fibres musculaires. (Triepel, *Anat. Hefte*, 1898.)

Depuis les anciennes études de Breschet et de Rosenthal qui remontent au commencement de ce siècle, aucun travail d'ensemble n'avait paru sur les veines du cerveau, avant que Browning eût publié son importante monographie (Browning, *The Veins of the Brain*, 1884). Ce travail a été fait dans le laboratoire et sous la direction de Braune; il porte sur le cerveau fœtal et le cerveau adulte; la matière à injection était la masse de Pansch (amidon, eau, alcool et vermillon). Plus récemment Hédon (Circulation veineuse de l'encéphale. *Thèse de Bordeaux*, 1888) a signalé quelques faits nouveaux. Avant eux Trolard (Système veineux de l'encéphale. *Th. de Paris*, 1868) avait, à propos des sinus, étudié plusieurs points des veines cérébrales.

Les veines cérébrales se répartissent en deux grandes classes : les veines superficielles et les veines profondes ou système de la veine de Galien.

A. — VEINES CÉRÉBRALES SUPERFICIELLES

Ces veines représentent les artères corticales.

Leurs *veines d'origine* ou parenchymateuses sont situées dans la substance blanche du centre ovale et dans la substance grise de l'écorce; elles naissent des réseaux capillaires de forme variée que nous avons décrits plus haut.

Les veines de la substance blanche ou *veines médullaires* sont très longues. On en voit de six à huit sur une coupe ordinaire de circonvolution, dont une ou deux sur la crête et quatre à six sur les faces latérales. Elles sont trois fois plus grosses que les artères correspondantes que d'ailleurs elles n'accompagnent pas; ce sont elles surtout qui, sur les cerveaux con-

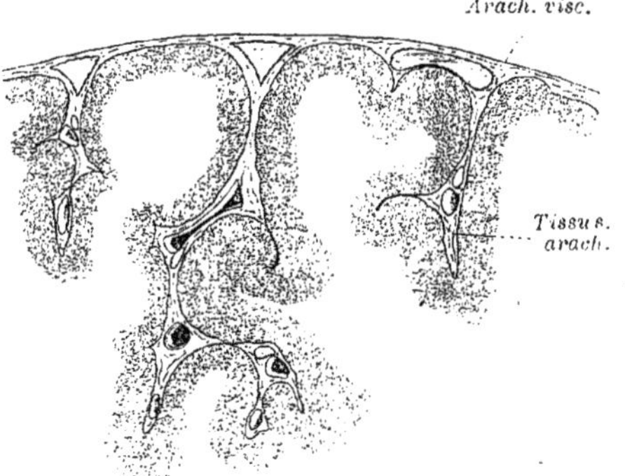

Fig. 391. — Artères et veines dans les sillons.
Coupe sur la partie convexe de l'hémisphère. — D'après nature.

[CHARPY.]

gestionnés, donnent au centre ovale son piqueté caractéristique. Après avoir recueilli le sang de la substance blanche et une partie du sang de la substance grise par le réseau de transition qui est aux confins des deux substances, elles traversent l'écorce grise qui ne leur fournit que de rares collatérales et arrivent au plexus veineux de la pie-mère (Duret).

Les veines de la substance grise, plus volumineuses et moins nombreuses que les artères nourricières, naissent des trois réseaux capillaires de l'écorce, mais en grande majorité du réseau de transition.

Toutes ces veines d'origine, du centre ovale et de l'écorce grise, sont, comme

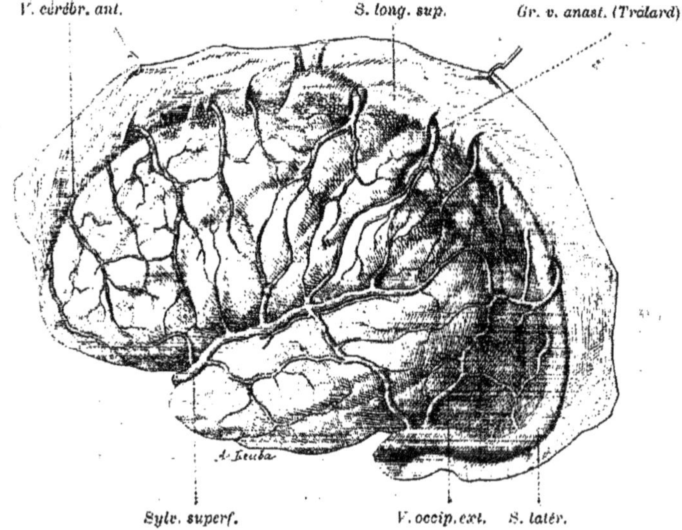

Fig. 392. — Veines de la face externe du cerveau, en partie d'après Poirier.

leurs artères, des veines *terminales*, c'est-à-dire qu'elles ne s'anastomosent pas entre elles et qu'elles forment avec leur artère afférente un système fermé, indépendant; c'est du moins ce qu'affirme Browning. Toutes se rendent dans un réseau veineux, à mailles partout communicantes, le réseau de la pie-mère; les veines striées ou optiques qui passent par les espaces perforés font seules exception et se rendent directement dans les gros troncs de la base.

Le *réseau veineux* de la pie-mère, réservoir commun auquel aboutissent toutes les veines isolées de l'écorce, est appliqué à la surface de la pie-mère par des lamelles de tissu sous-arachnoïdien. Il est sur un plan plus superficiel que le réseau artériel. A son tour il se déverse dans les sinus du crâne par un grand nombre de branches qui sont les *veines cérébrales superficielles* proprement dites. Celles-ci, disposées d'abord sans orientation fixe, tantôt au fond des sillons, tantôt sur les crêtes, occupent l'espace sous-arachnoïdien, baignées par le liquide qui leur transmet les pulsations artérielles. Elles s'unissent en troncs volumineux, qui sont situés de préférence sur l'arête des circonvolutions alors que les artères sont plutôt dans les sillons, et qui affectent une direction déterminée, vers les sinus qui doivent les recevoir.

Les unes vont au sinus de la voûte, les autres aux sinus de la base. Une ligne horizontale, passant sur la face externe par la partie supérieure de la scissure de Sylvius, et la scissure sous-frontale sur la face interne limitent les deux territoires de la voûte et de la base. De là la division des veines superficielles en supérieures et inférieures.

1° **Veines cérébrales supérieures.** — Tributaires du sinus long. supérieur, on en compte douze à quinze de chaque côté, plus rarement six à huit et alors plus volumineuses, car elles sont formées par la fusion de deux veines ordinaires. Elles sont disposées par paires, sans être toujours symétriques de droite à gauche. Chaque veine comprend une branche qui vient de la face interne, une autre plus grosse qui vient de la convexité; ces deux branches, isolées chez le fœtus, s'unissent chez l'adulte sur le bord sagittal de l'hémi

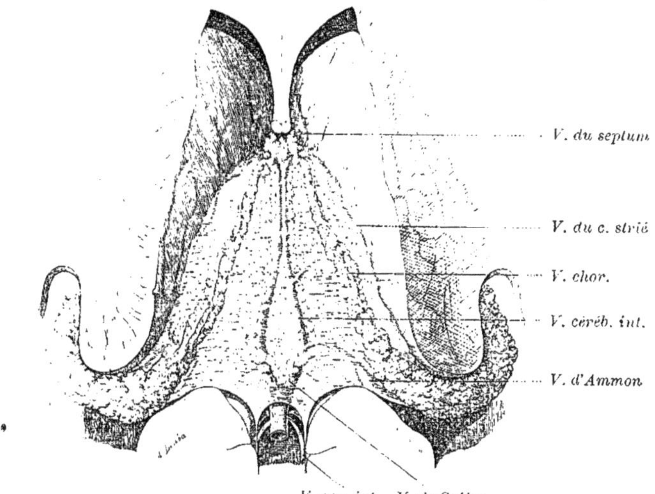

Fig. 393. — Les veines cérébrales internes et la grande veine de Galien.
Toile choroïdienne et plexus choroïdes des ventricules latéraux et du ventricule moyen.

sphère en un tronc unique; quelquefois les deux branches ne se fusionnent pas, mais sont enveloppées d'une gaine commune et s'ouvrent par deux orifices dans le sinus. Ce tronc, simple ou double, long de 1 à 4 cm., est jeté comme un pont de l'hémisphère au sinus dans l'espace sous-arachnoïdien, où il est libre, revêtu seulement d'un manchon endothélial arachnoïdien signalé par Bichat. L'ensemble de ces veines tendues des hémisphères à la faux constitue, pour Leuret, un ligament suspenseur, qui attache le cerveau en haut du crâne. Dans ce trajet, les veines cérébrales communiquent souvent avec les lacs sanguins par des orifices creusés dans leurs parois, ordinairement sur leur face supérieure qui passe sous le lit de ces espaces veineux.

Les veines antérieures, c'est-à-dire du tiers antérieur du sinus, au nombre de trois ou quatre, sont petites; elles viennent du lobe frontal. Les postérieures, qui appartiennent aux circonvolutions rolandiques, sont volumineuses; celles des circonvolutions pariétales et occipitales sont de nouveau petites. Entre le groupe antérieur et le groupe postérieur, comme aussi entre celui-ci et le pressoir d'Hérophile, existe un espace libre de 4 à 5 cm. que ne traverse aucune veine.

Le mode d'abouchement des veines dans le sinus long. supérieur est remarquable. Les antérieures s'y rendent à angle droit et s'ouvrent sur sa face supérieure ou sur sa face latérale par un orifice à l'emporte-pièce; les plus antérieures même peuvent se diriger obliquement en haut et en arrière et s'aboucher dans le sens du courant sanguin, comme c'est le cas des ramifications veineuses en général. Mais dès le tiers moyen du cerveau, les veines tendent à obliquer en sens inverse, et cette disposition s'accentue dans la partie postérieure; c'est-à-dire que, quittant le bord supérieur de l'hémisphère qu'elles ont abordé transversalement, elles se dirigent en haut et en avant, décrivant une courbe à concavité antérieure, s'accolent à la paroi du sinus qu'elles peuvent longer sur 1 ou 2 cm. d'étendue, et s'ouvrent sur la face inférieure du sinus à angle très aigu. Plus rarement elles se redressent à angle droit dans leur débouché même. De cette insertion à angle aigu, presque parallèle au sinus, résulte la formation d'une valvule ou plutôt d'un éperon ou repli valvuloïde, que Bichat comparait à la valvule vésicale des uretères. Ce repli n'empêche pas le reflux du sang du sinus dans les veines, puisqu'il n'arrête pas les injections, ou tout au moins il ne peut être qu'une fermeture imparfaite.

La majeure partie des veines cérébrales débouche donc à contre-courant dans le sinus, fait qui a depuis longtemps intrigué les anatomistes. Browning a fait observer que ce n'est point dans le cerveau un cas isolé, puisque les veines de Galien s'ouvrent dans le sinus droit en sens opposé au cours du sang, et de même le sinus pétreux inférieur dans le sinus latéral. Il a montré, en outre, comme l'avait entrevu Krause, que c'était probablement une disposition acquise, produite par le grand développement du cerveau humain en arrière, progressant plus vite que le sinus longitudinal, car chez le fœtus humain et chez beaucoup d'animaux les veines sont bien moins obliques que chez l'homme adulte. Le type primitif semble être un type penniforme régulier à courant concordant, transformé par élongation en rameaux discordants.

Toutes les veines supérieures aboutissent au sinus long. supérieur; quelques-unes, pourtant, d'après Langer, vont directement aux veines durales et établissent une anastomose importante avec les veines méningées et les veines extérieures. Le sinus reçoit aussi les veines de la face interne qui sont au-dessus de la scissure calloso-marginale ou sous-frontale; celles qui sont au-dessous vont aux veines du corps calleux. Quelques petites veines se rendent à la partie antérieure du sinus long. inférieur.

2° **Veines cérébrales inférieures.** — Ces veines montrent une disposition moins régulière et leurs débouchés sont variés; elles sont en effet tributaires des sinus de la base, à peu d'exceptions près. Celles du lobe frontal se rendent tout à fait en avant au sinus longitudinal inférieur; la très grande majorité, aux veines sylviennes, et pour la partie interne du lobule orbitaire, aux veines basilaires. Les veines de la région temporo-pariétale sont représentées surtout par les veines sylviennes, qu'il faut distinguer en profonde et superficielle.

La *veine sylvienne profonde* (veine de l'insula, Hédon), double quelquefois dans sa portion supérieure, occupe le fond de la scissure de Sylvius avec l'artère cérébrale moyenne et reçoit par de nombreux rameaux le sang des circonvolutions marginales et de l'insula de Reil. Elle reçoit aussi quelques veines de l'espace perforé. Sa terminaison a lieu dans les sylviennes superficielles et par elles dans le sinus sphéno-pariétal, ou bien le plus souvent dans la veine basilaire. La veine ophtalmo-méningée de Hyrtl n'est parfois qu'une sylvienne volumineuse, à trajet postéro-antérieur, aboutissant au système des veines ophtalmiques. — La *veine sylvienne superficielle*, que l'on voit sous l'arachnoïde, dans la direction de la scissure, est surtout une veine anastomotique entre les territoires supérieur et inférieur de la convexité; nous la décrirons un peu plus loin.

Les veines de la face externe du lobe occipital et de la partie reculée des lobes temporal et pariétal se dirigent d'avant en arrière, se réunissent en un ou deux gros troncs (veine *occipitale externe* ou *latérale*) qui traversent la tente du cervelet où elles se fusionnent avec les veines cérébelleuses, communiquent parfois dans l'épaisseur de la tente avec des lacs sanguins qui y sont creusés et se jettent dans la partie horizontale du sinus latéral, à angle droit, par conséquent dans un sens défavorable au cours du sang.

Veines anastomotiques. — Les deux territoires veineux que nous venons de décrire et qui ressortissent des sinus de la voûte et de la base sont loin d'être indépendants; le réseau veineux est partout continu et c'est plutôt d'après l'accroissement progressif de volume et leur terminaison que l'on peut distinguer les veines supérieures d'avec les inférieures. C'est sur la partie saillante et large de la face externe, au niveau de la partie initiale de la scissure de Sylvius, que se fait le point de partage des veines; de là les unes rayonnent vers le bord sagittal, les autres vers la base, surtout vers la fin de la scissure de Sylvius. C'est aussi dans ce point de partage que les anastomoses entre les deux territoires sont les plus grosses et les plus nombreuses. Les deux plus remarquables ont été décrites par Trolard et par Labbé.

1° **Veine de Trolard ou Grande anastomotique.** — Cruveilhier a décrit sous le nom de *grande veine cérébrale supérieure* (identique à la *cérébrale moyenne* de Browning) une grosse veine qui part du tronc de la sylvienne superficielle ou d'une de ses branches principales, remonte sur la face externe de l'hémisphère, en haut et en arrière, tantôt dans la scissure de Rolando, et alors elle divise l'hémisphère en deux moitiés égales, tantôt dans le sillon pariétal, atteint le bord sagittal et, décrivant une courbe à concavité antérieure, s'accole au sinus long. supérieur; puis elle chemine dans sa paroi sur un long trajet et s'ouvre à contre-courant. Elle est quelquefois double, et représente la deuxième ou troisième paire avant-dernière des veines cérébrales postérieures. Elle s'unit latéralement avec les veines de la convexité.

La grande veine cérébrale supérieure est donc non seulement un tronc collecteur, mais surtout une anastomose entre le territoire sylvien et le territoire supérieur. Elle est en outre souvent reliée par des branches importantes avec les veines occipitales externes ou latérales. D'un autre côté la *veine sylvienne superficielle*, ou les veines superficielles, après avoir reçu cette anastomose et recueilli le sang des circonvolutions voisines de la scissure, suit cette dépression, arrive à la base du crâne, et s'engage dans l'épaisseur de la dure-mère, qui lui donne un caractère sinusien. Elle va se jeter à fréquence égale tantôt dans le sinus caverneux, en passant par le sinus sphéno-pariétal, tantôt dans la partie moyenne du sinus pétreux supérieur, auquel cas elle traverse d'avant en arrière toute la fosse sphéno-temporale de la base du crâne.

On appelle *veine de Trolard* ou *grande anastomotique* la réunion de la grande veine cérébrale supérieure et de la veine sylvienne superficielle, considérées comme un tronc continu allant du sinus long. supérieur aux sinus de la base. Dans certains cas la continuité n'est pas reconnaissable; dans d'autres au contraire, qui toutefois ne paraissent pas être la règle, un tronc unique coupe obliquement toute la face externe de l'hémisphère et justifie la description de Trolard; encore voit-on toujours, même dans ces cas, un segment plus mince dans la partie moyenne où se fait le raccord.

2° **Veine de Labbé ou Petite anastomotique.** — Les veines sylviennes sont également unies au sinus latéral par des branches constantes, qui descendent obliquement d'avant en arrière sur les lobes temporal et occipital pour aboutir au sinus. Il convient de réserver le nom de *petite anastomotique*, ou *veine de Labbé*, à une veine, inconstante d'ailleurs, qui n'existe même pas dans la moitié des cas, et que Labbé a signalée en arrière de la veine de Trolard. Elle va du sinus long. supérieur au sinus latéral, en décrivant une courbe à convexité antérieure.

B. — VEINES CÉRÉBRALES PROFONDES ou VENTRICULAIRES VEINE DE GALIEN

Aux artères ventriculaires représentées par d'assez grosses branches latérales dans le plexus et de très petites branches médianes dans la toile choroïdienne, correspondent des veines à disposition renversée, en ce sens que les veines latérales sont accessoires et que ce sont les veines médianes qui sont les troncs collecteurs. En outre, par une de leurs branches collatérales, ce sont aussi des veines de la base.

Ce système, ou *système de la veine de Galien*, se compose de deux gros vaisseaux veineux, appelés veines cérébrales internes ou petites veines de Galien, et du tronc commun qui les réunit, grande veine de Galien. Elles sont situées dans le ventricule moyen, mais plongent dans les ventricules latéraux par leurs racines, et débouchent dans le sinus droit derrière le corps calleux.

Veines cérébrales internes ou **petites veines de Galien**. — Les deux veines cérébrales internes, droite et gauche, sont situées entre les deux feuillets de la toile choroïdienne, dans la voûte du ventricule moyen. Elles se dirigent d'avant en arrière, du trou de Monro aux tubercules quadrijumeaux. Leur volume qui va croissant atteint en arrière 3 mm. On leur distingue deux portions : une antérieure, *partie droite*, qui s'étend de l'extrémité antérieure de la couche optique à la glande pinéale ; les deux veines sont accolées, parallèles ou même superposées ; — une postérieure, *partie courbe*, qui va jusqu'au tronc commun ; les deux veines s'écartent de 5 à 10 mm. pour circonscrire un îlot central. Browning insiste sur cette distinction, à cause de l'origine des collatérales.

Les veines cérébrales internes reçoivent des branches d'origine et des branches collatérales.

Branches d'origine. — Suivant la manière d'interpréter des dispositions un peu variables, on admet deux ou trois veines d'origine, ou même un plus grand nombre. En général, on considère que la veine est formée par la réunion de trois branches qui convergent au niveau du trou de Monro, au sommet de la toile choroïdienne : la veine choroïdienne, la veine du corps strié et la veine du septum lucidum.

Branches collatérales. — Ces branches très nombreuses comprennent : la veine de la corne d'Ammon, les veines jumelles, la veine postérieure du corps calleux, la veine basilaire, les veines occipitales internes et la veine cérébelleuse supérieure. La *veine basilaire*, qui est de beaucoup la plus importante, a pour origine principale la veine sylvienne profonde, au niveau de l'espace perforé antérieur ; elle suit la fente de Bichat et contourne le pédoncule cérébral pour se jeter dans la veine cérébrale interne. Son territoire comprend toute la partie centrale de la base du cerveau.

Branches d'origine. — 1° *Veine choroïdienne*. Considérée par quelques auteurs, (Cruveilhier, Browning), comme la source directe de la veine cérébrale interne, elle commence à la jonction des cornes temporale et frontale du ventricule, se dirige d'arrière en avant sur le plancher du ventricule latéral, dans le plexus choroïde dont elle occupe le bord externe, en décrivant des sinuosités, et s'abouche dans la cérébrale interne en dehors des piliers de la voûte, au niveau du trou de Monro. Elle communique en arrière avec la branche choroïdienne de la veine basilaire et reçoit des rameaux soit du plexus choroïde, soit de la couche optique.

2° *Veine du corps strié*. — Les uns la considèrent comme la continuation même de la veine cérébrale interne, les autres soutiennent qu'elle est habituellement très courte et de faible volume. Dans son complet développement, elle commence à l'extrémité postérieure de la corne frontale du ventricule et marche d'arrière en avant dans le sillon optico-strié, sur la bandelette demi-circulaire et sous la lame cornée, à peu près parallèle à la veine choroïdienne; puis, contournant l'extrémité antérieure de la couche optique, elle traverse le trou de Monro pour se jeter dans le tronc principal. On l'a appelée aussi *vena lateralis*, *vena terminalis*. Le petit canal qu'elle occupe est, comme la cavité du septum lucidum, une portion séquestrée de la surface externe primitive de l'hémisphère (His). Elle reçoit quelques veines de la couche optique, d'autres du centre ovale et de la capsule interne ; mais ses affluents principaux sont les veines *striées supérieures* qui lui viennent, les longues du noyau lenticulaire, les courtes du noyau caudé. Ces veines striées, veines ganglionnaires comme les branches perforantes de la veine basilaire, débouchent isolément, ou par une ou deux branches principales.

3° *Veine du septum lucidum.* — Dirigée d'avant en arrière le long de la face externe du septum, elle amène à la veine cérébrale interne le sang de la cloison transparente, du genou du corps calleux, de la tête du noyau caudé et des parties blanches voisines. Assez souvent ce n'est qu'une veine petite et courte, suppléée par des rameaux isolés.

Outre ces trois branches d'origine, Browning décrit encore quatre autres veines : veines latérales postérieures, latérales antérieures, médullaires supérieures, veines de la corne antérieure.

Branches collatérales. — Les collatérales vont les unes à la partie droite, les autres

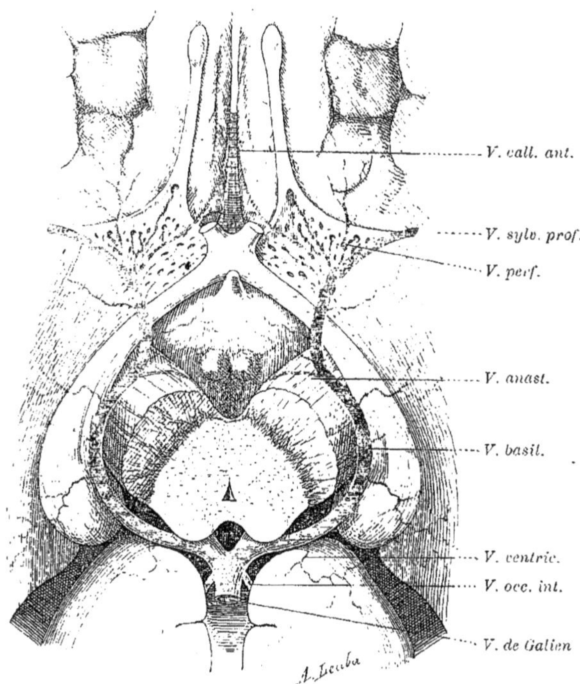

Fig. 394. — Les veines basilaires.

Cerveau vu par sa base.

à la partie courbe de la veine cérébrale interne. Les premières sont grêles et irrégulières; les secondes sont plus fixes dans leur disposition et plus importantes comme volume.

Les collatérales de la partie droite ou antérieure de la cérébrale interne sont : des veines *optiques*, les unes naissant immédiatement des parties adjacentes de la couche optique, les autres profondes se rendant à une veine *pédonculaire*, qui commence en bas du pédoncule cérébral, se dirige en haut et en dedans et débouche dans la partie moyenne du tronc collecteur; — des veinules du *bourrelet* du corps calleux, et d'autres du trigone.

A la partie courbe ou postérieure aboutissent les collatérales suivantes :

1° *La veine de la corne d'Ammon* (veine de la corne postérieure, Browning). — Cette veine importante arrive de la corne inférieure du ventricule latéral, remonte sous l'épendyme, reçoit la *veine de l'ergot de Morand* et contourne l'extrémité postérieure de la corne frontale pour atteindre la cérébrale interne. Elle recueille le sang des cornes inférieure et postérieure du ventricule. La corne inférieure possède une autre veine qui se jette dans la basilaire, et dont l'importance est complémentaire de celle de la corne d'Ammon.

2° *Les veines jumelles.* — Elles naissent du plexus qui couvre les *T. quadr.* et qui lui-même communique avec le plexus de la base. Elles reçoivent la veine de la glande pinéale (azygos de l'épiphyse). Elles se jettent quelquefois dans la veine cérébelleuse supérieure.

3° *La veine postérieure du corps calleux.* — Tandis que la veine antérieure, née du genou, descend en avant pour se rendre à la veine basilaire, la veine postérieure, née de la portion moyenne, descend en arrière le long de la face supérieure, recueille le sang du corps calleux et de la face interne de l'hémisphère jusqu'à la scissure calloso-marginale, contourne le bourrelet et se jette dans la cérébrale interne.

Le corps calleux est donc parcouru par deux veines, l'une antérieure, l'autre postérieure, toutes deux tributaires de la veine de Galien; à elles deux, elles correspondent à l'artère cérébrale antérieure; quelquefois un groupe intermédiaire sépare ces deux veines. Elles ont pour territoire le corps calleux et la face interne des circonvolutions jusqu'à la scissure sous-frontale, ce qui est au-dessus de cette scissure étant du territoire des veines cérébrales supérieures (sinus long. supérieur).

4° *Veine basilaire.* — La *veine basilaire*, ainsi nommée par Rosenthal (1824), veine inférieure de Krause, veine médiane inférieure de Cruveilhier, veine ascendante de quelques

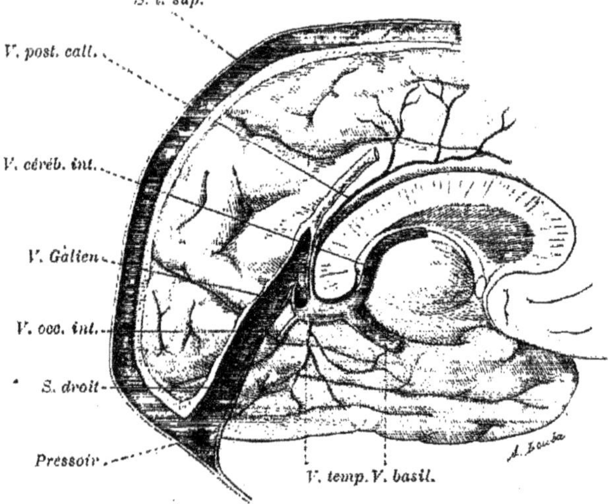

Fig. 305. — Trajet curviligne de la veine de Galien.

Coupe antéro-postérieure du cerveau sur la ligne médiane.

auteurs, est presque aussi considérable que la veine cérébrale interne dont elle semble une bifurcation. Elle existe de chaque côté sur la partie centrale de la base du cerveau. Elle commence au niveau de l'espace perforé antérieur, croise l'hexagone artériel et la bandelette optique pour se placer profondément dans la fente de Bichat qu'il faut écarter pour la voir, et contournant avec elle le pédoncule cérébral, comme l'artère cérébrale postérieure, passe derrière le T. Q. pour se jeter dans la veine cérébrale interne, sur le côté externe de sa partie courbe, quelquefois d'après Trolard dans le sinus droit. Assez souvent la veine basilaire n'accomplit qu'une partie de son trajet; elle ne contourne pas le pédoncule et finit dans le sinus caverneux ou dans les veines flocculaires du cervelet, disposition qui rappelle celle de plusieurs animaux, chez lesquels la veine basilaire aboutit normalement à un sinus de la base.

Les branches d'origine, qui toutes convergent vers la veine basilaire au niveau de la pointe du lobe temporal, sont : 1° la veine sylvienne profonde, la plus importante des origines, et qui semble être la continuation même de la basilaire. — 2° Les veines perforantes de l'espace perforé antérieur. Ces veines, indiquées par Browning, ont été bien étudiées par Hédon sous le nom de *veines striées inférieures*. Ce sont des veines *centrales*, homologues de leurs artères. Elles sont modelées sur le type des artères striées. Nées du noyau caudé, de la capsule interne, et en très petite part de la couche optique, elles descendent soit par la capsule interne, soit en plus grand nombre par la capsule externe sur la face externe du noyau lenticulaire, et mêlées aux veines de ce ganglion arrivent à la base, où elles sortent par les trous de l'espace perforé pour se rendre dans la veine basilaire. Un certain nombre vont en dehors à la veine sylvienne profonde. Elles sont plus grosses que les artères striées et aussi nombreuses, soit de 10 à 15; souvent elles se réunissent en un ou deux troncs à leur embouchure dans la basilaire. Ces veines sont rectilignes et non anastomotiques. — 3° Les veines inférieures du lobe frontal, d'autres fois tributaires des sylviennes. — 4° La veine du bulbe olfactif. — 5° La veine antérieure du corps calleux. Née du genou du corps calleux, elle descend vers le chiasma en recueillant le sang des circonvolutions adjacentes, s'anastomose avec la veine opposée par une branche plus ou moins nette qui rappelle l'artère communicante antérieure et se jette dans la veine basilaire. Parfois les deux veines calleuses antérieures se fusionnent en avant du chiasma et le tronc unique se jette dans une des basilaires droite ou gauche. Cette veine rappelle l'artère cérébrale antérieure, mais elle est beaucoup plus petite, beaucoup moins longue et fait même souvent défaut. En arrière d'elle, on trouve assez rarement sur la partie moyenne du corps calleux des veines intermédiaires qui vont au sinus long. inférieur.

Les branches collatérales de la veine basilaire sont : 1° en dedans, les veinules du chiasma, du tuber cinereum, des tubercules mamillaires et de l'espace perforé postérieur, toutes anastomosées d'un côté à l'autre et couvrant cette partie centrale d'un réseau veineux. Les veines de l'espace perforé sont, comme celles de l'espace antérieur, des veines *centrales* ou ganglionnaires qui viennent des parois du ventricule moyen et des couches optiques. — 2° en dehors, des veines de la face inférieure du lobe temporal, celles de la bandelette optique, et la veine de la corne inférieure du ventricule latéral. Cette dernière, signalée par Browning, est l'analogue de l'artère choroïdienne; elle longe la paroi externe de la corne dont elle tire ses origines, s'anastomose avec les veines choroïdiennes, et se jette dans la basilaire. Mentionnons encore plus loin, dans la portion ascendante, de petites veines du pédoncule cérébral et une veine flocculaire du cervelet.

En résumé le territoire de la veine basilaire comprend toute la partie centrale de la base du cerveau, les parties de l'hémisphère voisines de ce centre et par les perforantes une grande partie des corps opto-striés. Elle s'anastomose non seulement avec celle du côté opposé, mais du même côté avec la veine sylvienne superficielle ou veine de Trolard, avec la choroïdienne du ventricule latéral, avec les veines de la protubérance par une branche qui longe le bord supérieur du pont, avec les veines cérébelleuses.

5° *Veines occipitales internes*. — Elles viennent de la face interne et de la face inférieure du lobe occipital, notamment de la scissure calcarine et de la perpendiculaire interne. Nous avons décrit les autres veines occipitales (latérales ou externes), tributaires du sinus latéral.

6° *Veine cérébelleuse supérieure*. — Nous l'avons indiquée avec la circulation veineuse du cervelet; elle vient du vermis supérieur et se dirige sous la tente, d'arrière en avant.

Ces dernières collatérales, notamment la basilaire et la cérébelleuse, se jettent aussi souvent dans le tronc commun de Galien que dans ses deux veines d'origine.

Grande veine de Galien. — La grande veine de Galien, tronc commun des petites veines de Galien ou veines cérébrales internes, est un vaisseau cylindrique ou d'autres fois dilaté en ampoule, long de 1 cm., large de 0 cm. 5 (8 à 10 mm. de long. sur 5 à 8 de larg.) qui est situé dans la partie moyenne de la fente de Bichat, entre le corps calleux et le cervelet. Sa direction n'est ni horizontale ni dans l'axe du sinus droit. Braune a montré qu'elle est coudée deux fois sur elle-même, pour embrasser, dans une courbe à concavité antérieure, le bourrelet du corps calleux. Dans sa portion terminale, elle rampe sous la tente du cervelet, oblique comme elle, et débouche dans le sinus droit, très inclinée sur ce sinus qui lui est tangent. Elle s'ouvre un peu en arrière de l'extrémité antérieure du sinus, extrémité occupée par le sinus long. inférieur qui parfois d'ailleurs fait défaut ou est à peine indiqué. L'orifice est une fente étroite, de 5 mm., qui regarde en bas et un peu en avant; la bande ligamenteuse qui est en avant de lui et qui n'est autre que le bord inférieur de la grande faux insérée sur la tente du cervelet, maintient le sinus droit tendu et assure la perméabilité de l'orifice veineux. Il est aisé de comprendre qu'au premier abord les conditions d'embranchement et de débouché de la veine de

Galien sur le sinus droit ne paraissent pas plus favorables que celles des veines cérébrales supérieures dans le sinus longitudinal.

Tantôt la veine de Galien est ininterrompue, tantôt elle reçoit une ou deux collatérales, notamment la basilaire et la cérébelleuse supérieure. Elle peut être divisée en deux par une cloison médiane, trace de la fusion imparfaite des deux cérébrales internes, et même on a vu deux troncs distincts dans une même gaine. L'arachnoïde se replie autour d'elle en cul-de-sac, sur une longueur de quelques millimètres, et lui forme un canal, appelé canal arachnoïdien de Bichat, que nous avons dit ailleurs être un conduit borgne à son extrémité antérieure, contrairement à l'opinion du grand anatomiste. Au delà de la gaine arachnoïdienne, le tissu sous-arachnoïdien se prolonge sur l'extrémité de la veine et sur l'origine des deux cérébrales internes et constitue leur tunique adventice (Voy. p. 149).

On peut ainsi résumer le territoire du système de la veine de Galien. « Les veines qui se trouvent dans la masse des hémisphères, la couche corticale exceptée, et qui proviennent soit de la substance blanche (couronne rayonnante, corps calleux, capsule interne), soit des masses grises centrales (couche optique, noyau caudé, noyau lenticulaire) vont former sur les parois des ventricules latéraux des troncs plus volumineux qui s'engagent ensuite dans l'épaisseur de la toile choroïdienne; là ces troncs forment les deux veines cérébrales internes qui résument également la circulation veineuse des plexus choroïdes; ces deux veines se réunissent enfin en un seul tronc, la grande veine de Galien, aboutissant aux sinus de la voûte du crâne par l'intermédiaire du sinus droit (Hédon). »

Le système veineux de Galien n'est pas un système fermé, comme le prouvent les injections poussées d'arrière en avant dans le sinus droit. On injecte ainsi non seulement les veines de Galien, mais une partie des veines cérébrales superficielles, les veines cérébelleuses et de là les grosses veines du cou, jugulaire interne, vertébrale. L'injection passe par les anastomoses qui unissent les branches extérieures de Galien, la cérébelleuse supérieure, les deux calleuses, les occipitales et la basilaire, avec les autres veines du cerveau ou du cervelet. Mais il faut remarquer d'abord que ces anastomoses ne sont point considérables, ensuite qu'elles portent sur des branches très postérieures. Dans la portion antérieure des veines cérébrales internes, dès qu'elles sont dans l'intérieur du ventricule, et surtout dans leur partie droite, les anastomoses avec l'extérieur sont presque nulles, et leurs anastomoses entre elles peu développées. C'est pour cela que des foyers morbides occupant la loge cérébelleuse, où la veine de Galien rampe sous la tente durale, peuvent compromettre le retour du sang veineux et entraîner une hydrocéphalie interne, d'autant que le mode de débouché de la veine dans le sinus est déjà défavorable. C'est ce que l'on voit dans les tumeurs du cervelet ou des tubercules quadrijumeaux, dans les exsudats tuberculeux; à plus forte raison dans les tumeurs du plexus choroïde (tubercules, cysticerques, psammomes).

Hexagone veineux. — Bien qu'on ne puisse assimiler la disposition des artères du cerveau à celle des veines, et que les gros troncs artériels occupent la face inférieure ou ventrale de l'encéphale, et les gros troncs veineux la face supérieure ou dorsale, ainsi qu'on le voit dans d'autres parties du corps, à la main notamment, il y a cependant à la base du cerveau une certaine analogie dans les deux distributions vasculaires, analogie superficielle qu'il ne faut pas pousser trop loin et qui tient surtout à la configuration des parties imposant aux vaisseaux un trajet défini. C'est ainsi que Trolard a décrit un *hexagone veineux* ou polygone veineux, qui est adjacent à l'hexagone artériel, le débordant en certains points, débordé par lui dans certains autres. Les deux côtés latéraux, droit et gauche, sont formés par la basilaire et la veine antérieure du corps calleux; le côté antérieur, par l'anastomose qui réunit les deux veines antérieures du corps calleux en avant du chiasma et un peu en arrière de l'artère communicante antérieure; le côté postérieur, par les anastomoses que s'envoient les deux veines basilaires le long du bord supérieur de la protubérance. En raison de la grande variabilité de ces anastomoses antérieures et postérieures, l'hexagone peut être incomplet ou transformé en cercle.

Caractères généraux des veines cérébrales. — 1° Les veines, en règle très générale, sont *non satellites* des artères, même lorsqu'il y a des veines doubles comme sur le bord supérieur de l'hémisphère ou dans le système de Galien. Quand ces deux vaisseaux marchent parallèlement, ce qui arrive pour l'artère et la veine sylvienne, ce n'est que sur un trajet assez court, et leur volume n'est point corrélatif l'un de l'autre. Dans les points où ils se superposent, l'artère est généralement profonde, enfouie dans le sillon, la veine est au contraire superficielle, en situation dorsale, comme c'est le type général pour le cerveau entier.

2° Les veines sont *avalvulaires*. On peut les injecter en tous sens. Si l'on ne passe pas toujours facilement du sinus longitudinal dans les veines supérieures, c'est moins à cause du repli valvuloïde qui marque le débouché de certaines veines, qu'en raison du trajet très coudé de celles-ci dans leur portion terminale.

3° Dans leur partie terminale, la plupart des veines, toutes celles en tous cas qui aboutissent à un sinus, sont enclavées dans la paroi de ce sinus ou dans la dure-mère; leur terminaison est *sinusienne*, et leur coupe est béante, rigide comme celle du sinus lui-même. Un certain nombre, au voisinage de la grande faux du cerveau et de la tente du cervelet, communiquent avec des cavités également rigides, les espaces parasinoïdaux de Browning, lacs sanguins de Trolard.

4° Elles sont *dépourvues de tunique musculaire*. Les veines cérébrales sont très minces. Leur gaine lymphatique est très délicate. « Dans leur adventice, le pigment ne se montre qu'en petite quantité, contrairement aux artères. Il s'y trouve de la graisse presque dans tous les cerveaux qu'on examine; elle est disséminée par-dessus sous forme de gouttelettes. On trouve très souvent aussi des cellules graisseuses entières. Les granulations et les cellules graisseuses peuvent exister isolément, dispersées sur l'adventice, ou encore former un anneau continu qui donne souvent l'illusion d'un élargissement fusiforme du vaisseau. Cette graisse sur l'adventice des petits vaisseaux est encore un débris de la période embryonnaire (Obersteiner). » Ni les veines cérébrales ni les veines durales ne possèdent de tunique musculaire; on ne trouve que quelques fibres lisses isolées, surtout sur les grosses veines cérébrales, encore sont-elles contestées par Browning.

L'absence de tunique musculaire et de valvules permet de penser que la pression doit être très basse dans les veines cérébrales, et qu'il suffit des faibles pulsations transmises par les artères, immergées dans le liquide sous-arachnoïdien, et de l'aspiration par les sinus pour faire circuler le sang veineux, notamment pour les veines supérieures qui vont contre la pesanteur. La faible tension nous expliquerait la rareté extrême des varices cérébrales; Moxon (1881), qui a examiné plusieurs milliers d'observations de lésions cérébrales, n'a jamais vu mentionner de varices réelles.

Anastomoses des veines cérébrales. — Comme les artères nourricières, les veines parenchymateuses, c'est-à-dire celles qui sont dans l'épaisseur de la substance nerveuse et non à sa surface, *paraissent* être terminales, c'est-à-dire dépourvues de toute anastomose et disposées en petits territoires contigus mais indépendants. J'ai dit, *paraissent*, car ce fait aurait besoin d'être appuyé par de nouvelles recherches. Il en est de même des anastomoses centro-périphériques, c'est-à-dire entre les veines corticales et les veines ganglionnaires du système de Galien. Plusieurs observateurs (Ecker, Duret, Hédon) les signalent soit dans le centre ovale soit dans les corps striés; mais ces faits sont encore bien isolés, et l'on ne sait s'ils ne constituent pas une exception.

Les veines parenchymateuses corticales débouchent dans le réseau pie-mérien qui est un réservoir veineux identique au réservoir artériel, partout communicant. Ce réseau est surtout développé dans le fond des sillons, ses veines efférentes étant au contraire de préférence situées à leur surface. Les veines parenchymateuses ganglionnaires (opto-striées) débouchent directement, comme les artères centrales, dans les gros troncs veineux de la base ou des veines cérébrales internes, et sont en conséquence plus isolées, plus à la merci d'un arrêt circulatoire.

[CHARPY.

Les veines efférentes du réseau que nous avons décrites sous le nom de veines cérébrales s'unissent à leur tour, soit de haut en bas, soit d'avant en arrière par des branches transversales ou longitudinales nombreuses, convergeant surtout vers le commencement de Sylvius, sur la limite des deux territoires; la plus remarquable est la grande anastomotique de Trolard. De là un second réseau à mailles beaucoup plus larges, à canaux beaucoup plus volumineux. C'est le *grand réseau veineux* superficiel. Le système ventriculaire des veines de Galien montre également des anastomoses entre ses gros troncs efférents, les veines cérébrales internes; il est à son tour mis en communication avec le système cortical par un certain nombre de veines que nous avons indiquées.

Les anastomoses *bilatérales* des deux moitiés du cerveau sont établies par l'hexagone veineux de la base, à l'aide de son réseau central et de ses deux branches transversales antérieure et postérieure, — par les veines cérébrales internes qui se rendent au tronc unique et impair de la veine de Galien, — par des veines pie-mériennes qui s'anastomosent sur la ligne médiane au niveau du genou du corps calleux, dans le point où la faux est éloignée du corps calleux, et surtout par la *veine interhémisphérique supérieure*. Cette veine volumineuse qui fait suite en avant au sinus long. inférieur, se bifurque un peu en arrière du genou du corps calleux, remonte sur la face interne des deux hémisphères en recueillant le sang du lobe calleux et de F^1 et va se jeter dans les veines cérébrales ascendantes, tributaires du sinus long. supérieur (Labbé).

Enfin des anastomoses avec la circulation extra-cérébrale ont lieu par des veines, inconstantes du reste, qui vont de la région pariétale à la dure-mère, — à la base du lobe temporal, par les anastomoses entre la veine sylvienne superficielle et les veines méningées, — et par les veinules qui accompagnent les nerfs crâniens dans leurs orifices de sortie.

En résumé, en considérant la disposition fondamentale des veines, indépendantes dans leur territoire d'origine, anastomotiques dans leurs troncs extérieurs, nous voyons que la formule physiologique de la circulation veineuse est au fond identique à celle de la circulation artérielle.

§ IV. — VOIES LYMPHATIQUES

Nous retrouvons ici les mêmes obscurités que pour la moelle. Malgré les affirmations catégoriques de quelques auteurs, les deux questions suivantes ne sont pas définitivement résolues : existe-t-il de véritables lymphatiques dans la pie-mère ou l'arachnoïde? les vaisseaux du cerveau ont-ils une ou deux gaines lymphatiques?

On a décrit dans le cerveau deux sortes de voies lymphatiques : les espaces lymphatiques intra-adventitiels et les espaces péri-adventitiels. Tous les deux constituent des systèmes fermés et ne communiquent pas l'un avec l'autre.

1° ***Espaces lymphatiques intra-adventitiels;*** espaces de Virchow-Robin. — Comme nous l'avons vu plus haut, les vaisseaux sanguins de la pie-mère et du cerveau sont entourés d'une gaine adventitielle creuse, en manchon endothélial cloisonné; elle est plus marquée que sur les vaisseaux de la moelle, et large surtout autour des artères. L'espace annulaire qui s'étend autour du vaisseau entre les deux faces endothéliales est l'espace intra-adventitiel, appelé encore espace de Virchow-Robin, du nom des deux histologistes qui ont découvert la gaine lymphatique (1859). La lymphe qui baigne les éléments nerveux pénétrerait par osmose à travers la paroi externe; inversement, le plasma du sang filtrant dans la gaine transsuderait pour atteindre les éléments cellulaires; l'espace serait donc un milieu d'échange, avec courants d'aller et de retour. Comme la gaine lymphatique s'ouvre dans l'espace sous-arachnoïdien, dont son endothélium est une émanation, le liquide qu'elle charrie s'y déverse et se mêle au liquide céphalo-rachidien; il en représente la partie interstitielle ou intra-cérébrale.

2° ***Espaces lymphatiques extra ou péri-adventitiels***; espaces de His. — Dans l'opinion de His (1865), opinion admise et développée par d'autres observateurs, il existe autour de la gaine lymphatique classique un second manchon également cloisonné, à paroi très mince, probablement même uniquement endothélial. Cette seconde gaine s'est donc formée en dehors de l'adventice du vaisseau, peut-être n'en est-elle que la couche la plus externe modifiée, ou bien faut-il, avec Rauber, y voir un reste des fentes lymphatiques primitives de l'embryon, de ces fentes nerveuses dans lesquelles s'engagent ultérieurement les vaisseaux. Entre les deux gaines, celle de Robin et celle de His, est l'espace extra ou péri-adventitiel, ou de His. Pour les uns, c'est le principal ou même le vrai milieu lymphatique, il est au contact plus immédiat des éléments auxquels il sert de réservoir nutritif et de coussinet protecteur; pour d'autres, c'est une cavité secondaire, virtuelle, qui sert de voie de décharge à

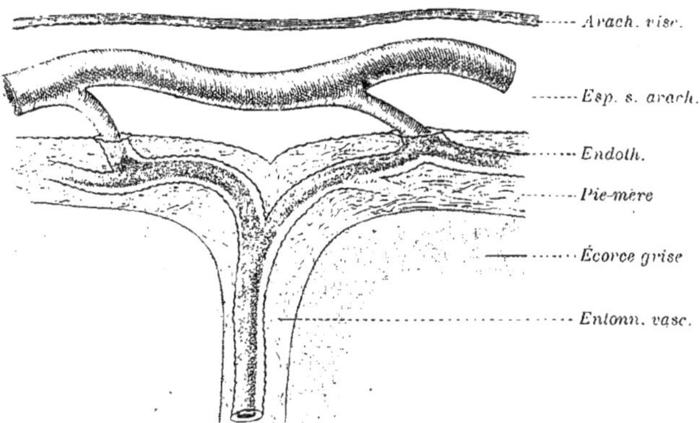

Fig. 396. — Gaine lymphatique des artères. — Schéma.

l'espace intra-adventitiel, voie normale, régulière, et fonctionne surtout quand celui-ci est obstrué.

L'espace de His reçoit par des fentes étroites et ramifiées la lymphe qui baigne les cellules nerveuses et les cellules de névroglie, séparées des autres éléments par un certain intervalle (*espaces péricellulaires* et périgliaires). Il accompagne les vaisseaux sanguins qu'il entoure jusqu'à la surface cérébrale; là il finit en s'ouvrant dans un intervalle libre, à structure lacunaire, qui sépare la pie-mère de l'écorce du cerveau, *espace épicérébral*. De l'espace épicérébral, qui lui sert en quelque sorte de réservoir, le liquide s'engage dans un riche réseau de lymphatiques qu'Arnold a signalés dans la pie-mère, et par ce réseau dans les troncs efférents qu'on a injectés le long des gros vaisseaux.

L'existence de la gaine et de l'espace intra-adventitiels est généralement admise, leur origine et leur terminaison étant d'ailleurs encore mal élucidées. Quant à l'espace péri-adventitiel, il est mis en doute ou même nié par un certain nombre d'observateurs, qui le considèrent comme une production artificielle (retrait de la pièce, décollement par injection...). Il en est de même des espaces péri-cellulaires. Dans certaines imprégnations par la méthode de Golgi, les cellules nerveuses se détachent en blanc sur fond brun; ce fond imprégné n'est pas un vide lymphatique, mais le ciment homogène, non granuleux qui occupe toute la substance grise et dans lequel sont plongées les cellules nerveuses; il paraît être disposé en cloisons continues comme celles d'un rayon de miel (Cajal).

Les expériences de d'Abundo, consistant à injecter de l'encre de Chine dans l'écorce cérébrale ou cérébelleuse d'animaux vivants, démontrent de leur côté qu'il y a des courants lymphatiques à direction multiple, qui transportent les granulations à travers la substance nerveuse; mais elles ne nous font pas connaître le substratum anatomique de cette circulation. Lewis et Binswanger croient devoir faire intervenir les cellules de névroglie et leurs prolongements.

Indépendamment de ces espaces, il existe certainement de véritables vaisseaux lymphatiques, ainsi que nous l'avons déjà indiqué à propos des méninges (p. 122). Poirier a vu nettement et par deux fois, dans la scissure de Sylvius, un tronc lymphatique qu'il avait injecté au mercure. Fr. Arnold (1838) a injecté un gros lymphatique qui, dans la toile choroïdienne, marchait parallèlement à la veine de Galien. Kronthal a observé dans l'épaisseur de l'écorce cérébrale de très fins vaisseaux à paroi nucléée, dont la lumière étroite (2 μ. 5) ne laisse passer aucun globule; ils sont ordinairement rectilignes et leurs ramifications se détachent presque à angle droit. On présume que ces gros vaisseaux passent par les canaux vasculaires de la base du crâne, pour aboutir aux ganglions cervicaux.

Voy. plus haut, p. 560, et en outre : Binswanger et Berger. Beitz. z. Kennt. d. Lymphcirculation in der Grosshirnrinde. *Virchow's Archiv*, 1898, t. CLII. Ce travail contient la bibliographie antérieure.

POIDS DE L'ENCÉPHALE ET DE SES DIFFÉRENTES PARTIES

par L. MANOUVRIER

I. — CONSIDÉRATIONS ET FAITS PRÉLIMINAIRES

L'étude du poids de l'encéphale et de ses différentes parties est des plus importantes. Ce poids représente en effet numériquement, avec une précision très suffisante, le développement total des centres nerveux encéphaliques avec ses nombreuses variations corrélatives à des variations physiologiques. Cette corrélation, une analyse approfondie et l'anatomie comparative démontrent qu'elle n'est pas moins étroite que celle qui existe entre la forme générale du cerveau ou son plissement et son évolution physiologique dans la série des mammifères.

Les expressions *poids de l'encéphale* et *poids du cerveau* sont très communément employées comme équivalentes. C'est rigoureusement une incorrection, puisque le cerveau n'est qu'une portion de l'encéphale; mais cette incorrection est très atténuée par le fait que les variations notables du poids encéphalique représentent en grande partie des variations du poids cérébral. Lorsqu'il s'agit spécialement du poids du cerveau, il est d'usage de désigner le cerveau par l'expression *hémisphères cérébraux*.

Les expressions *poids* et *volume* du cerveau ou de l'encéphale sont assez souvent employées l'une pour l'autre lorsqu'il ne s'agit que d'évaluations non chiffrées. Cette incorrection usuelle est atténuée par le fait que *poids* et *volume* expriment aussi bien l'un que l'autre le développement total des centres nerveux et d'une façon équivalente au point de vue physiologique.

Mesure du poids de l'encéphale. — La mesure du poids de l'encéphale ne peut fournir des résultats comparables que moyennant certaines précautions. Le procédé de Broca me paraît être le meilleur. Il consiste à trancher l'encéphale au niveau de la partie inférieure du bulbe rachidien, à le laisser égoutter sur une table ou sur un linge pendant quelques minutes, dix au plus, et à le peser sans plus attendre et sans enlever la pie-mère dont l'ablation complète est parfois assez difficile. On ne doit pas laisser l'encéphale se dessécher par une évaporation difficile à évaluer.

Le cadavre doit être aussi frais que le permettent les délais ordinaires des autopsies et ne doit pas avoir été injecté. L'encéphale ne doit pas avoir été plongé dans l'alcool.

La pie-mère doit être enlevée sur toute l'étendue du cerveau lorsqu'on veut peser séparément les différents lobes cérébraux. La perte de poids qui résulte de cette opération et de la perte du liquide céphalo-rachidien qui l'accompagne est, en moyenne, d'après les registres de Broca, de 56 gr. chez l'homme et de 49 gr. chez la femme. Elle varie suivant le volume encéphalique et suivant l'âge :

De 20 à 30 ans, environ	45 grammes.
De 40 à 50 — —	50 —
Après 60 — —	60 —

Cette perte varie individuellement de 38 à 130 gr.

La variété des procédés opératoires peut entraîner des erreurs considérables dans la comparaison des résultats obtenus par divers investigateurs.

D'autres causes d'erreur interviennent souvent dans la mesure du poids de l'encéphale ou de ses diverses portions. Parmi ces causes, les principales sont l'atrophie sénile et l'atrophie causée par les maladies. D'après mes recherches, la dernière de ces deux causes peut entraîner une déperdition de poids atteignant 140 grammes. La déperdition par atrophie sénile peut atteindre 300 grammes.

Poids de l'encéphale et capacité crânienne. — Il s'ensuit que la mesure directe du poids encéphalique ou du poids cérébral est très sujette à l'incertitude lorsqu'il s'agit de connaître le développement quantitatif atteint à l'âge adulte et à l'état sain. Aussi la mesure de la capacité crânienne, comme Broca l'a fait justement observer, nous donne-t-elle à ce sujet des chiffres beaucoup plus dignes de confiance.

Elle ne varie point, en effet, sous l'influence de la vieillesse ou des maladies qui n'intéressent pas directement les parois du crâne.

La capacité du crâne ne représente pourtant pas exactement le volume de l'encéphale, en raison de l'épaisseur plus ou moins grande des méninges et de la quantité variable du liquide céphalo-rachidien. En réalité, le volume cubique du crâne dépasse toujours le volume de l'encéphale, mais d'une quantité dont les variations compensent précisément, d'ordinaire, les pertes de volume subies par l'encéphale. La capacité crânienne peut être considérée comme représentant d'une façon proportionnelle le maximum de volume atteint par l'encéphale chez les différents individus, et c'est ce maximum qu'il est le plus intéressant de connaître. Les différences individuelles, en plus ou en moins, se compensent mutuellement et facilement dans les moyennes, de sorte que la mensuration de la capacité du crâne fournit sur le développement quantitatif de l'encéphale les résultats les meilleurs et les plus comparables entre eux, à la condition que cette mensuration soit effectuée suivant un procédé irréprochable au point de vue de la régularité et toujours identique.

Non seulement la capacité du crâne indique, avec plus de sûreté que la balance, le développement quantitatif de l'encéphale, mais encore elle constitue toujours pour les races anciennes et le plus souvent pour les populations sauvages actuelles l'unique moyen d'évaluation de ce développement. Comparée au poids de l'encéphale directement mesuré, elle permet d'évaluer la perte de poids subie par l'encéphale sous l'influence de la vieillesse et des diverses maladies.

Pour ces motifs, j'ai fait, en 1879, des recherches dans le but d'obtenir un coefficient moyen à l'aide duquel on pût transformer en nombres exprimant le poids encéphalique les nombres exprimant la capacité cubique du crâne mesurée par le procédé de cubage de Broca.

Ce coefficient, ou *équivalent pondéral de la capacité crânienne*, est en moyenne 0,87. Il suffit de multiplier par 0,87 la capacité du crâne pour obtenir le poids de l'encéphale indemne de toute atrophie sénile et avec la seule diminution subie moyennement par le fait de la maladie, c'est-à-dire tel qu'il existe *en moyenne* chez les sujets dont on pèse directement l'encéphale, et avec une approximation certainement supérieure à celle que l'on obtient avec les pesées directes entachées, comme on vient de le voir, de nombreuses causes d'incertitude.

Il va sans dire que l'emploi de ce coefficient n'est valable qu'à la condition d'opérer sur des capacités crâniennes obtenues rigoureusement au moyen du procédé du cubage de Broca, procédé décrit dans ses *Instructions crâniologiques*, mais exigeant un apprentissage très minutieux sous la direction d'une personne exercée.

Il importe en effet de savoir qu'une même capacité crânienne, bien que toujours exprimée en centimètres cubes, peut être représentée par des nombres très différents, suivant le procédé de cubage employé. Il ne s'agit pas, en effet, de centimètres cubes d'eau ou de mercure, mais bien de centimètres cubes de grains de plomb (Broca) ou de grains de moutarde (Flower), etc., introduits et tassés dans le crâne *d'une certaine façon*, mesurés ensuite dans des récipients gradués où ils sont tassés encore d'une certaine façon. Tout cela est minutieusement réglé, de telle sorte que les centimètres cubes obtenus sont toujours comparables entre eux et représentent *proportionnellement* mais non absolument les volumes mesurés. — L'oubli de ces détails a déjà entraîné des erreurs très fâcheuses.

Le coefficient moyen 0,87 m'a été fourni par des séries de cas de provenance européenne, asiatique et africaine. Ses variations ethniques, si elles existent, doivent donc être très faibles. Quant à ses variations individuelles, elles sont énormes, de 0,64 à 0,95 sur les 52 cas utilisés par moi. La grande étendue de cet *écart* provient évidemment des pertes considérables subies par le poids encéphalique sous l'influence de la vieillesse et des maladies. Les variations de l'équivalent pondéral de la capacité crânienne sont assez intéressantes pour mériter une étude spéciale. Je renverrai, à ce sujet, aux indications exposées dans mon mémoire *sur la quantité dans l'encéphale*[1], où l'on trouvera également des renseignements détaillés sur les diverses questions étudiées dans le présent chapitre.

On peut avoir besoin, parfois, de convertir des poids encéphaliques en capacités crâniennes. Il suffit pour cela de multiplier les poids par le coefficient 1,15, équivalent cubique moyen du poids de l'encéphale.

D'après tout ce qui précède, il est clair qu'il serait absolument illusoire, même toutes précautions prises, de tabler sur des différences individuelles de 10, 20 et 30 grammes d'encéphale pour se livrer à des appréciations physiologiques. S'il s'agit de groupes d'individus à comparer entre eux, de telles différences entre les moyennes méritent au contraire d'être prises en considération, mais à la condition que les moyennes soient calculées sur des séries comprenant au moins 40, 50 ou 60 cas. C'est là une condition trop souvent méconnue et dont l'oubli a entraîné déjà maintes fois les plus singuliers écarts d'interprétation.

Densité des centres nerveux encéphaliques. — La mesure de cette densité est une opération assez délicate exigeant des précautions multiples si l'on veut obtenir des chiffres exacts. C'est la principale cause des divergences qui existent sur ce sujet entre les auteurs. En outre, les variations suivant l'âge et le sexe n'ont pas été établies sur un nombre suffisant d'observations, les variations individuelles étant considérables.

Voici un résumé des principaux résultats publiés :

D'après Leuret et Métivier :

Matière cérébrale. Densité. 1028

D'après Muschenbroeck :

Matière cérébrale. Densité. 1031

1. L. Manouvrier, Mémoire sur l'interprétation de la quantité dans l'encéphale. *Mém. de la Société d'Anthr. de Paris*, 2e série, t. III.

[MANOUVRIER.]

D'après Peacock (37 individus) :

Encéphale en bloc	1032 à 1039,	moyenne :	1036
Cerveau (hommes)	1030 à 1038,	—	1034
— (femmes)	1034 à 1035,	—	1035
Cervelet (hommes)	1036 à 1044,	—	1040
— (femmes)	1038 à 1044,	—	1041

D'après Sankee (73 individus) :

Cerveau, subst. grise	1028 à 1046,	—	1034
— — blanche	1032 à 1048,	—	1041

D'après Ch. Bastian (40 individus) :

Cerveau, subst. grise	—	1030
— — blanche	—	1040

D'après Danilewsky :

Cerveau en bloc	chien, 1031,	homme	—	1041
Substance grise	— 1029	—	—	1038
— blanche	— 1035	—	—	1043

D'après Bucknill (125 aliénés) :

Cerveau en bloc	1030 à 1052,	—	1041
— subst. grise	1030 à 1048,	—	1037
— — blanche	1033 à 1040,	—	1030
Cervelet en bloc	1030 à 1033,	—	1041

Le fait qui ressort le plus clairement de ce tableau est que la densité de la substance blanche est supérieure à celle de la substance grise, car, sur ce point, les résultats sont concordants.

La densité cérébrale serait plus élevée chez l'homme que chez le chien, d'après les chiffres de Danilewsky.

La différence sexuelle constatée par Peacock est trop faible pour être acceptée comme résultat ferme.

Desmoulins, puis M. Debierre, ont avancé que la densité du cerveau est accrue chez les vieillards ; mais les chiffres publiés à l'appui de ce fait sont insuffisants.

Il semble, d'après les chiffres de Bucknill, que la densité cérébrale soit accrue en moyenne chez les aliénés ; mais il n'est pas certain que les observations de cet auteur soient exactement comparables à celles des autres.

En divisant par la densité moyenne de l'encéphale (1036) le poids moyen (1358 gr.), on obtient, comme volume absolu, 1310 centimètres cubes. Avec la densité 1030, ce volume deviendrait 1318 c. c. Les variations de la densité des centres nerveux ne sauraient donc empêcher de considérer pratiquement le volume du cerveau comme étant proportionnel à son poids. L'étude des variations de la densité suivant le sexe, l'âge, la race, les maladies, n'en possède pas moins un intérêt spécial.

II. — POIDS ABSOLU DE L'ENCÉPHALE

C'est sur le poids absolu de l'encéphale en bloc que l'on possède les chiffres les plus nombreux, d'autant mieux que l'on peut y adjoindre les chiffres concernant la capacité crânienne comme on l'a vu plus haut. On désignera par (C. c.) les poids encéphaliques déduits de la capacité du crâne.

A. **Série des vertébrés.** — Le poids de l'encéphale est minime chez les vertébrés inférieurs comparativement aux mammifères. Voici quelques chiffres empruntés à divers auteurs :

MAMMIFÈRES.

Éléphant	4896 gr.	Chien (Terre-Neuve)	116 gr.
Baleine	2816	Chien havanais	46
Dauphin	1773	Chat	28
Homme (Français)	1360 (moy.)	Lapin	10
Cheval	517	Furet	8.7
Gorille	416	Rat	1 à 4
Chimpanzé	387	Taupe (moy.)	0.96
Ane	377	Souris	0.37

OISEAUX.

Autruche	30	Coq	2.15
Oie	7.6	Moineau	1.11
Perroquet	4.3	Serin	0.68
Pie	4.2		

REPTILES ET BATRACIENS.

Tortue de mer	5.00	Lézard vert	0.05
Tortue de terre	0.37	Grenouille	0.01

POISSONS.

Brochet	1.3	Squale-renard	9.4

On peut déjà voir apparaître, dans ce tableau très abrégé, la double relation qui unit le développement quantitatif de l'encéphale au développement intellectuel et à la masse du corps. Comme ces deux derniers termes varient souvent en sens inverse l'un de l'autre, il en résulte que les deux relations se masquent réciproquement. Mais elles apparaissent avec évidence dès que l'on examine ce tableau en tenant compte des deux relations à la fois.

Si les différentes espèces ne sont pas rangées par ordre d'intelligence, il est manifeste en effet qu'il faut l'imputer aux différences de taille et *vice versa*. L'homme, par exemple, vient après l'éléphant, le dauphin et la baleine, parce que ce sont des animaux d'une taille très supérieure à la sienne. Il vient avant des animaux plus gros que lui parce qu'il est plus intelligent qu'eux. Chaque espèce est précédée, dans la série des poids encéphaliques, soit par des espèces plus intelligentes, soit par des espèces de plus forte taille. Chaque espèce vient avant celles qui sont inférieures à elle soit par la taille, soit par l'intelligence autant que nous pouvons apprécier celle-ci.

L'étude comparative du poids de l'encéphale dans la série des vertébrés et dans chaque classe suffirait à mettre en évidence la double relation indiquée ci-dessus et qui peut être exprimée, d'une manière très générale, comme il suit :

A taille égale, le poids de l'encéphale varie en raison du développement intellectuel.

A intelligence égale, le poids de l'encéphale varie en raison de la taille.

B. **Espèce humaine**. — *Variations suivant la race.* L'étude comparative des variations du poids de l'encéphale confirme les conclusions précédentes.

Le développement intellectuel étant sensiblement le même chez les différents peuples civilisés de l'Europe, on voit les variations du poids encéphalique suivre en général celles de la taille si l'on considère la carrure en même temps que la longueur du corps. Les moyennes ci-dessous ne se rapportent qu'à des hommes de 20 à 50 ans.

Écossais	125 hommes	. . . .	1423 gr.	(Peacock).
Bavarois	364 —	. . . .	1372 —	(Bischoff).
Anglais	306 —	. . . .	1358 —	(Boyd).
Français	158 —	(Paris).	1358 —	(Sappey, Broca).
Italiens	104 —	. . . .	1310 —	(Calori).

93 encéphales d'Autrichiens de 20 à 50 ans, pesés par Weisbach, donnent une moyenne de 1300 gr., mais il faudrait y ajouter environ 60 gr. en raison du procédé opératoire de l'auteur.

Voici maintenant quelques moyennes déduites de la capacité crânienne :

187	Parisiens modernes.	1357 gr.	(Broca, Manouvrier).
42	Auvergnats de Saint-Nectaire.	1390 —	(Broca).
64	Bretons	1367 —	—
61	Basques	1360 —	—
31	Nègres divers.	1238 —	—
23	Néo-Calédoniens	1270 —	—
110	Polynésiens.	1380 —	(Manouvrier).
50	Bengalis.	1184 —	—

La comparaison des Polynésiens dont la taille est gigantesque avec les Bengalis dont la taille est des plus chétives met particulièrement bien en lumière la relation du poids de l'encéphale avec la taille. D'autre part, l'infériorité des quatre dernières séries par rapport aux séries européennes à taille égale est manifeste. La supériorité des Auvergnats et des Bretons par rapport aux Parisiens peut être rattachée à une différence dans la carrure.

Les résultats qui précèdent sont confirmés par l'ensemble de tous ceux qui ont été obtenus jusqu'à présent, mais qui ne sauraient figurer ici sans nécessiter de trop longues discussions sur la valeur numérique des séries étudiées, sur les procédés employés, etc.

Il a été avancé que le volume de l'encéphale s'est accru évolutivement chez les Parisiens depuis le moyen âge. J'ai montré dans mon mémoire que la démonstration de ce fait est insuffisante et actuellement impossible.

Pour remonter aux époques plus anciennes, j'ai obtenu, en fusionnant les séries de crânes cubés par Broca et provenant de diverses régions de la France, des moyennes qui ne diffèrent des moyennes actuelles que de quelques grammes ou centimètres cubes :

58 crânes masculins de l'époque néolithique.	1352 gr. (C. c.)	
66 crânes gaulois ou mérovingiens	1387 —	—

Or la composition ethnique, la taille, la carrure ont varié. D'autre part il s'est opéré des sélections variables entre les vivants et *post mortem* entre les crânes aux diverses époques, de sorte qu'il est impossible d'interpréter avec quelque certitude, au point de vue de l'évolution, les résultats obtenus.

Il importe d'être en garde contre les nombreux faits erronés ou incorrectement interprétés que l'on trouve dans beaucoup d'ouvrages, sur la question du poids de l'encéphale.

Variations suivant la masse organique. — L'influence de la masse du corps sur le poids de l'encéphale a été méconnue par plusieurs auteurs. Elle est cependant évidente si l'on compare entre elles des séries d'individus suffisamment fortes et ordonnées, soit d'après la taille ou longueur du corps, soit d'après le poids du corps.

Voici les résultats que j'ai obtenus en utilisant les registres de Broca.

	168 HOMMES DE 19 A 60 ANS		
Groupes par tailles	de 1m53 à 1m65	de 1m66 à 1m70	de 1m71 à 1m85
Nombre d'individus.	56	54	58
Taille moyenne.	1m610	1m682	1m743
Poids moyen de l'encéphale.	1329gr	1344gr	1398gr

Les résultats ne sont pas moins nets lorsqu'on remplace la taille par le poids du corps, comme l'a fait Bischoff (*Das Hirngewicht des Menschen*) :

91 hommes	de 30 à 39 kil.	Poids moyen de l'encéphale. . .	1348	gr.
206	— 40 à 49 —	— — . . .	1362	—
149	— 50 à 59 —	— — . . .	1370	—
62	— 60 à 69 —	— — . . .	1386	—
18	— 70 à 79 —	— — . . .	1419	—

On obtient des résultats analogues en opérant sur le sexe féminin, soit avec la taille, soit avec le poids du corps.

Il ne faut pas croire que la différence de poids encéphalique trouvée entre deux groupes successifs représente exactement l'influence de la masse organique sur le poids de l'encéphale. J'ai montré en effet que :

1° En ce qui concerne la taille, celle-ci ne représente qu'une seule dimension du corps, et les individus groupés comme plus haut suivant leur taille restent mélangés quant aux deux autres dimensions dont l'influence n'est pas moins grande que celle de la longueur, bien au contraire.

2° En ce qui concerne le poids du corps, ce poids varie beaucoup suivant l'état de maigreur ou d'embonpoint, d'où il suit que beaucoup d'individus gras ou émaciés se trouvent indûment classés par ce seul fait dans des groupes de taille forte ou faible.

La comparaison du poids du corps ou de la taille avec le poids de l'encéphale suffit, grâce à la méthode des moyennes et au procédé de l'ordination, pour mettre en évidence l'influence de la masse du corps sur le poids de l'encéphale, mais nullement pour *évaluer* cette influence. L'anatomie comparative démontre seulement que celle-ci est très considérable.

Variations suivant le degré de développement intellectuel. — Il en est de même pour la relation qui existe entre le développement intellectuel et le poids de l'encéphale. L'anatomie comparative a rendu cette relation évidente, que l'on compare soit les classes de vertébrés ou les espèces entre elles, soit les races humaines, soit des groupes d'individus de même race et de même sexe classés autant que possible d'après leur intelligence. Ici encore la relation dont il s'agit peut être mise en évidence, mais ne peut pas être évaluée numériquement. Ne pouvant discuter ici une question physiologique, nous exposerons seulement les principaux faits anatomiques qui s'y rattachent sans insister sur leur interprétation.

Divers anatomistes ont réuni les poids encéphaliques, mesurés à l'autopsie, d'un certain nombre d'hommes plus ou moins éminents. J'ai pu former une série de 45 cas auxquels j'ai pu ajouter, par le cubage des crânes d'hommes distingués de la collection de Gall (Muséum de Paris), une série de 35 autres cas. Chacune de ces deux séries m'a donné le même résultat. D'après la composition de l'une et de l'autre, mises en regard d'une série de poids encéphaliques de Parisiens et d'une seconde série de Parisiens du groupe des tailles les plus élevées, on voit que la série des hommes éminents est remarquable par une extrême rareté de poids encéphaliques inférieurs à la moyenne ordinaire et par une énorme proportion d'encéphales très volumineux, même relativement à la série des Parisiens de haute taille.

La supériorité encéphalique des hommes distingués apparaît non moins nettement dans les moyennes. En effet les trois séries de Parisiens étudiées par Sappey, par Broca et par moi ont donné toutes les trois la même moyenne : 1357 gr. — Or, la première série d'hommes distingués, après élimination de 5 encéphales dépassant 1780 gr. et de 3 encéphales séniles (plus de 70 ans), donne encore un poids moyen de 1450 gr., bien que la série comprenne encore 18 cas de 61 à 80 ans. Quant à la deuxième série, elle donne une moyenne sensiblement égale : 1449 gr.

C'est en vain que divers auteurs ont fait observer que l'on a rencontré des poids encéphaliques très élevés chez des artisans, chez des épileptiques, chez des imbéciles. En pareille matière l'on doit opposer à des moyennes d'autres moyennes, et non des cas particuliers. Tel simple artisan resté inculte pouvait être aussi bien et mieux doué que tel professeur ou tel évêque. L'épilepsie n'est pas incompatible avec une intelligence supérieure. Tel cerveau volumineux d'un imbécile pouvait être altéré pathologiquement. — On a fait aussi observer que plusieurs hommes éminents avaient un poids encéphalique inférieur à la moyenne ordinaire. Cela prouverait tout au plus que les qualités intellectuelles en rapport avec l'élévation du poids de l'encéphale ne sont pas les seules, mais cela n'empêche pas le développement quantitatif de constituer une qualité assez importante (toutes choses égales d'ailleurs) pour que peu d'hommes vraiment remarquables par leur intelligence en soient privés.

Il faut remarquer, d'autre part, que si l'existence d'une relation entre le développement intellectuel et le poids de l'encéphale est un fait aussi bien démontré qu'explicable théoriquement, cela n'implique en rien la possibilité de mesurer l'intelligence d'après le volume du cerveau, de même que l'existence d'une relation entre la taille et le poids de l'encéphale n'implique point la possibilité d'évaluer la taille d'un individu d'après son poids encéphalique.

L'idiotie est ordinairement en rapport avec des altérations pathologiques des centres nerveux, et ces altérations peuvent exister sur des encéphales d'un volume quelconque. Toutefois, il est certain qu'au-dessous d'un certain minimum de poids encéphalique, l'idiotie est constante. Tous les idiots ne sont pas microcéphales, mais tous les microcéphales sont plus ou moins idiots. A quel chiffre commence la microcéphalie? C'est là une question à laquelle divers auteurs ont cru pouvoir répondre, mais vainement, car le minimum de poids encéphalique compatible avec une intelligence normale dépend évidemment de la taille.

La *microcéphalie* est caractérisée par un arrêt de développement qui ne porte point seulement sur le volume du cerveau, mais aussi sur sa morphologie et sur celle du crâne. Dans les cas les plus prononcés, on a vu le poids de l'encéphale descendre au-dessous de 300 gr. et l'on ne connaît pas de cas authentique où une intelligence ordinaire ait coexisté avec un poids encéphalique inférieur à 800 gr.

La mesure du poids de l'encéphale chez les *aliénés* n'a point fourni jusqu'à présent de résultats nettement spéciaux. L'aliénation mentale résulte, en effet, d'altérations anatomiques ou de troubles physiologiques pouvant survenir chez des individus ayant un poids encéphalique quelconque. En outre, la nécessité d'envisager parmi les aliénés des catégories diverses a fait que les séries étudiées ont été presque toutes insuffisantes pour donner des moyennes stables. D'après les 800 pesées du Dr Dagonet utilisées par le Dr Bra, il semblerait que les catégories des mélancoliques, des maniaques (manie aiguë) et des épileptiques aient un poids encéphalique sensiblement supérieur à la moyenne ordinaire. Mais ici peuvent intervenir la congestion ou la sclérose et autres processus pathologiques compliquant la question.

Quelques auteurs peu familiers avec les règles de la statistique anatomique ont émis, au sujet du volume de l'encéphale chez les criminels, des assertions dépourvues de valeur. Ayant pu cuber les crânes de 83 assassins français exécutés, j'ai montré (Congrès intern. de Rome, 1885) que cette série diffère à peine soit par sa composition, soit par sa moyenne, d'une série de Parisiens quelconques. La moyenne des assassins est un peu plus élevée d'une quinzaine de grammes seulement, ce qu'une très légère supériorité de taille suffirait à expliquer.

Analyse physiologique du poids de l'encéphale. — On a vu plus haut que le poids de l'encéphale est en relation d'une part avec la masse du corps et d'autre part avec le développement intellectuel. Ces deux relations qui, très souvent, se masquent réciproquement, ont pu néanmoins être mises en évidence grâce à la méthode des moyennes et par diverses comparaisons dans lesquelles la masse du corps était représentée soit par la taille, soit par le poids du corps. Il a été déjà dit pourquoi ces deux modes de représentation sont très incorrects, la taille n'étant que l'une des dimensions du corps, nullement proportionnelle aux deux autres, et le poids total du corps subissant des variations énormes par le fait de l'embonpoint ou de l'émaciation, etc. On comprend que l'estimation de l'influence de la masse du corps sur le poids de l'encéphale serait beaucoup plus correcte si l'on représentait cette masse par un terme anatomique exprimant le développement maximum atteint par les parties actives de l'organisme régies par les centres nerveux encéphaliques. C'est dans ce but que j'ai remplacé le poids entier du corps par le poids du fémur sec, qui représente assez bien le développement quantitatif total du squelette, et, indirectement, du système musculaire.

Or si la relation qui existe entre les variations de la masse active du corps et les variations du poids encéphalique peut être évaluée ainsi approximativement, il s'ensuit la possibilité d'isoler abstraitement cette relation de celle qui existe entre le poids de l'encéphale et le développement intellectuel, autrement dit, la possibilité de partager le poids encéphalique en deux quantités m et i représentant les deux relations à évaluer. J'ai institué pour cela un procédé très simple que l'on trouvera exposé dans mon mémoire mentionné plus haut et dans une communication à la Société de Biologie (*Comptes rendus*, 1891).

Variations suivant le sexe. — La différence sexuelle du poids de l'encéphale est en moyenne de 148 gr. d'après les pesées de Broca (Paris, individus de 19 à 60 ans) et d'après mes cubages de la capacité crânienne.

Cette différence considérable a été interprétée très faussement. De nombreux auteurs se sont empressés d'en déduire une infériorité fondamentale de la femme sous le rapport de l'intelligence. Plusieurs se sont appuyés sur ce fait que l'infériorité du poids de l'encéphale chez la femme l'emporterait sur l'infériorité de sa taille et du poids de son corps. Mais ils n'ont point remarqué que les défauts de ces deux termes anatomiques, comme représentants de la masse active de l'organisme, ont précisément ici une importance toute particulière. Chez les femmes, en effet, la taille est plus grêle en général que chez les hommes, relativement aux autres dimensions, et le tissu adipeux constitue, avec la chevelure, un *poids mort* plus élevé que chez l'homme.

En comparant dans les deux sexes divers termes anatomiques et physiologiques conjointement avec le poids de l'encéphale, j'ai montré que la femme se rapproche de l'homme beaucoup plus par le poids encéphalique que par tous les termes de comparaison susceptibles de représenter avec quelque exactitude la masse organique active et principalement les parties du corps le plus directement soumises à l'influence des centres nerveux encéphaliques. C'est ce que démontrera péremptoirement la liste suivante où les chiffres féminins sont exprimés en centièmes des masculins.

	Homme.	Femme.	
Taille	100	90 à 93	(Divers).
Poids du corps	—	88,5	(Tenon).
Poids de l'encéphale	—	89,0	(Broca, Sappey, etc.).
Poids squelettique (Fémur)	—	62,5	(Manouvrier).
Carbone consommé en 24 h.	—	64,5	(Andral et Gavarret).
Capacité vitale (à 18 ans)	—	72,6	(Pagliani).
Force de serrement des mains	—	57,1	(Manouvrier).
Force de traction verticale	—	52,6	(Quételet).

Il est donc certain que l'encéphale est plus lourd relativement chez la femme que chez l'homme. Ceci n'indique pas une supériorité intellectuelle du sexe féminin, mais seulement une probabilité en faveur de l'égalité intellectuelle des deux sexes. L'abaissement de la taille est une cause d'abaissement du poids absolu de l'encéphale et d'accroissement de son poids relatif si l'intelligence reste égale, comme je l'ai montré (*op. cit.*).

D'après la circonférence de la tête chez les nouveau-nés, le volume de l'encéphale serait un peu plus grand chez les garçons que chez les filles dès la naissance, comme la taille et le poids du corps (Budin et Ribemont).

Variations suivant l'âge. — Il faut distinguer ici la période d'accroissement et la période de déclin.

Les pesées faites jusqu'à présent, quoique fort nombreuses, ne le sont pas assez encore pour que l'on puisse fournir pour chaque âge des séries suffisantes. On a vu plus haut, en effet, qu'il faut une cinquantaine de cas pour fournir une moyenne stable à 10 gr. près.

La statistique la plus importante est celle de Boyd qui porte sur 1913 cas. Cependant la plupart des séries jusqu'à l'âge adulte sont encore insuffisantes. Les chiffres suivants donneront une idée de la rapidité de l'accroissement de l'encéphale (garçons).

Poids moyen à la naissance	331	gr.	(42 obs.)
— de 6 mois à 1 an	777	—	(46 —
— de 1 an à 2 ans	942	—	(34 —
— de 2 ans à 4 ans	1097	—	(29 —
— de 4 ans à 7 ans	1140	—	(24 —
— de 7 ans à 14 ans	1302	—	(22 —
— de 14 ans à 20 ans	1374	—	(19 —

Ce poids moyen de 1374 gr. n'est plus atteint aux âges suivants. Il est vrai qu'il n'est basé que sur 19 cas. Mais Broca, opérant sur les chiffres de Wagner, a obtenu également la moyenne la plus élevée à la période de 11 à 20 ans, dans les deux sexes, toujours, il est vrai, avec des séries faibles. Quoi qu'il en soit, il est certain que l'accroissement de l'encéphale est très rapide et que le poids encéphalique atteint dès l'adolescence des chiffres très élevés. L'abaissement de la moyenne après 20 ans a été attribué avec vraisemblance, par Broca, à ce que beaucoup d'individus doués d'un encéphale très volumineux mouraient prématurément. Mais cet abaissement ne peut être considéré encore comme un fait suffisamment établi.

En ce qui concerne les âges suivants jusqu'à l'extrême vieillesse, j'ai opéré la fusion âge par âge, de toutes les grandes statistiques faites en Europe d'après des procédés opératoires à peu près semblables, à savoir les statistiques de Broca, Wagner, Bischoff, Parchappe, Sappey, Parisot, Boyd, Peacock et Calori.

La fixité des moyennes que j'ai obtenues successivement pour chaque âge permet de leur attribuer une valeur assez grande. Voici seulement les moyennes finales :

	Hommes.	Femmes.
De 21 à 30 ans	1364 gr.	1236 gr.
De 31 à 40 —	1374 —	1228 —
De 41 à 50 —	1354 —	1233 —
De 51 à 60 —	1347 —	1210 —
Au delà de 60 —	1296 —	1162 —

D'après ces chiffres le poids de l'encéphale chez les hommes commencerait à décroître un peu entre 40 et 50 ans — probablement chez un certain nombre d'individus seulement ; la diminution serait faible encore de 50 à 60 ans ; elle deviendrait considérable après cet âge, et sans doute aussi plus générale. Mais diverses questions se présentent ici : soit au sujet de la résistance à la sénilité de l'encéphale chez certains individus, soit au sujet de l'influence des diverses maladies, etc., — ces questions pourraient être élucidées par la comparaison du poids de l'encéphale avec la capacité crânienne chez un grand nombre d'individus.

D'après les moyennes ci-dessus, dans le calcul desquelles j'ai utilisé près de 4000 observations, la période de déclin commencerait plus tard chez les femmes que chez les hommes.

III. — POIDS RELATIF DE L'ENCÉPHALE
ou rapport du poids de l'encéphale à la masse du corps.

L'accroissement de la masse du corps est une cause d'accroissement du poids absolu et de diminution du poids relatif de l'encéphale.

Autrement dit, l'encéphale ne s'accroît pas proportionnellement à la masse du corps.

Ainsi le poids relatif de l'encéphale présente, dans un même groupe zoologique, des variations inverses de celles du poids absolu. Il est plus élevé en moyenne chez les individus de petite taille que chez les individus de forte taille, chez les femmes que chez les hommes, chez les enfants que chez les adultes.

On a vu précédemment que l'homme est dépassé par plusieurs animaux de très grande taille quant au poids absolu de l'encéphale. Il est dépassé au contraire par un certain nombre de mammifères de très petite taille quant au poids relatif, notamment par de petites espèces de singes (ouistiti, saïmiri, etc.) et par de très petits oiseaux, comme le serin.

A taille égale le poids relatif de l'encéphale croît avec l'intelligence.

A intelligence égale, le poids relatif de l'encéphale croît en raison inverse de la taille.

Ces faits ont embarrassé pendant très longtemps les anatomistes et les physiologistes. On en pourra trouver l'interprétation dans mon mémoire déjà mentionné plus haut. Il suffira de dire ici que les espèces et les individus de petite taille ont un poids encéphalique relativement élevé parce que le nombre, la variété, la complexité des sensations, des idées, des mouvements, des opérations encéphaliques en un mot, en rapport nécessaire avec le poids de l'encéphale, sont indépendants de la taille.

Il s'ensuit qu'à complexité fonctionnelle égale, le poids relatif de l'encéphale est d'autant plus élevé que la taille est plus petite, et qu'à taille égale le poids relatif de l'encéphale croît avec la complexité des fonctions de l'encéphale. C'est sur cette explication qu'est basé mon procédé d'analyse du poids de l'encéphale. Elle s'applique aux variations du poids relatif des différents centres nerveux par rapport à la masse du corps.

IV. — POIDS DES DIFFÉRENTES PARTIES DE L'ENCÉPHALE

Hémisphères cérébraux

Broca a pesé séparément les diverses parties de l'encéphale. Les nombreux chiffres consignés dans son registre d'observations ont été utilisés par divers auteurs qui en ont tiré des résultats variables suivant la façon d'opérer de chacun. En pareille matière les causes d'erreur sont nombreuses et ne me paraissent pas avoir été évitées suffisamment.

Les résultats suivants sont ceux que j'ai obtenus personnellement en étudiant le registre des pesées de Broca : pour éviter les causes d'erreur provenant des altérations séniles, j'ai opéré la fusion des seules moyennes concernant les âges de 21 à 50 ans. La série masculine comprenant une centaine d'individus peut être considérée comme suffisante. La série des femmes, au contraire, ne comprenant que 29 cas, est trop faible pour que les moyennes puissent servir à des comparaisons entre les sexes. Mais les moyennes de chaque sexe peuvent être utilement comparées entre elles dans un même sexe. Cet avis évitera que l'on tire des chiffres ci-dessous des résultats illusoires.

POIDS TOTAL DES DEUX HÉMISPHÈRES CÉRÉBRAUX AVEC LEURS MEMBRANES.

103 hommes, moy.	1205 gr.	29 femmes, moy.	1034 gr.

POIDS DE CHAQUE HÉMISPHÈRE SANS MEMBRANES.

100 hommes, hémisphère droit	578gr.6	29 femmes, hémisphère droit	507gr.9
— — gauche	577 8	28 — — gauche	508 3

La différence entre les deux hémisphères est évidemment trop faible pour être considérée comme un fait définitivement acquis.

POIDS DES LOBES FRONTAUX.

95 hommes, lobe frontal droit	246gr.2	27 femmes, lobe frontal droit	215gr
98 — — gauche	247 8	26 — — gauche	215 6

La différence en faveur du lobe gauche existe dans les deux séries, mais elle est trop faible pour être considérée comme résultat définitif, car elle est certainement inférieure à l'erreur probable que l'on peut commettre en pratiquant la section du lobe frontal.

La limite adoptée pour le lobe frontal par Broca était la scissure de Rolando, de sorte que le lobe frontal comprenait ainsi la circonvolution *frontale ascendante* qui, physiologiquement, se rattacherait plutôt au lobe pariétal.

Poids du cervelet, de la protubérance et du bulbe. — Sur cette question, j'ai utilisé encore le registre des pesées de Broca en ayant soin d'éliminer des séries non seulement les sujets trop jeunes ou trop âgés, mais encore tous ceux qui présentaient des chiffres extrêmes susceptibles d'altérer la valeur des moyennes. Les résultats de cette étude ont été publiés en 1893 (*C. R. de l'Assoc. française p. l'av. des sciences*).

Je reproduirai seulement ici les deux tableaux principaux de mon mémoire, non sans avertir préalablement que les *variations individuelles* du poids absolu et relatif des différentes portions de l'encéphale sont très étendues et qu'elles dépassent souvent de beaucoup les variations moyennes en rapport avec la masse du corps, avec le sexe et avec l'âge.

MOYENNES ABSOLUES (SUJETS DE 20 A 60 ANS)	154 HOMMES	44 FEMMES
Taille (cadavérique)	1m680	1m583
Poids des hémisphères cérébraux	919gr1	1045gr4
— du cervelet	145.2	131.7
— de la protubérance	19.51	17.8
— du bulbe	6.805	6.36
RAPPORTS CENTÉSIMAUX		
Des hémisphères à la taille = 100	7.08	6.60
Du cervelet	0.864	0.832
Du bulbe + protubérance	0.156	0.153
Du cervelet aux hémisphères = 100	12.20	12.60
Du bulbe + protubérance	2.21	2.32
Du bulbe + protubérance au cervelet = 100	18.12	18.40

Je rappellerai ici ce qui a été dit plus haut sur l'extrême défectuosité de la taille ou longueur du corps comme terme de comparaison représentant la masse active du corps. Si l'on substituait au terme *taille* (le seul que j'aie pu employer ici) le poids squelettique, la différence sexuelle des trois rapports « à la taille » serait certainement renversée comme l'a été la différence sexuelle du poids relatif de l'encéphale.

On voit que le cervelet, le bulbe et la protubérance sont plus lourds en moyenne chez les femmes que chez les hommes, relativement aux hémisphères cérébraux. On ne manquerait pas de considérer ce fait comme un signe d'infériorité intellectuelle chez la femme si le tableau suivant ne démontrait qu'il s'agit là d'une influence de la taille. En effet, les hommes et les femmes de petite taille sont, vis-à-vis des hommes et des femmes de grande taille, dans le même cas que les femmes par rapport aux hommes. La différence sexuelle est plus

[MANOUVRIER.]

prononcée parce que la différence sexuelle de la masse active du corps est beaucoup plus grande que ne l'indique la différence de taille, en vertu de l'insuffisance déjà indiquée de la longueur du corps pour représenter la masse en question, insuffisance surtout caractérisée lorsqu'il s'agit de comparer entre eux les deux sexes.

J'ai obtenu les résultats qui suivent comme ceux du tableau précédent, en mettant directement en œuvre les pesées de mon maître Paul Broca :

MOYENNES BRUTES	154 HOMMES		44 FEMMES	
	76 plus petits.	78 plus grands.	21 plus petites.	23 plus grandes.
Taille	$1^{m}63$	$1^{m}720$	$1^{m}535$	$1^{m}620$
Poids des deux hémisphères cérébraux	$1160^{gr}9$	$1213^{gr}9$	$1032^{gr}5$	$1037^{gr}2$
— du cervelet	143.6	247.3	131.4	132.0
— de la protubérance	19.31	19.71	17.76	18.0
— du bulbe	6.75	6.85	6.42	6.30
— du bulbe + protubérance	26.06	26.57	24.19	24.30
RAPPORTS CENTÉSIMAUX				
Des hémisphères à la taille = 100	7 135	7.019	6.723	6.500
Du cervelet	0.877	0.852	0.855	0.811
Du bulbe + protubérance	0.159	0.153	0.157	0.149
RAPPORTS CENTÉSIMAUX				
Du cervelet aux hémisphères = 100	12.26	12,14	12.72	12.48
Du bulbe + protub.	2.234	2.18	2.34	2.29
Du bulbe + protub. au cervelet = 100	18.218	18.03	18.40	18.40

La mise en œuvre des pesées effectuées par Sappey et par Parisot sur 32 hommes et 32 femmes m'a fourni des résultats absolument confirmatifs des précédents.

Pour interpréter physiologiquement ces résultats, il faut considérer, je crois, que l'accroissement de la taille doit influer beaucoup plus sur le volume du cerveau et du cervelet en raison de leurs fonctions motrices que sur le volume du bulbe et de la protubérance dont les fonctions sensorio-motrices se rattachent à des organes relativement indépendants de la masse de l'appareil locomoteur. Mais on trouvera cette interprétation développée dans le mémoire spécial indiqué plus haut.

TABLE DES MATIÈRES

DU TOME III, FASCICULE II
(DEUXIÈME ÉDITON)

LIVRE CINQUIÈME

STRUCTURE DU TRONC CÉRÉBRAL

CHAPITRE PREMIER

SUBSTANCE GRISE ET SUBSTANCE BLANCHE DU TRONC CÉRÉBRAL

CHAPITRE II

ORIGINE DES NERFS CRANIENS

(l'olfactif et l'optique exceptés.)

CHAPITRE III

TOPOGRAPHIE DU TRONC CÉRÉBRAL

CHAPITRE IV

STRUCTURE DU CERVELET

LIVRE SIXIÈME

STRUCTURE DU CERVEAU

CHAPITRE PREMIER

VOIES OPTIQUES

CHAPITRE II

VOIES OLFACTIVES OU RHINENCÉPHALE

CHAPITRE III

COUCHE OPTIQUE ET CORPS STRIES

CHAPITRE IV

STRUCTURE ET CONNEXION DE L'ÉCORCE CÉRÉBRALE

LIVRE SEPTIÈME

VAISSEAUX DES CENTRES NERVEUX

CHAPITRE PREMIER

VAISSEAUX DE LA MOELLE

CHAPITRE II

VAISSEAUX DE L'ENCÉPHALE

POIDS DE L'ENCÉPHALE ET DE SES DIFFÉRENTES PARTIES

par L. MANOUVRIER

32 856. — Imprimerie LAHURE, 9, rue de Fleurus, à Paris.

www.ingramcontent.com/pod-product-compliance
Ingram Content Group UK Ltd.
Pitfield, Milton Keynes, MK11 3LW, UK
UKHW020114200726
13856UKWH00002B/538

9 782013 401333